Los antimicrobianos otros fármacos y la extinción de la especie humana

autor:

Ricardo Llorente Bousquets

Los laboratorios de la farmacia deberían hacerse cargo de determinadas obligaciones éticas independientemente de que éstas estén reguladas o no por la ley.
pero los gobiernos y los profesionales de la medicina también deben hacerse cargo de estas obligaciones para preservar nuestra especie cada vez más amenazada.

* Dedicatoria

Este libro va a quienes están conscientes de los enormes peligros que acechan al ser humano como consecuencia de los “adelantos de la ciencia” y que en el supuesto camino de su evolución está cada día más amenazada con la extinción, la especie al parecer más evolucionada del planeta; a todos aquellos que en sus oficios abrazan la noble vocación de la lucha por nuestra trascendencia como especie, buscando más que el lucro mundano como todo fin a su trabajo, la generosa causa de nuestra preservación en el planeta.
La medicina alópata en el ramo de la terapia medicamentosa se ha ido empantanando en la curación a través de los supuestos síntomas contrarios a la enfermedad; ahora el problema se complica con los extraordinarios intereses de los enormes emporios de la industria de la farmacia, mismos que dada su voracidad no tienen ningún reparo en explotar fórmulas venenosas enmascaradas de medicamentos para lucrar con lo más caro que conocemos que es la vida humana, estos intereses han confundido la noble ciencia de la medicina alópata al no presentarle para su terapia medicamentosa otra cosa que verdaderos tóxicos, que a cambio de alivios a la salud de sus pacientes, cobran con enfermedades medicamentosas, muchas veces más peligrosas y difíciles de curar que las enfermedades naturales, con que originalmente se presentaron a la consulta.
La voracidad no para ahí, pues para lograr desarrollar sus desplazamientos mercantiles necesitan convencer tanto a los galenos como a los gobiernos, así como a todo el engranaje de la venta consecuente.

Algunos países tienen la ventaja de controles estrictos tanto sobre el medicamento y sus componentes en cuestión como en las prescripciones, de acuerdo a las necesidades terapéuticas y controles clínicos del paciente así como la publicidad ejercida para el informe y convencimiento de la población médica y a la población en general a través de los medios de información masiva, otros gobiernos en la práctica en cambio no cuentan con estas protecciones por los más variados recursos de la excusa o si existen estos controles en el papel, no son llevados a cabo por lo que el resultado desastroso es el mismo para el pueblo que gobiernan.

Desgraciadamente México es un ejemplo de país en el que las irresponsables canogías gubernamentales a estos inhumanos comerciantes de la salud ha dado por resultado las innumerables muertes, lesiones y estados mórbidos disímiles, que a diario se presentan a costa de los desdichados protagonistas de los envenenamientos medicamentosos, con el concurso o sin este del médico.

Con el concurso de este profesional, por no dar el seguimiento adecuado a las recomendaciones de los investigadores que plantean determinados controles clínicos antes, durante y aún después de cada terapia en cuestión, así como una historia clínica tanto de tiempo antes de la consulta como de los hallazgos durante la consulta y de forma exhaustiva, y/o por escoger para sus tratamientos medicamentosos, las fórmulas que por su carácter agresivo debieran ser un último recurso terapéutico y no lo son, entre otras cosas por la exagerada confianza dada por los laboratorios de la farmacia a los médicos en su voraz carrera por el mercado de los medicamentos, y la

falta de análisis que estos profesionales tienen para con las recomendaciones promocionales.
Sin el concurso de este facultativo y esto es lo más doloroso, es que cualquier veneno farmacológico puede obtenerse en los lugares más absurdos y sin ninguna medida de protección, contra los terribles riesgos que esto entraña y que se hace presente en cada consumidor que se enferma, lesiona o muere de las múltiples enfermedades medicamentosas a las que se expone al pueblo, por la falta de controles adecuados para el desplazamiento de fármacos.
Ahora sólo en el campo de las terapias antimicrobianas, el problema es comparable a los efectos que hubiera dejado una guerra bacteriológica, dadas las innumerables cepas superesitentes que ha provocado con innecesarios ataques a la ecología microbiana, consecuentes a esta filosofía antimicrobiana.
Otros campos como el de los analgésicos, corticoesteroides, antihipertensivos, etc. también se encuentran en el pantano de sus aberraciones terapéuticas, y a la fecha no hay un sólo medicamento alópata que carezca de efectos secundarios morbíficos y mortales en muchas ocasiones.

Índice

"Si yo no supiera que junto a mi algunos de los hombres más dignos corren tras la única meta sublime dentro de las barreras de la simplicidad, los cuales justifican mis máximas con su manera de actuar semejante, en verdad no me atrevería a confesar esta herejía, quién sabe si yo, en el caso de Galileo, abjuraría del recorrido de la tierra alrededor del sol"

Samuel Hahnemann

* Introducción

En el sentido de la evolución de una especie cualquiera entran en íntima relación tanto las condiciones internas del organismo como las externas, las de su entorno, el medio en el cual se desenvuelve; la especie humana tampoco escapa de tal realidad, pero en las condiciones externas debemos incluir la relación de nuestros artificios los cuales pueden bien ser y de hecho han sido capaces de alterar en forma significativa tanto el derrotero de la especie humana como la de toda la naturaleza que nos rodea.
Los conocimientos que detenta el hombre sin embargo son una pálida sombra contra la inconmensurable realidad que nos rodea y que influye en forma determinante en nuestras no menos incontables relaciones tanto interna como externamente, así como en su intrincada interrelación.
En el derrotero de la actividad de la medicina, la especie humana ha desarrollado incansablemente los más variados tratamientos desde los albores de la humanidad hasta nuestros días; los grandes monopolios de corrientes médicas han impuesto su criterio como verdades eternas definiendo un derrotero terapéutico del cual buena parte es a base de dogmas y clichés, que han obnubilado el espíritu de investigación hacia rutas

prácticamente anatematizadas, como es la homeopatía; esta situación manifiesta tiene fuerte imposición de la industria de la farmacia la cual es capaz de decidir las terapias que utilizará el galeno, por ser su único surtidor de medicamentos, situación que ha vuelto a estos nobles profesionales en sus agentes de ventas; en la actualidad los medios masivos de información, dan otra opción para este infame desplazamiento en el cual en una gran cantidad de países estos son a tal mercado sin prácticamente ninguna restricción gubernamental, y pueden mentir a la población más fácilmente y a los galenos que recetan sus detestables venenos.
Sin embargo la práctica es el criterio de la verdad y ante esta realidad no hay forma de excluirse, y la luz saldrá y de hecho es cada vez más patente a pesar de las "necedades científicas" manifiestas en los muchos frentazos recibidos por ser terapias nocivas como las antimicrobianas, desarrolladas a partir del equívoco alópata.
Uno de los primeros pasos decisivos hacia una terapia antiinfecciosa racional, fueron las que desarrollaron las vacunas, una terapia homeópata; las inició Luis Pasteur, en 1882 en Ginebra, él declaró que sería posible: "Proteger a los seres vivos contra las enfermedades infecciosas, mediante inyecciones de microbios atenuados", aseguró que habían sido descubiertos los principios generales, "siendo ya imposible no creer en un futuro lleno de las mayores esperanzas".
En 1885 a la edad de sesenta y cinco años inyectó virus de rabia atenuado, por primera vez a un niño que había sido mordido por un perro rabioso; el pequeño resistió la primera inyección, el resultado de las siguientes convencieron a Pasteur que había salvado una vida.

Apenas hace dos siglos y medio el holandés Antonio Van Leeuwenhoek y sin comprender el tamaño de su descubrimiento, se asomó a un mundo nuevo, poblado de millares de seres pequeñísimos, desde los feroces y mortíferos microorganismos patógenos, hasta los útiles y hasta indispensables microorganismos saprófitos para nuestra vida misma.
En aquel tiempo, el ser humano apenas había empezado a sacudirse las supersticiones más oscuras, aquel mundo en que la ciencia empezaba a dar sus primeros pasos, en ese intento de aproximarse a la verdad mediante la observación y el pensar despejado, sin dogmas ni clichés preestablecidos de aquel mundo que hizo quemar en las purificantes hogueras a Servet, por haber cometido el nefando pecado de disecar un cuerpo humano, y que condenara a cadena perpetua a Galileo Galilei por haberse atrevido a demostrar que la Tierra gira alrededor del Sol, y antes había quemado a Copérnico por el mismo pecado de Galileo y que en buena medida continúa satanizando a los homeópatas, que de buena fe encaminan sus investigaciones hacia la preservación de la especie humana procurando alternativas racionales, y fuera de los nocivos clichés preestablecidos.
Leeuwenhoek por su ignorancia, estuvo aislado de toda la "charlatanería docta de su tiempo", con las particularidades que la diferencian de la actual en el mundo de clichés y dogmas de la alopatía, pero que hacen el mismo daño que hizo a la humanidad, la santa inquisición en su apogeo; fue una suerte para él porque, aislado no tuvo otra guía que sus propios ojos, sus propias reflexiones y su propio criterio, con el que evolucionó los conocimientos de su época.

Por ese tiempo, en la segunda mitad del siglo XVII cuando vivía el insigne holandés que descubriera la existencia del mundo microorgánico, se desarrollaba un gran movimiento entre la gente con conocimientos científicos.
Sin embargo en Inglaterra, Francia e Italia entre otras naciones, los hombres miraban con recelo todo lo que tenía visos de ciencia nueva. "Ya no nos callamos porque Aristóteles diga tal cosa o el Papa tal otra", decían estos científicos rebeldes "Sólo nos fiaremos de las observaciones mil veces repetidas por nosotros mismos y de los pesos exactos que hagamos con nuestras balanzas; haremos caso solamente de nuestros experimentos y no de otra cosa", con lo que estaban poniendo en duda la dictadura religiosa con que se mantenía secuestrada la libertad de la humanidad, incluida la de la ciencia.
En Inglaterra unos pocos de estos revolucionarios fundaron la sociedad llamada "The invisible College", y literalmente tuvo que ser invisible porque Cromwell los hubiera ahorcado por conspiradores y herejes, si llegaba a enterarse de los extraños asuntos que intentaban dilucidar; es interesante que después de mil trescientos años de inquisición, de oscurantismo religioso y científico se iniciaran estos aventurados "desafueros" contra el sistema establecido; pongamos un ejemplo de tales investigaciones desarrolladas por el "Invisible College": "Póngase una araña dentro del círculo hecho con polvo del cuerno del unicornio y la araña no podrá salir de él", decía la sabiduría de aquel tiempo.
En medio del secreto más estricto uno de estos buscadores de la verdad, aportó lo que suponían eran polvos de cuerno del unicornio, y otro llegó con una araña pequeña; dada esta espectacular situación la sociedad entera que se hallaba

presente se arremolinó bajo la luz de los grandes candelabros; al silencio total y la gran expectación que embargaba a todos se inició la experiencia cuyos resultados habían sido establecidos por cientos de años atrás, y los manuscritos comentan el resultado del gran experimento "Se hizo un cerco con polvo de cuerno de unicornio, la araña fue colocada en su centro, pero inmediatamente salió corriendo fuera del círculo."
Esto nos pudiera parecer realmente infantil para cualquier concepto que razonablemente se estableciera por el sentido común, dado que sería el concepto de cualquier persona razonable en nuestro tiempo, pero recordemos que las imposiciones del clero y de los gobiernos habían atrasado totalmente cualquier intento de los seres pensantes, encausado a romper el imperio establecido; también recordemos que entre los miembros del "Invisible College" figuraban científicos del nivel de Roberto Boyle M., fundador de la química científica, e Isaac Newton, uno de los más reconocidos estudiosos de la física.
El descorrimiento de los velos de la ignorancia aún no termina todavía, o mejor aún apenas se está iniciando y este bien puede durar varios siglos o milenios más y los tremendos intereses creados en el campo de la medicina, tanto como de los intereses de los grandes industriales de la farmacia, actualmente retrasan la puesta al día necesaria de acuerdo a las necesidades de una humanidad cada vez más amenazada con la extinción, por el consumo abusivo de los fármacos alópatas, pero regresemos al punto donde dejamos el inicio de este hito de la epopeya de la homeopatía.
Apenas siete años antes del descubrimiento de la vacuna contra la rabia, Pasteur declaró "Está dentro de las facultades del hombre conseguir que desaparezcan de la faz de la tierra las

enfermedades parasitarias", posteriormente el doctor Koch mostró al mundo el primer paso dado hacia el cumplimiento de la enaltecedora profecía que realizara Luis Pasteur, aquella que por sus tremendos alcances había parecido una alucinación, finalmente demostró con sus experimentos que los tejidos de los animales muertos de carbunco, bien estén frescos, putrefactos, secos o tengan un año de antigüedad, sólo pueden producir el bacilo del carbunco, si contienen bacilos o esporas de éstos.
Roberto Koch con éstos conocimientos puso en manos de los hombres los elementos para que empezasen a luchar contra sus enemigos, los microbios contra la muerte, la cual está siempre en acecho; y fue así como empezó a transformar ésta en lucha inteligente, teniendo a la ciencia como una poderosa arma.
La rutina de los médicos, que hasta entonces había sido un simple e ineficaz tratamiento de píldoras y sanguijuelas, más sin embargo a pesar de su ilusoria eficacia presentó resistencia al cambio, lo mismo que ahora lo vemos en el aberrante tratamiento de las prescripciones antimicrobianas de los médicos alópatas.
Uno de los grandes avances que presentó Koch a la medicina fue el descubrimiento del bacilo de la tuberculosis, que cobraba uno de cada siete muertos en el mundo, con lo que podemos ver el catastrófico panorama alcanzado por los microorganismos parásitos, Koch se propuso acechar y descubrir al más virulento de todos los microbios; aunque serían los científicos Calmatte y Gúerin los que alcanzarían en 1921 un gran adelanto en el tratamiento de la temible tuberculosis, con otro tratamiento de acción homeopática, la vacuna BCG, Bacilo Clamatte-Guérin en honor de ambos.

La ciencia va dando lazarillazos en el camino hacia la luz del saber y mientras unos descubren una parte de ésta, otros científicos van señalando la ruta hacia la verdad en algunos puntos más, pero es peligroso en ese mundo de verdades medio descubiertas sentir el monopolio del saber asegurado, y negar validez a los descubrimientos de los demás, como lo hace la medicina tradicional contra los alcances profundos de la medicina alternativa, como es ahora con la homeopatía.
Una prueba patente del parcial conocimiento de Koch lo presentó a riesgo de su vida otro científico.
El higienista Pettenkofer negando al doctor Koch que fuera el terrible bacilo Vibrión coma el causante del cólera, bacilo que hubiera descubierto Koch en todas las personas infectadas, a las cuales realizó un análisis, y que sin embargo cuando Pettenkoefer recibió de Koch un tubo con billones de microbios del cólera, suficientes para infectar un regimiento entero, se tragó todo el contenido del tubo y después de haberlo hecho, le expresó su desprecio diciendo "ahora veremos si pesco un poco de cólera".
Misteriosamente sin embargo no sucedió la temida infección del bacilo, y este hecho no ha sido aclarado hasta nuestros días, pues los caminos de investigación actuales sólo tocan la parte de la enfermedad tocante a las condiciones externas, así como las burdas, las últimas de una enfermedad cualquiera, poco o demasiado poco se conoce sobre la naturaleza de la enfermedad, el resultado de la relación de las condiciones internas y externas de ésta, entre los infectantes, el huésped y el medio ambiente en donde se desarrolla un determinado evento.
"lo importante es la predisposición del individuo" vociferó el viejo higienista, planteando también sólo una parte del

panorama referente a una infección, las condiciones internas del posible huésped.
Podríamos llenar una biblioteca de casos "misteriosos" tanto de la naturaleza de la salud como de la enfermedad, si los pasamos por el tamiz del análisis con el pobre saber que hemos alcanzado entre la naturaleza que nos sustenta y la de los parásitos infectantes; sin embargo al estar analizando las innúmeras condiciones tanto internas como externas y todas en su abigarrada gama de elementos concatenados, situación por cierto que no tenemos capacidad de análisis ni tecnología apropiada, con la cual podríamos dilucidar todas estas "misteriosas situaciones".
La homeopatía a pesar de ser anatematizada por la ignorancia alópata y sus aberrantes intereses contra el saber de la humanidad, ha alcanzado una superioridad que con laboriosas dificultades va superando; espero les sea de interés al público lector, y de base para sus inclinaciones prescriptivas a los médicos que han decidido recorrer sus juicios hacia la luz de la experiencia de sus respectivas prácticas.
A todos estos respetables seres humanos conscientes del peligro en que se encuentra la especie humana en cada tratamiento mal utilizado, prescrito o recomendado con negligencia o ignorancia, les demando no para decirles lo que saben de sobra, sino para pedirles, apelando a su calidad moral, que se aventuren por el inconmensurable camino del saber, que no le tengan miedo a los conocimientos de la homeopatía, bien entendida y bien practicada, sólo porque están fuera de la estructura de los clichés que se les impuso como todo método de enseñanza en cuanto al basamento filosófico alópata, y aprovecho para recordarles, en el momento en que se encuentra la humanidad

en su acervo cultural y científico, es inmensamente más lo que desconocemos que lo que sabemos; este universo de ignotas realidades nos invita a la aventura de su descubrimiento, y si nos avenimos a nuestro carácter pensante y a la imperiosa necesidad de desarrollar todos los medios necesarios que nos permitan trascender como especie, estamos obligados a conquistar mediante el conocimiento de ese inconmensurable océano que ignoramos, en bien de nuestros semejantes y de nosotros mismos.
Les garantizo que quedarán maravillados como yo lo quedé al tratar sin mucha esperanza a una paciente con diez años de padecer Lupus Eritematoso Sistémico, con los terribles síntomas del cuadro, ya en la última fase de su existencia, en un estado casi agónico, y alcanzar en el poco tiempo que llevé tratándola la remisión de todos sus síntomas, recuperar peso y acudir en este corto tiempo sin el concurso de sus queridos familiares que en un principio la trajeran cargada y ahora llegaba por su propio pie, desde su casa hasta el consultorio, y para confirmar la eficacia del tratamiento se le dio placebo por lo cual retornaron los síntomas remitiendo éstos toda vez que nuevamente se le dio el medicamento en cuestión, esos semejantes que en diez años le demostraron con sus afanes el amor hasta la desesperación al ver que la medicina alópata no tuvo nada que ofrecerle, o lo que le daban le dejaba secuelas medicamentosas y han visto agradeciéndole a Dios que les devolviera a su querida madre. Y yo también se lo agradezco por poner en mis manos los conocimientos y el medicamento necesarios para lograr el casi milagro de recuperarle paulatinamente la salud o en el peor de los casos haber detenido la terrible enfermedad del Lupus

Eritematoso Sistémico, por haber hecho de mi humilde persona un instrumento de su voluntad.
Son muchos los casos que he tenido la ventura de curar con los remedios maravillosos de la ciencia homeopática apegado a los principios descubiertos por la preclara mente del doctor Hahnemann, pero no tiene sentido enumerar listas de curaciones que por su calidad de enfermedades agudas, mismas que por su naturaleza se curan solas toda vez restablecida la capacidad regeneradora del organismo así como terminada la vida normal de la enfermedad, cuando se trata de las conocidas enfermedades agudas.
Lo más sorprendente es que en los diez años de tratamiento, mientras todas las terapias alópatas practicadas fracasaron en el caso de esta paciente condenada a la muerte bajo las concepciones terapéuticas alópatas, dejando a los galenos ese sentimiento de impotencia que produce dolor al ver que el paciente se muere y sólo es cuestión de tiempo, sólo necesitó para su curación ARSÉNICO.
Comprenderán que hablar de una sustancia altamente venenosa y cancerígena de acuerdo a las experiencias que obtuviera la alopatía, parece propio de profanos, pero los que conocemos la maravillosa herencia que nos dejara el insigne padre de la homeopatía el Dr. Samuel Hahnemann en cuanto al simillimum, usando dosis de rango infinitesimal como el usado en esta paciente que al usar Arsenicum. en concentración de 1 x 10 a la menos 60 de grano, o sea 0.000000000000000000000000000000000000000000000000 0000000000648 de gramo; y por haber sido preparado en la forma homeopática desencadenó una exacerbación de los síntomas de su enfermedad por lo cual se le disminuyó la

potencia aumentando la concentración a 1 x 10 a la menos diez y seis de grano estimulando el restablecimiento del equilibrio de su homeostasis, llamada por Hahnemann fuerza vital.
Todo este prodigio es debido al principio del simillimum dado que el Arsenicum o ácido arsenioso, desarrolla los mismos síntomas que el Lupus Eritematoso Sistémico y en dosis infinitesimales en las preparaciones homeopáticas con su calidad enérgica de acción pero también con su efecto fugaz permitiendo al organismo reaccionar en cada toma en los puntos en que está presentando el desequilibrio funcional y por ser altamente disipativo su efecto, es carente de las nocivas consecuencias secundarias al tratamiento de los medicamentos alópatas.
Dichas preparaciones han estado repartidas en una toma cada hora con lo cual estuvo totalmente controlada y recuperando paulatinamente su salud.
Ésta experiencia, si se deciden a romper con los dogmas de la escuela alópata, tanto médicos como pacientes e irrumpen en ese mundo maravilloso de la homeopatía y me refiero a la verdadera homeopatía no a la charlatanería que desgraciadamente algunos falsos homeópatas practican, llegarán a disfrutar extraordinariamente curando pacientes casi de cualquier calidad de enfermedad, cuando verdaderamente se curen en los términos que muchos calificarán de prodigiosos.
Les recuerdo la experiencia del "oscurantismo científico" que azotó a Albert Einstein cuando lanzó al mundo su famosa teoría de la relatividad, una prestigiosa institución científica de Alemania analizó las fórmulas y las conclusiones a las que había llegado el sabio.

Simplemente las rechazó y por boca del representante académico, Einstein recibió esta rotunda negativa: "Por un voto de mayoría, los profesores hemos decidido impugnar la validez de su teoría de la relatividad."
Einstein, dándonos una lección de ética les contestó lleno de indignación por su ligereza, llamémosle democrática.
"Una asamblea de sabios tiene la obligación de desacreditar una teoría mediante argumentos matemáticos. ¡no a través de papeletas de voto!"; no sigamos el ejemplo de los equivocados catedráticos, que en su soberbia al estilo Descartes esgrimen la consigna: "Sólo considero evidente lo demostrable." Como si no fuera lo intangible y desconocido por nuestros humildísimos alcances científicos, indemostrable a toda duda lo mayoritario que nos rodea.
Lancémonos por los senderos de la práctica homeopática y al comparar los resultados de la ciencia médica que sea la experiencia el criterio de la verdad.

"Ningún conocimiento es perfecto a menos que incluya una comprensión del origen, esto es, del inicio; y puesto que todas las enfermedades del hombre se originan en su constitución, es necesario que la constitución se conozca si deseamos conocer su enfermedad"

Philipus Aureolus Mombastus Von Hohneheim (Paracelso)

* Medicamentos alópatas y su relación de riesgos-beneficios

Es importante estar conscientes del lugar que ocupamos en el espacio y en el tiempo, en la naturaleza y en la relación con todos nuestros vecinos y de acuerdo a nuestra capacidad de adaptación evolución y asimilación del medio ambiente en que nos desarrollamos, en fin de la relación que guarda nuestra especie con las incontables formas que intervienen en la interacción resultante que guarda la economía toda de la biota; así como el lugar y las interacciones que tenemos para poder de ahí partir en el inconmensurable mundo de funciones e interfunciones que nos posiciona en el lugar que ocupamos en la naturaleza, en el lugar que vivimos en la actualidad y en su adecuación constante a las múltiples funciones de la evolución que protagonizamos.
Faltar a este análisis y actuar en consecuencia en forma desordenada, es atentar a los principios fundamentales de la vida y actuar así es consecuentemente un acercamiento a la extinción paulatina pero inexorable, a que nos están acercando

todos los actos negativos a esta relación natural, por lo tanto a nuestra preservación.
Son incontables los actos desarrollados contra la especie humana y originados a partir de éstos actos, también son incontables los mecanismos negativos que estimulamos, ignorantes de sus indeseables consecuencias.
Tenemos como ventaja, pobre por cierto, que ahora estamos más conscientes de las necesidades de cuidar este delicado equilibrio, indispensable para nuestra evolución; porque tenemos como una tremenda desventaja que hay intereses creados, sobre todo de poderosas organizaciones, así como de una peligrosa inercia social, para cometer actos aparentemente benéficos o inocuos, pero que en la constante frecuencia de estos se presenta una seria amenaza a nuestra preservación como especie, y es que por los más disímiles medios y en busca de la satisfacción de los más oscuros fines imponen a la humana especie actitudes, hábitos, consumos y un sinnúmero de fenómenos, que nos están llevando lenta pero cada vez más aceleradamente a la extinción de la especie, que alcanzó un día el primer lugar en la economía de la naturaleza, pero que con su necio proceder se ha vuelto la peor plaga que le ha azotado.
El resultado de todo este caos es la extinción, o de poder superar esta situación enderezando derroteros, alcanzar nuestra cada vez más lejana preservación, a que como especie tenemos derecho.
No hay capacidad humana para desarrollar en la individualidad el análisis de este magno panorama, por lo que sólo desarrollaré el que comprende al minúsculo pero significativo estrato de degradación a nuestro organismo, que comprende el nefasto hábito y el irracional consumo de muchos medicamentos

alópatas, cuya venta son los más oscuros intereses, nada médicos por cierto.
El hombre no tiene en modo alguno el poder de alterar las condiciones absolutas de su vida; no puede variar el clima de ningún país ni añadir al organismo ningún elemento nuevo ni siquiera ha podido erradicar del contexto de la naturaleza a una sola especie de parásitos de la tierra, o animales sub-visibles, no ha podido erradicar un solo microbio dañino a la especie humana y a través de los antimicrobianos así como de otros muchos medicamentos alópatas más, a la larga sólo ha alcanzado dos resultados en primer lugar ha desarrollado resistencias tales en los microorganismos, que ahora sobreviven a casi todos los antimicrobianos, incluso hay cepas del bacilo de Koch resistentes a todos los antimicrobianos así como a nuestro sistema inmune, volviéndose en consecuencia inexorablemente mortales, y segundo se han creado daños tales al ser humano que en lugar de estimular los elementos necesarios para su preservación como especie, esta es cada vez más sensible a los medicamentos alópatas y consecuentemente más vulnerable a las múltiples enfermedades medicamentosas, y a las agresiones microbianas, las cuales por su acción y resistencia son más virulentas.
Es un error imaginarse al hombre tratando de intervenir a la naturaleza para provocar la variabilidad en una dirección determinada sin analizar su inconmensurable concatenación y peligros consecuentes a cualquier cambio, como lo hacen irresponsablemente tanto los laboratorios de la farmacia, como las corrientes de la medicina alópata, que se encaminan en esta deplorable dirección.
Si los seres vivos no llevasen en sí una tendencia inherente a variar para evolucionar de acuerdo al medio y a otros muchos

factores involucrados en la preservación de su especie, el hombre jamás hubiera podido hacer nada ni a favor ni en contra de su propia preservación.

Cuando expone el hombre, incluso sin intención a los microorganismos a diversas condiciones de vida, surgen variaciones que no puede impedir ni contener. Entre los elementos decisivos de tal evolución esta el factor de la selección natural; se han ido descubriendo cada vez más elementos hasta hace poco tiempo desconocidos entre los cuales se encuentran las peligrosas resistencias a los antimicrobianos, así como la transmisión de estas resistencias a otros microorganismos que sólo pueden ser explicadas por la adquisición y transmisión tanto horizontal como hereditaria y estable, que han hecho la peor plaga desarrollada por el hombre contra el hombre mismo, equiparable a una guerra bacteriológica mundial de alcances catastróficos, y lo peor de todo esto es que su evolución está destinada conscientemente o no, al aniquilamiento inevitable de la especie humana.

Los microbiólogos han descubierto con cada vez más inquietud y temor, que los microorganismos atacados con antimicrobianos, dados sus mecanismos de adaptación al medio, sufren modificaciones variadas y que estas formas orgánicas existentes, son descendientes por verdadera generación de formas preexistentes las cuales no contaban con estos nuevos mecanismos, o los han heredado con una facilidad abrumadora; mecanismos con que no cuenta el hombre para lograr su trascencencia y de los cuales se defiende cada vez más inadecuadamente.

Respecto a los medios de modificación de los microbios los podemos atribuir en parte a la acción de las condiciones físicas, al cruzamiento de las formas existentes así como también al uso y desuso de sus elementos conformantes y a su constante evolución, también se ha descubierto la constante inter información a través de las resistencias R así como del factor de transferencia de resistencias FTR que emiten a través de pilis o vellosidades en forma de ARN y que insertado a su ADN, los capacita para provocar las resistencias y modificaciones necesarias que desarrollan en su adaptación al medio, y les permiten su preservación a pesar de las variadas agresiones antimicrobianas, con que son exterminados en masa pero a la postre nos están dañando más a la especie humana que a las disímiles cepas o variedades nuevas que hemos creado, así como a las que conforman nuestra indispensable flora normal también en evolución hacia esa misma tendencia de resistencias, y con cuya evolución en la adaptación que les estamos provocando gracias a estos venenos, nos van poniendo en el camino hacia nuestra inexorable extinción.

A pesar de los muchos descubrimientos realizados, ignoramos a ciencia cierta a que leyes naturales o a que causas secundarias a éstas, puede haber sido activada la elaborada sucesión y conducción de estos fenómenos orgánicos, pero el conjunto de todos, conforma el principio de la selección natural para ocupar el mejor lugar en la economía de la naturaleza, en esta lucha por predominar sobre los demás seres vivos, con que tenemos las relaciones que nos permiten conformarnos en la trama de la vida.

De la analogía de los productos microorgánicos manipulados por el hombre, en la domesticación antibacteriana con la que se están produciendo grandes resistencias antimicrobianas, de la dificultad de distinguir las resistencias en la evolución antibacteriana, de especies y variedades y del principio de la gradación natural, podemos deducir que las variadas existencias de microorganismos se han realizado en las más diversas y complicadas líneas de la evolución; sin embargo lo peor de todo este fenómeno microorgánico que estamos alterado abusivamente, es que así como en la domesticación de animales visibles seleccionamos a los más adecuados a nuestros fines, de acuerdo a las diferencias encontradas en la descendencia para provocar los cambios consecuentes a nuestros intereses, así también estamos seleccionando en los microorganismos a los más resistentes y agresivos y consecuentemente a los mejor capacitados, para quitarnos el lugar que ocupamos en la naturaleza, provocando nuestra extinción resultante.

También y concatenado a este fenómeno se está desarrollando a través de las resistencias y otros fenómenos más de adaptación, la capacidad de las especies saprófitas para predominar contra otras especies que conforman nuestra flora normal, y de esta manera las está transformando de comensales comunes y útiles en nuestros diferentes procesos metabólicos defensivos y muchos más en peligrosos enemigos, dado que al coadyuvar con nuestros patógenos tradicionales dedicados a las agresiones a nuestro organismo, están preparándolos para ser más agresivos, potencializando el peligro de nuestra eliminación del planeta, por el abuso de los antimicrobianos.

El fenómeno no es nuevo ni desconocido por los laboratorios de la farmacia, los cuales encargados de estos macabros cultivos a través del uso de los antimicrobianos, desde tiempos muy anteriores ya se conocía el temido fenómeno.

El conde Kayserling en 1853 en el Bulletin de la Sociètè Gèologique, en el tomo X, página 357 expuso: "del mismo modo que se han originado y extendido sobre la tierra nuevas enfermedades, que se supone han sido producidas por algún miasma, así también, en ciertos periodos, los gérmenes de las enfermedades existentes han sido influidos químicamente por moléculas ambientales de naturaleza particular y han dado así nacimiento a formas nuevas."

El problema se ha sistematizado actualmente con el uso indiscriminado, inadecuado e inapropiado de los antimicrobianos en el 90% de las prescripciones a nivel mundia,l dados los falseados estudios que les presentan los laboratorios de la farmacia a los médicos prescriptores.

También es viejo el conocimiento de que muchas especies se han mantenido constantes durante largos periodos de tiempo y esto es posible, sólo si no han tenido necesidad de realizar cambios para su preservación, cambios que peligrosamente estamos provocando en la necedad de la medicina alópata, de tratar sólo pequeñas partes de una enfermedad como lo es la invasión infecciosa sin ver más lejos de la punta de su nariz, en esa obnubilación científica que los caracteriza, como son los sabios mecanismos de defensa desarrollados por la especie humana en los varios millones de años que llevamos ocupando un lugar preponderante en la economía de la naturaleza, y que gracias a los cuales hemos evolucionado hasta el lugar actual, a pesar de controlar los intereses de estos microorganismos patógenos y saprófitos adecuadamente.

Por los más oscuros intereses de los industriales de la farmacopea alópata, así como por las obtusas corrientes antimicrobianas de la escuela de medicina alópata, se estimula constantemente al desarrollo de nuevas especies, las cepas desarrolladas por medio de la domesticación de los microbios a través del uso abusivo de los medicamentos antimicrobianos, son cada vez más agresivas y mortíferas las nuevas especies.

Independientemente de nuestra profesión religiosa así como de los anatemas expuestos en el libro del Apocalipsis y desconociendo completa y cabalmente la realidad actual que nos azota, en 1855 el reverendo Baden Powell en sus Essays on the Unity of worlds, descubrió que "La introducción de nuevas especies es un fenómeno regular y no casual", también es un procedimiento natural en oposición a un procedimiento milagroso, por lo que el genocidio que estamos elaborando contra nuestra especie es nada religioso ni misterioso en ninguna parte de su constitución macabra, ésta es solo ignorada por intereses nada humanos.

La lucha por la existencia entre todos los seres orgánicos en toda la naturaleza sigue inevitablemente la elevada necesidad de su crecimiento exponencial. Esta es la doctrina de Malthus aplicada al conjunto microbiológico, en donde todos los microorganismos buscan predominar, sin tener en cuenta las relaciones numéricas con sus congéneres, ni con ningún otro factor que exprese limitaciones contra este principio "Como de cada especie nacen muchos más individuos de los que pueden sobrevivir, y como en consecuencia, hay una lucha por la vida, que se repite frecuentemente, todo ser, si varía, por débilmente que sea, de algún modo provechoso para él bajo las complejas y a veces variables condiciones de la vida, tendrá mayor probabilidad de sobrevivir y de ser así naturalmente seleccionado".

También es menester considerar que en la propagación de las resistencias por herencia o transmisión horizontal, vemos que toda variedad seleccionada tenderá a propagar su nueva y modificada forma a través de las transmisiones horizontales y verticales, además de las muchas transmisiones desconocidas y que se han ido descubriendo, elevando el acervo humano de este fenómeno que nos amenaza con la testarudez de una pandemia inevitable y catastrófica.

En la práctica diaria "cuando comparamos a los individuos de una misma variedad o sub variedad de las plantas así como de los animales que criamos en la domesticidad desde hace tiempo, una de las primeras cosas que nos llaman la atención es que generalmente difieren más entre sí, que los individuos de cualquier especie en estado natural"; esa analogía la podemos llevar a los microorganismos que cultivamos en la domesticidad agresiva y sistemática que provocamos con los antimicrobianos en las terapias diarias, acertadas o no, y así como esta gran variabilidad se debe a que nuestras producciones domesticadas con los antimicrobianos se han criado en condiciones de vida menos uniformes y diferentes de aquellas a que ha estado sometida la especie original en la naturaleza, así la veloz evolución se debe a que estas especies microorgánicas tanto infecciosas como saprófitas entre otras, las que hemos cultivado entre los mejor seleccionados y más variados y agresivos medios, para que a la postre tan sólo hayan sido capacitados para la lucha final en que quedará extinguida la especie humana al superar ampliamente nuestros mecanismos defensivos y de control, tanto naturales como artificiales.

Tal parece que en los seres microorgánicos, para que se produzca alguna variación de importancia tienen que estar expuestos durante varias generaciones a condiciones nuevas, y una vez que estos han empezado a variar, continúan generalmente variando durante muchas generaciones como lo han hecho todos los seres vivos; lo fatal del asunto en la producción de microorganismos es que la reproducción de las cepas resistentes que peligrosamente estamos desarrollando cada vez que utilizamos un antimicrobiano, una sola bacteria de estas se reproduce a una velocidad de varias veces, hasta tres en una hora, desarrollando su número a velocidades inconmensurables, hasta 23 millones de veces cada día, por lo que ahora las nuevas especies están mejor capacitadas para el ataque a nuestro organismo, que antes del uso de estos mal llamados medicamentos.

Los antimicrobianos por muchos motivos entre los que sobresalen las temibles resistencias bacterianas y al superar nuestro sistema inmune desarrollando mayor capacidad agresiva, cada vez son menos eficaces en la terapia entes eficaz así como también las dosis necesarias son necesariamente mayores y más cercanas a la dosis inicialmente utilizada llegando con el tiempo a una dosis más venenosa que curativa, en esa delicada frontera tan diferente en cada persona, y en la misma persona de acuerdo a las más diferentes condiciones que puede presentar tanto mentales como emocionales y somáticas y el consecuente peligro se multiplica en la misma proporción que la reproducción microbiana, en ese círculo vicioso que nos tiene cada vez más cercanos a la extinción como especie.

En la capacitación doméstica a que estamos exponiendo a los microorganismos, hay dos factores preponderantes a saber: la naturaleza del microorganismo y la naturaleza de la agresión o agresión doméstica, domesticación o capacitación doméstica a través de los antimicrobianos; el primero de estos factores parece ser el más importante, pues "variaciones muy semejantes se originan a veces, hasta donde podemos analizar, en las condiciones más diferentes; por el contrario variaciones diferentes originan cambios en condiciones que parecen ser casi iguales".

El cambio de las condiciones vitales produce en los microorganismos un efecto hereditario, por lo tanto si a través de las agresiones antimicrobianas se continúa seleccionando y "haciendo aumentar de este modo cualquier particularidad, se modificarán las partes de estas estructuras necesarias para preservar la especie microbiana debido a las muchas leyes de correlación".

Los resultados de las diversas leyes, desconocidas u oscuramente presentidas y taimadamente presentadas por los interesados en minimizarlas, son muy complejas y variadas.

Tras las nuevas condiciones a que son sometidos los más variados microorganismos a través de los antimicrobianos, parecen hacer plástica toda su organización y solamente las desviamos ligeramente del tipo progenitor desarrollando las nuevas y más peligrosas cepas que poco a poco van llevando a la especie humana a la extinción.

"Aunque cualquier variación que no sea hereditaria carece de importancia", para esta situación sin embargo "la experiencia nos ha demostrado que es infinita la diversidad de variaciones de estructura hereditaria, tanto de pequeña como de considerable importancia fisiológica" funcional, metabólica, estructural, etc. que estos fármacos producen favoreciéndolos.

Los macabros resultados alcanzados por los agresivos cambios manipulados por los industriales de la farmacia en estos microorganismos, nos hacen proponer que quizá "la manera acertada de ver todo este asunto sería considerar la herencia de todo carácter, cualquiera que sea, como regla y la no herencia como una feliz excepción".

Sin embargo las leyes que rigen la herencia son en su mayor parte desconocidas. Nadie puede decir a ciencia cierta por qué la misma peculiaridad en diferentes especies es unas veces heredada y otras no, así como la gran variedad de herencias ante similares circunstancias de las cuales las resistencias a los antimicrobianos en diferentes grados por los microorganismos y su mejor adaptación para atacarnos, así como nuestra creciente incapacidad demostrada para desarrollar las necesarias defensas o inmunidades contra los microorganismos, consecuentes a esta peligrosa terapia.

Esta relación se da no solamente en las estructuras microorgánicas, también se da en las de todos los seres vivos de la tierra; Las enfermedades hereditarias y algunos otros hechos nos pueden hacer considerar que la regla tiene gran extensión; es infinito el número y diversidad de variaciones de estructura hereditaria, tanto de pequeña como de considerable importancia fisiológica que se dan.

En los microorganismos, la terapia alópata, ha producido una peligrosa carrera por la adaptación al cada vez más hostil medio, acostumbramiento o capacidad mejor para sus posteriores agresiones al ser humano, sin que a este último lo capacite para superar la agresión de las nuevas cepas, más virulentas y mejor preparadas para nuestro exterminio.

Darwin brillantemente expuso: "En cuanto a las diferentes características de los productos orgánicos desarrollados en la domesticación vemos que uno de los rasgos como cualidades de estas razas domésticas, es que en ellas las adaptaciones no son ciertamente para el propio bien del animal o planta, sino para el uso y capricho del hombre, tal es la plasticidad con que se presentan todos los individuos orgánicos y de este principio nos

hacemos valer para obtener a las especies que desarrollamos para nuestro provecho."
Pero también la dialéctica nos enseña que la evolución si puede ser en un sentido determinado también puede serlo para otro muy distinto, el hombre está desarrollando en el mundo microorgánico cepas o especies nuevas y cada vez mejor preparadas para la agresión microbiana contra nosotros, como también estamos desarrollando a través de los antimicrobianos a nuestros mecanismos naturales de control, no por capricho del hombre por cierto sino por una extraña mezcla de nefastos intereses; por un lado los zafios y perfectamente definidos de los industriales de la farmacia cimentados en muchos miles de millones de dólares, razón de peso para ellos para poner en juego el destino de la humanidad en la hornacina de su eliminación como especie; otro grupo de intereses se encuentra en la investigación y la docencia alópatas que empecinados en ese derrotero, no han tenido tiempo para ver que existen muchos caminos para desarrollar los mecanismos de defensa del ser humano, mismos que desde hace millones de años están funcionando exitosamente sin que ningún organismo haya sido capaz de poner en peligro la existencia humana, debiendo consecuentemente estimular los mecanismos defensivos de nuestra especie para que sea esta la que dé la batalla antimicrobiana y no alterar inicua e innecesariamente el entorno humano, ya que de acuerdo a los últimos descubrimientos es el organismo nuestro y no los antimicrobianos el que controla la invasión infecciosa o el predominio de los saprófitos enfermantes, pues los antimicrobianos sólo alcanzan a eliminar a una parte, acaso el 20% de la infección desarrollada y nuestro sistema inmune es el que destruye el resto de la misma.

Es importante en este momento hacer un alto para mirar hacia los resultados pobres inadecuados e inapropiados que se realizan en los tratamientos antiinfecciosos, ya que cuando se trata de infecciones virales las cuales ocupan ese 90% del total que trata la medicina alópata en las temporadas invernales, los tratamientos antimicrobianos descubiertos, no funcionan contra las cepas virales, y sin embargo sí ponen en peligro al paciente al atacarlo además de la agresión viral que ya lo tiene en estado mórbido, con la agresión antimicrobiana inútil en estos casos, no para los laboratorios de la farmacia que a través de esta venta logran una parte considerable de sus infames ingresos.
Veamos las conclusiones de Darwin "Así como la experiencia nos dice que los resultados de las diferentes razas desarrolladas por el ser humano para su provecho se alcanzaron a través de una selección de características sucesivas y que el hombre las ha sumado en cierta dirección útil para él, así podemos declarar que en este sentido hemos hecho razas útiles para nuestro provecho, pero no podemos suponer que todas las castas se alcanzaron de repente con la perfección y utilidad que ahora les encontramos."
Vayamos al símil en las relaciones microorgánicas con el ser humano; en el caso de estos infectantes como en el caso de los necesarios saprófitos que hemos hecho enfermantes al estimular su predominio, al darles las alteraciones necesarias para sobrevivir a las agresiones antimicrobianas y al control de nuestros mecanismos de defensa, pero también al haber eliminado a las cepas infecciosas y saprófitas sensibles, para que ocupen su lugar las cepas resistentes a cada vez más antimicrobianos, así como también al alterar la capacidad de control de nuestros mecanismos defensivos para mantener protegida nuestra especie de estos múltiples microorganismos,

lejos de alcanzar utilidad alguna para provecho nuestro, hemos elaborado el principio del sendero de la extinción de la especie humana, sendero que cada vez recorremos con mayor velocidad, en cada chapucera terapia antimicrobiana.
"Los criadores o cultivadores de especies útiles para el servicio del hombre, toda vez que han desarrollado la especie con las características necesarias para su provecho y por lo tanto la especie o raza está bien establecida, estos productores no separan a las mejores especies, sino que, simplemente, pasan por sus cultivos o criaderos separando a los individuos que se han apartado del tipo que consideran conveniente a sus fines ya que nadie es tan descuidado como para sacar cría de sus peores descendientes."
Con la antibioticoterapia seguimos el mismo derrotero, pero aquí si intervienen las actividades selectivas de la naturaleza, para preservar a los microorganismos a su cuidado y esta última nos ha probado una extraordinaria ventaja, pues si nosotros dejáramos de seleccionar los mejores productos de nuestra domesticación, estos tarde o temprano irían derivando hacia la cobertura natural de sus necesidades, pero en el campo de la selectiva domesticación antimicrobiana cada función, órgano, instinto, etc. es seleccionado por una necesidad natural y la naturaleza es la que se encarga sabiamente de seleccionar a los especímenes más competitivos para nuestra extinción, nosotros al hacer las selecciones si bien con las mejores intenciones, el aspecto moral no cuenta en el análisis que la naturaleza necesita para determinar nuestro predominio o extinción; los antimicrobianos sólo exterminan a los microorganismos que les son sensibles dejando sus espacios libres para ser ocupados por

los microorganismos resistentes y mejor adaptados y consecuentemente los más virulentos.

Esta relación no es tan simple pero a la larga el resultado que ha obtenido la especie humana sí ha sido el manifestado.

Darwin en su gran capacidad de análisis nos explica que "como las variaciones manifiestamente útiles o agradables al hombre aparecen solamente de vez en cuando, las probabilidades de su aparición aumentarán mucho cuando se tenga un gran número de individuos; de aquí que el número sea de suma importancia para el éxito."

Este aspecto es también manifiesto en los cuidadosos cultivos de las cada vez más abundantes cepas resistentes desarrolladas con la antibioticoterapia diseñada por los alópatas, dada la exposición continua de los microorganismos al hostil ambiente creado en una domesticidad sui géneris, en el cual estas cepas más virulentas, variadas, abundantes y consecuentemente de mayor capacidad mortífera para el exterminio del hombre y también con cada vez mayor capacidad de desarrollo de las cualidades indispensables, para superar con mayor facilidad a las agresiones antimicrobianas, pero también a las de nuestros cada vez más caídos mecanismos defensivos naturales, que fueran desarrollados en tantos millones de años, en la lucha por la supervivencia, todas estas situaciones en conjunto lograrán el éxito de la ruta señalada por la alopatía, para lograr nuestra extinción como especie.

Sin embargo hay que recordarles a los investigadores y científicos al servicio de la industria farmacéutica alópata que así como vemos que casi todas las partes de cualquier ser orgánico están tan ingeniosamente relacionadas con sus complejas condiciones de vida, que parece tan improbable el que

una parte determinada haya sido producida súbitamente perfecta, como el que una máquina complicada haya sido inventada por el hombre en estado perfecto; estos científicos en su quehacer diario han ido cuidadosamente atacando las variadas partes de la economía de los diferentes microorganismos patógenos, eliminando a los individuos sensibles a su agresión, dejando cada espacio que ociosamente o inocuamente estaban ocupando, para ser sustituidos por cepas más resistentes y consecuentemente mejor capacitadas para eliminar a la especie que en su devenir y necedad se ha convertido en la peor plaga de la naturaleza.
También es menester recordarles que la experiencia nos ha demostrado que el antinatural uso de los antimicrobianos en nuestro organismo, sólo ha servido a la distancia en tiempo y espacio para alterar un equilibrio de inconmensurables funciones interrelacionadas, y también una paulatina atrofia del sistema inmune compuesto de estas funciones que en su gran mayoría desconocemos, pero también se manifiesta como prueba de la sentencia señalada por Darwin "Todo lo que es antinatural termina por fenecer."
Estas diferencias individuales de los microorganismos que están desarrollando para alcanzar su preservación, superando así a la agresión antibiótica, son de la mayor importancia para nosotros, porque frecuentemente, como es muy conocido, son hereditarias y aportan de esta manera materiales para que la selección natural actúe sobre ellas y las acumule, de la misma manera que en la domesticidad, el hombre acumule en una dirección determinada, las diferencias individuales de sus producciones.

En cuanto a la alcanzada capacidad de producción de los microorganismos, de nuevas especies a través de los antimicrobianos, lo podemos ver en sus cualidades nuevas como son las mutaciones necesarias, producidas para lograr la supervivencia a las agresiones antimicrobianas, así como la capacidad de heredar a su descendencia los múltiples caracteres, necesarios en cada nueva especie para que alcancen este fin; y en lo relacionado a la definición necesaria para su clasificación en nuestras genealogías podemos analizar que desde que nació la necesidad de clasificar las incontables variedades de individuos que conforman la naturaleza viva, las proposiciones de criterios desarrolladas han sido altamente controvertidas además de la dificultad añadida a estos especímenes de nuestra factura, por su minúsculo tamaño, de aquí que para determinar si una cepa nueva ha de ser clasificada como especie o como variedad, como también la opinión de los naturalistas microbiólogos y todo el ejército de profesionales de criterios bien cimentados y de amplia experiencia, tienen que decidir por mayoría, es decir por democracia o llamarla "nueva cepa", ruta nada científica, pues así como pocas variedades bien conocidas y caracterizadas pueden mencionarse que no hayan sido clasificadas como especies y por otros como variedades, por unos jueces competentes y otros de igual respetabilidad; así en el mundo microorgánico la ignorancia ha sido superada frecuentemente por mayoría de votos o criterios mancomunados en su ignorancia creciente.

En cuanto a la clasificación de cepas como variedades o especies distintas, bien podemos reconocer que el problema se hace mucho más complejo, por la dificultad de encontrar diferencias físicas y sólo podemos hacer diferencias por su resistencia y algunos otros elementos funcionales poco o nada confiables.

Los comentarios desarrollados desde la centuria pasada y plasmados en las diferentes revistas científicas del momento, las podemos resumir en este criterio que fue expresado por el científico De Candolle: "Están equivocados los que repiten que la mayor parte de nuestras especies se hallan claramente limitadas y que las especies dudosas están en pequeña minoría. Esto parecía ser verdad mientras que un género estaba imperfectamente conocido y sus especies se fundaban en unos pocos ejemplares, es decir, mientras eran provisionales; al momento en que llegamos a conocerlas mejor surgen formas intermedias y aumentan las dudas respecto a los límites específicos", en la actual experiencia científica, los múltiples adelantos en todas las ciencias no ha servido para actualizar adecuadamente este espacio de desconocimiento o laguna de ignorancia; ¿cuántas cepas nuevas necesitaremos para determinar que estamos orgullosamente desarrollando un género distinto con sus múltiples variedades y especies, para como dioses enanos ponernos a la altura de la sabia naturaleza?.

También es necesario hacer un alto en el camino de la experimentación que estamos efectuando para considerar que ¿Será necesario el desarrollo de toda una incontable variedad de cepas nocivas que alcancen en la humana clasificación términos ampulosos y llenos de ciencia, así como que el peligro de la extinción nos alcance para reconocer que los antimicrobianos no son ni con mucho el camino adecuado para nuestra preservación?.

Finalmente De Candolle después de analizar la realidad con que fundamentara Carlos Darwin su teoría sobre la evolución de las especies y haciendo el reconocimiento que todo hombre honesto debe hacer para bien de sus semejantes declaró admitiendo "de las trescientas especies que se enumeraran en su pródromo como pertenecientes a la familia de los robles, dos tercios, por lo menos, son especies provisionales; esto es que no se sabe que llenen exactamente la definición de especie verdadera".

Por lo que correspondiendo a la microbiología y la clasificación de los especímenes que trata, habría que añadir que De Candolle no cree ya más el que las especies hayan sido creaciones inmutables, y así llegó a la conclusión de que la teoría de la derivación en su incansable devenir es la más natural y la más conforme con los hechos conocidos de paleontología, botánica y zoología, estructura anatómica y clasificación.

Esto pasa también con el micro mundo, las especies evolucionan de acuerdo al medio y a su estructura, a las condiciones internas y las externas en una interminable interacción de funciones, de acciones y respuestas compensatorias, en esa lucha incansable por la supervivencia y el predominio de las especies, pero también a través de una plasticidad total para desarrollar sus adaptaciones a cualesquiera de las muchas condiciones impuestas tanto por la naturaleza como por el hombre, en medio de la domesticidad impuesta con los antimicrobianos, y otros muchos fármacos alópatas, para degradación de nuestra especie y posterior extinción.

Recordemos a Darwin: "Indudablemente que no se ha trazado aun una línea clara de demarcación entre especies y subespecies, o sean las formas que, en opinión de algunos naturalistas, se acercan mucho, aunque no llegan completamente a la categoría de especies, ni tampoco entre subespecies y variedades bien caracterizadas, o incluso entre variedades menores y diferencias individuales. Todas estas diferencias se mezclan unas con otras, formando una serie continua, y una serie imprime en la mente la idea de un tránsito real en una dirección determinada", como la que creamos con los antimicrobianos alópatas en el micro-mundo, así como en nuestro cada vez más degradado organismo para poder defendernos de las agresiones de estos microorganismos.

En cuanto a este criterio Carlos Darwin declaró: "Por eso yo considero las diferencias individuales, a pesar de su pequeño interés para el clasificador, como de la mayor importancia para nosotros, por ser los primeros pasos hacia aquellas variedades que apenas se las considera dignas de ser consignadas en las obras de Historia Natural. Y considero yo las variedades que son en algún grado más distintas y permanentes como pasos hacia variedades más intensamente caracterizadas y permanentes, y estas últimas como conduciendo a las subespecies y luego a las especies. El tránsito de un grado de diferencia a otro puede ser en muchos casos el simple resultado de la naturaleza del organismo y de las diferentes condiciones físicas a que haya estado expuesto largo tiempo; pero, por lo que se refiere a los caracteres más importantes de adaptación, el paso de un grado de diferencia a otro puede atribuirse seguramente a la acción acumulativa de la selección natural, y a los resultados del creciente uso o desuso de los órganos."

En cuanto al tema que nos ocupa no hay que creer que todas las cepas desarrolladas alcancen la categoría de especies, pueden extinguirse o variar hacia una ruta determinada de acuerdo a sus características individuales así como al medio cambiante y en este incluimos la constante agresión antimicrobiana que los capacita y obliga a desarrollar los mecanismos necesarios para su supervivencia transformándose en géneros, especies o variedades nuevas, que en nuestra ignorancia para clasificarlas sólo las llamamos cepas nuevas, que vivirán para nuestra desgracia por larguísimos periodos toda vez definida su caracterización.

En cuanto a la clasificación de nuestros sepultureros podemos en bien de la ciencia considerar que si una variedad que hayamos neciamente desarrollado, si llegase a florecer de tal modo que excediese en número a la especie madre, aquella se clasificaría como especie y la especie como variedad y como nos ha dicho la experiencia, esta nueva especie con frecuencia llegará a suplantar toda vez que ha sido exterminada o modificada por la antibioticoterapia a la especie madre; pero si por la transmisión de resistencias horizontal y verticalmente se les permite superar la agresión y así acompañarse mientras nos devoran, ambas podrían coexistir y ambas se clasificarían como especies independientes para gloria de nuestros sabios alópatas.

Pero pensando dialécticamente y de acuerdo a la experiencia alcanzada por la ciencia de la Medicina Homeopática, podemos concluir que la especie humana funciona apegada a determinados principios, de igual manera que todos los seres vivos de la naturaleza, y si promovemos el fortalecimiento del sistema inmune mediante agresiones leves o moderadas de acuerdo a las necesidades terapéuticas, este sistema en sus respuestas poderosas y desconocidas pero definidas, alcanza a controlar una infección cualquiera, pero además fácil es conocer el estímulo que requiere el sistema en cuestión por los síntomas expuestos por el organismo, consecuentes al exceso o falta de respuesta necesaria, para alcanzar a destruir a la agresión bacteriana o microbiana en general, y el estímulo necesario logrado a través del medicamento homeopático alcanza con las acciones focalizadas enérgicas y altamente disipativas la respuesta adecuada, con la incomparable ventaja de estimular al sistema inmune humano, sin estimular a los mecanismos defensivos de los microorganismos, como si lo hace la antibioticoterapia alópata, con la cual sólo logran pálidos y temporales alivios, resultando las resistencias antibacterianas consecuentes, por lo que la homeopatía nos da la ventaja de desarrollarnos nosotros al estimular nuestro sistema inmune, permitiéndonos la posibilidad de la conservación como especie, posibilidad que nos niega la alopatía en cada tratamiento, adecuado o no.

Del mismo modo que en la centuria pasada el científico De Candolle y otros más han demostrado que las plantas que abarcan amplias regiones presentan generalmente variedades, lo que podría ya esperarse por estar expuestas a diferentes condiciones físicas, y porque entran en competencia con diferentes conjuntos de seres orgánicos, lo cual como sabemos es una circunstancia tanto o más importante, pero también es aprovechada esta circunstancia de plástica evolución, para que el ser humano desarrolle en la domesticidad, las variedades que requiere para satisfacer sus disímiles necesidades, así también y como el lado oscuro de todo este panorama, la antibioticoterapia, llevada en la forma zafia y deshumanizada con que se practica, está creando cada vez nuevas y más organizadas variedades, para alcanzar en su especialización de agresión y resistencias, el predominio que conllevará nuestra consecuente extinción como especie, en la lucha por los espacios de la naturaleza que nos sustenta.

Cuando analizamos las plantas que viven en un lugar determinado y comparamos a las de los géneros predominantes, esto es las que contienen más especies, con las de los géneros menores, veremos en el primer grupo que comprende un número algo mayor de especies muy difundidas o especies predominantes, esto es indicativo de que tanto las condiciones orgánicas como las inorgánicas en dicho lugar, son más favorables a estas que a los géneros menores.

En los desarrollos de los microorganismos ocurre una situación similar y altamente indicativa, de los peligros de acondicionar las características benéficas a estos, para que alcancen su predominio en detrimento de otras especies, al desarrollarse condiciones favorables para tal desarrollo, al decursar el tiempo.

Vemos por ejemplo que tras la disminución de estos microorganismos en sus diferentes cepas menos resistentes, y algunas menos agresivas o aún las útiles saprófitas, tras el ataque de un antimicrobiano cualquiera que afecta a estas cepas sensibles, aparece una nueva infección posiblemente mixta y con una actividad microbiana cada vez más virulenta, ya que los microorganismos que fueron eliminados dejaron su espacio a los resistentes y por tanto a los mejor adaptados a las condiciones determinadas de ese lugar; gracias a la adaptación microbiana a las agresiones alópatas, ahora vemos que las infecciones que antes se curaban con tratamientos ligeros y hasta incompletos de antimicrobianos, ahora requieren de dosis mayores, repeticiones onerosas en la economía orgánica del paciente, y sobretodo predomina la ineficacia terapéutica, pero también esta alternativa nos proporciona en su antinatural adaptación al ser humano, lesiones, disfunciones y todo tipo de alteraciones en las estructuras orgánicas, mentales y sensoriales, que a las claras

están manifestando que las condiciones para las que estaban diseñados los antimicrobianos, para los microorganismos ahora habilitados, para superar la agresión contra los antimicrobianos, se han revertido, dejando a nosotros la parte condenada paulatina pero inexorablemente a la extinción de la especie, y a los microorganismos el predominio que les corresponde, a los que sobrevivirán al finalizar esta loca carrera de las terapias antimicrobianas alópatas.
Otra situación sería si en lugar de haber escogido esta terapia ego centrista, en la que en lugar de atacar al medio ambiente, pretendiendo adaptar el medio al enfermo, se capacitara al paciente para que se adecue al medio, estimulando homeopáticamente los mecanismos defensivos del organismo, para que de acuerdo a sus necesidades inmunológicas alcancen la salud los enfermos al ser estimulado su sistema inmune y con esta, la eliminación de los microorganismos infectantes, mismos que en varios millones de años han estado en franca competencia, sin que nos hayan quitado el lugar que ganamos en la economía de la naturaleza, en ese suave deslizamiento natural hacia nuestro actual predominio, y que la antibioticoterapia nos está predisponiendo a la total pérdida de este lugar, en una forma veloz y despiadada.
Es enorme la ignorancia que tenemos sobre la capacidad de nuestro sistema inmune para defendernos de las agresiones antimicrobianas, así como de las muy complejas y desconocidas rutas que ejercen estos mecanismos, para mantenernos en adecuado equilibrio funcional y orgánico contra los saprófitos y los parásitos que residen en nuestro organismo, a pesar de tener por cada célula, diez organismos ajenos al mismo, y lejos de haber sido estimulado este a su adecuación al medio por las

terapias alópatas, lo están enajenando, pues a la distancia se están viendo resultados totalmente contrarios a los buscados, a los razonablemente pretendidos, sin importarles a los laboratorios de la industria de la farmacia ni a los gobiernos, que comprados, corruptos o perversos en el devenir de esta infausta lucha, a la que ya nos tienen en el umbral del más dantesco Apocalipsis, los intereses bajos de los industriales de la farmacia.

En todo ser orgánico su funcionamiento vital se debe a la respuesta necesaria para adecuarse a las innumerables necesidades internas, así como para adaptarse a las extraordinarias formas cambiantes, a las que debe responder de su medio exterior, para su necesaria preservación.

En el caso de las concepciones homeópatas sobre la salud y la enfermedad, vemos que una persona sana no presenta síntomas y cuando un enfermo está presentando estos, es porque el equilibrio orgánico y funcional de sus incontables funciones e interfunciones, está alterado ya sea por exceso o por defecto de la irritabilidad necesaria para provocar las respuestas orgánicas adecuadas al cambiante medio, y/o a sus cambiantes necesidades propias, las cuales son propias de cualquier ser vivo o la combinación de estas múltiples situaciones.

Cuando la respuesta necesaria de los diferentes mecanismos de compensación vital, para lograr la satisfacción necesaria en esa fantástica plasticidad y elasticidad de funciones que interactúan llega a su máximo, superando la capacidad de respuesta, aparecen los síntomas de la enfermedad cualquiera que sea esta.

Cuando aparece en el caso que nos ocupa una invasión infecciosa o el predominio patológico de algún saprófito y consecuentemente la provocación de una enfermedad, aparecen los síntomas propios de ésta, pero si superan en competitividad a los enfermantes controlándolos por medio de los mecanismos adecuados de nuestro organismo y consecuente capacidad de respuesta a los estímulos dados por los microorganismos, los mecanismos de defensa del anfitrión terminan por controlar a los infectantes o predominantes, restableciendo el equilibrio que se da en estado de salud.

Cuando estos mecanismos son insuficientes para responder al inicial ataque a nuestro organismo por los microorganismos y se desarrolla a cierto grado la enfermedad, van apareciendo los signos y síntomas de la misma.

Si se estimulan adecuadamente por un tratamiento homeopático las capacidades del sistema inmune, salvo las enfermedades incurables tanto por la incapacidad del organismo como por cualquier otra causa, se puede lograr la curación en forma natural, suave, pronta y duradera ya que además de ser el organismo el que está controlando la enfermedad, dicha actividad tiende a mejorar la calidad funcional.

En terapéutica antiinfecciosa es conocido que para que funcione un antimicrobiano, elegido para una terapia de suya eficaz, es indispensable que los mecanismos de defensa del anfitrión alcancen una respuesta adecuada, ya que los antimicrobianos no son capaces por sí solos de erradicar a ésta en la inmensa mayoría de los tratamientos, los bacteriostáticos por concepto no pueden hacerlo y los bactericidas sólo alcanzan un porcentaje o relación numérica determinada en el control de los microorganismos; por todo esto es razonable que cuando estamos infectados sean estimulados los mecanismos inmunológicos necesarios en lugar de querer controlar el entorno, dejando a su suerte la parte más importante para nuestra curación verdadera.

Sin embargo y de acuerdo a las políticas terapéuticas de los alópatas, al estar matando a las bacterias sensibles a determinado antimicrobiano únicamente están acondicionando a los géneros de bacterias, destruyendo a las cepas susceptibles para que las resistentes predominen al ocupar el lugar vaciado de las primeras, por lo que sólo están si no adecuando el medio a ellas, dejando a las mejor capacitadas para que en su mejor adaptación predominen y formen nuevas y más resistentes variedades en perjuicio de la especie humana, la cual ya se ha visto en epidemias sin respuesta antimicrobiana, como es la blenorragia, la tuberculosis farmacoresistente y muchísimas más, pero lo peor es que el inventario fatal va creciendo y con esto va llevándonos a las epidemias más espantosas que culminarán con nuestra inevitable extinción.

El vicioso ciclo lo cierra algún nuevo descubrimiento de antibiosis, algún nuevo fármaco, que derramará cuantiosas utilidades a los industriales de la farmacia y dejará nuevas y crecientes resistencias a las terapias acostumbradas, adecuando mejor a estos patógenos al hostil entorno, hostil tanto para nosotros como inocuo para sus nuevas cepas.

De la misma manera que en un bosque donde las condiciones ambientales permiten a los géneros de las especies predominantes y consecuentemente mejor adaptadas al medio tanto orgánico como al inorgánico, una mayor variedad de especies incipientes, así en el mundo microorgánico las mejores condiciones creadas por los antimicrobianos para el predominio de los microorganismos patógenos, les están permitiendo el repoblamiento con más variedades patógenas nuevas y de consecuente mayor agresividad y resistencia.

Darwin descubrió que: "No es que todos los géneros grandes estén en la naturaleza variando mucho y estén aumentando el número de especies, ni que ningún género pequeño esté ahora variando y aumentando, esto está condicionado a las relaciones incontables y en mucho puedo presumir desconocido balance de condiciones internas de cada individuo como de condiciones externas a este".

La práctica es el criterio de la verdad y ésta nos ha demostrado que en el terreno de la geología en analogía a nuestro entorno individual, podemos encontrar frecuentemente géneros pequeños, que en el transcurso del tiempo, han aumentado mucho, y también que con frecuencia géneros grandes que han llegado al máximum, han declinado y desaparecido como le está sucediendo ahora a la humana especie, de acuerdo a las declaraciones de la OMS por condiciones terapéuticas alópatas conscientemente zafias y despiadadas, desarrolladas deliberadamente demostrando su ignorancia y falta de sensibilidad humana, pues si sabemos que los tratamientos antimicrobianos son inadecuados e inapropiados y tienen mucho de discutible su acierto terapéutico por cuanto a seguridad, eficacia, dosis, recidivas y muchas características vitales más ¿por qué dañar a la capacidad de la especie humana a la vida con dichas agresiones?.

En el campo de Rusia en el siglo XIX todavía los mujiks o campesinos de las desoladas llanuras, combatían las plagas con la práctica ancestral, de enganchar a cuatro viudas a un arado y labrar un surco alrededor del pueblo en las altas horas de la noche, sin que sus médicos supieran recomendarles otro remedio para protegerlos más eficazmente.

Ahora al principio del nuevo milenio, los médicos alópatas practican las aplicaciones de medicamentos antimicrobianos en forma inadecuada e inapropiada sin contar con otra alternativa más eficaz.

Si aceptamos las aplicaciones antimicrobianas como seguras, eficaces, sin recidivas, ni los frecuentes efectos secundarios muchas veces más peligrosos que la misma enfermedad, podemos considerar que ya avanzamos ese pírrico tratamiento, a costa eso si del flagelo con que están diezmando a la humanidad toda.

Pero regresemos al análisis, cabe preguntarse ¿cómo es que las condiciones que han desarrollado las variedades o cepas resistentes a los más diferentes antimicrobianos y que en su mayor parte difieren funcionalmente entre sí, partan de estos grupos originales, que constituyen las especies del mismo género?, podemos resumir que son consecuencia de la lucha por la vida; debido a esta lucha, las variaciones, por pequeñas que sean y cualquiera que sea la causa de donde procedan, si son en algún grado provechosas a los individuos de una especie en sus relaciones infinitamente complejas con otros seres orgánicos, entre las que nos contamos la especie humana en la lucha por la economía de nuestro propio ser y sus condiciones propias de vida, tenderán a la conservación de estos individuos adecuados a las nuevas condiciones y serán en general, heredadas a su descendencia, la cual también tendrá así mayor probabilidad de sobrevivir y de continuar acumulando cambios que le permitan lograr el predominio, sobre las especies con las cuales compiten por los espacios de la economía de la naturaleza; esto es lo que Darwin definió con el término de selección natural y Herbert Spencer llamó la supervivencia de los más adecuados, principio

al que fielmente estamos adaptando a nuestros sepultureros, sin ningún beneficio real para la especie humana con el uso de la antibioterapia.
Después de las más aguerridas controversias en el siglo pasado para alcanzar la aceptación de la teoría de la evolución de las especies que nos legara Carlos Darwin, alcanzamos a establecer que "todos los seres orgánicos están sujetos a rigurosa competencia", "Nada más fácil que admitir de palabra la verdad de la lucha universal por la vida, ni más difícil -por lo menos, así lo hemos experimentado- para tener siempre esta conclusión; pero sin embargo, si no se fija por completo en la mente la economía entera de la naturaleza, todos los hechos de distribución, rareza, abundancia, extinción y variación, serán vistos confusamente o serán por completo mal comprendidos."
Específicamente podemos ver que de la alta progresión en que tienden a aumentar los microorganismos, resulta inevitable una lucha por la existencia en la que estamos condenados a la extinción dada la adecuación que estamos haciendo con los sistemas inmunológicos de los microorganismos para que superen la capacidad inmunológica que hemos desarrollado como especie en millones de años hasta nuestra actual constitución.
También podemos comprender de todo ser que durante el tiempo natural de su vida se reproduce y también tiene que sufrir destrucción durante algún periodo de esta, pues de algún modo, según el principio de la progresión geométrica, su número sería pronto tan extraordinariamente grande, que ninguna localización alcanzaría a mantener el producto de su reproducción; nuestro sistema inmune en millones de años viviendo con los microorganismos, pudo lograr esta destrucción

bacteriana sin los requerimientos antimicrobianos y la conexión numérica que caracteriza nuestra relación con ellos se mantuvo favoreciéndonos, pero también podemos ver que la adaptación microbiana a los agresivos medios antimicrobianos de controles eventuales y disminuidos cada vez más, así como la cada vez más pobre capacidad de la actividad de nuestros mecanismos defensivos y también la cada vez menor capacidad de asimilación de la agresión antimicrobiana por el organismo humano, deja las terribles secuelas que conocemos y que nos preparan a modo de mortaja, en esta extinción que cada vez nos alarma más por su dramática extensión e intensidad contra la especie que formamos.

Podrían citarse abundantes casos sobre este angustiante tema, se podrían llenar bibliotecas enteras de casos de cada país, pero nadie duda que la capacidad de respuesta microbiana en forma de resistencias y otras más que desalentadoramente hemos descubierto, así como muchas más que desconocemos pero que son evidentes, por estar fuera de los mecanismos de asimilación, anteriores descubiertos.

la explicación que podemos apreciar es que las condiciones de vida antibiótica han sido en conjunto, al tiempo favorables para estas nuevas cepas que se han vuelto más resistentes a los antimicrobianos a los microorganismos saprófitos como patógenos, de modo que a consecuencia de ello ha habido menos destrucción paulatinamente de estos, cuando se les prepara al inhóspito ambiente antimicrobiano y que sin embargo a la especie humana le está cada vez haciendo más estragos en su economía tanto corporal, mental y aún sensorial; sin embargo la programación geométrica microbiana de crecimiento, a la cual se deben tan portentosas herencias y cuyo resultado nunca deja de ser sorprendente, explica sencillamente su aumento extraordinariamente rápido y la amplia difusión, en las nuevas víctimas humanas; también es cada vez más sorprendente la mayor capacidad destructora de estos fármacos contra el ser humano así como las necesidades aditivas de estos venenos alópatas para alcanzar la respuesta antimicrobiana necesaria.

Sin embargo tenemos mecanismos naturales que mantienen a los microorganismos controlados en su desarrollo, éstos evolucionan restringidos en su evolución para que no nos hagan daño por nuestro sistema inmune, y esta tendencia geométrica al crecimiento es contrarrestada por la destrucción en algún periodo de su vida, aunque estos mecanismos dada la nueva y cada vez mayor capacidad de respuesta contra nuestros controles naturales gracias a las capacitaciones constantes que les otorgamos para sobrevivir con los antimicrobianos en los medios hostiles, creados por el hombre, con las cuales sólo seleccionamos a los especímenes más resistentes como se haría a los animales en domesticidad; sistema que sólo detiene temporalmente la escalonada avalancha en cada ciclo del vicioso círculo antimicrobiano, de este macabro festín hacia nuestra extinción, el cual es en buena medida irreversible, dado el constante abuso de estas sustancias.

La importancia de la sorprendente capacidad de reproducción y adaptación a los medios de control que la naturaleza ha creado mediante la destrucción masiva de estos microorganismos, que ahora el dios enano ha trasplantado al organismo humano en forma de antimicrobianos, es para compensar la mucha destrucción en algún periodo de la vida, pues en todos los casos el promedio de vida de un microorganismo depende de su

capacidad de reproducción así como de la capacidad de asimilación de otros mecanismos naturales de su control.
Sin embargo, disminúyase cualquier obstáculo como lo están disminuyendo con sus resistencias a morirse los microorganismos, mitíguese la destrucción como lo están logrando los microorganismos al alcanzar la transmisión de estas a otras especies de las temidas resistencias y aunque fuera poquísima la ventaja, el número de individuos de la especie crece casi instantáneamente hasta llegar a un nivel letal para la especie humana.
Aunque son varias las condiciones de control natural para una especie microorgánica establecida en calidad de parásita o de saprófita, lo que determina el promedio numérico de esta, no es sólo el obtener sus alimentos como poder superar tanto los mecanismos de control naturales en su hábitat como son la capacidad de control de los mecanismos defensivos de los organismos anfitriones, los cuales están cada vez más disminuidos en el hombre, por las mal enfocadas terapias antimicrobianas.
Cuando analizamos las diferentes condiciones necesarias para el desarrollo de una especie microorgánica dada, podemos considerar el calor, la humedad, riqueza de nutrientes adecuados en su medio, etc., pero esta idea es sólo una pequeña parte de la realidad y por lo tanto aceptarla como universal, para todos los microorganismos es errónea por ser parcial, sólo para un grupo de microorganismos incluyendo a los de su misma especie; debemos estar conscientes que cada especie, aún donde abunda más, está sufriendo constantemente enorme destrucción, dependiendo de las más diversas causas, y entre ellas se encuentran los mecanismos de control del sistema inmune del

organismo anfitrión, así como los microorganismos de nuestra flora normal que les pueden servir de enemigos o competidores por el lugar de la economía a ocupar por los microorganismos transitorios, y aún a los comensales residentes que luchan por todos los espacios posibles de nuestra economía y si estos enemigos o competidores de nuestros saprófitos naturales son favorecidos, aún en el menor grado, como el que están dando a las cepas resistentes las agresiones antimicrobianas, éstos se vuelven patógenos y aumentan de número, incluso toda nuestra flora normal se convertirá en patógena al alcanzar ciertos predominios, pues como cada área está ya completamente provista de habitantes, las otras especies donde se incluyen los saprófitos originales, tendrán que disminuir, hasta alcanzar tal deterioro en nuestra economía, alcanzando la destrucción de los organismos anteriores.

Estos microorganismos ahora patógenos aunque llegan a desarrollarse prodigiosamente en ciertas condiciones dadas, sin embargo no llegaban a naturalizarse en nuestro organismo porque no podían competir con nuestra micro flora indígena, ni resistir la actividad destructiva de nuestro sistema inmune, pero las constantes agresiones antimicrobianas así como las provocadas por diferentes medicamentos de corte alópata las cuales son capaces de alterar el equilibrio de los mecanismos defensivos y de control de nuestra indígena flora, así como la actividad del FTR que está obrando entre otras acciones desarrollando resistencias a nuestra flora normal, transmisibles a las especies patógenas, estamos así alterando los antiquísimos mecanismos de control naturales manifiestos en nuestro sistema inmune, para preservar nuestra especie así como estimulando las propiedades agresivas de los patógenos tradicionales.

Antes del uso de los antimicrobianos podíamos presenciar epidemia tras epidemia continuamente con éxito, y sin embargo, tarde o temprano, las fuerzas quedaban nuevamente equilibradas de acuerdo a los estadíos anteriores; se restablecían las relaciones numéricas al grado que la especie humana permanecía uniforme durante largos períodos de tiempo, a pesar de que la alteración más insignificante diera alguna victoria microbiana temporal sobre nosotros.
Sin embargo, tan profunda ha sido nuestra ignorancia y torpe nuestro egocentrismo, que nos hemos maravillado cuando sabemos de la extinción de una epidemia infecciosa por tratamientos antimicrobianos, en donde no vemos el proceso de seguridad que ha sido obviado y aunque nos explican que la causa de ésta fue la agresión de algún nuevo microorganismo, nos obnubilamos ante las reales y profundas consecuencias de este peligroso acto llevado de acuerdo a la mentalidad retrógrada, de adecuar el entorno al enfermo en lugar de haber estimulado los mecanismos defensivos de los pacientes infectados y consecuentemente disminuidos en el control de las infecciones orgánicas, esto es, adecuar las actividades defensivas del enfermo para capacitarlo para sobrevivir al agresivo entorno.
Mientras los medicamentos que con éxito probado ha alcanzado la ciencia de la homeopatía, actúan estimulando al anfitrión para que sea este, el que toda vez que se capacitan sus mecanismos defensivos, den la batalla a los patógenos, obteniendo además de la erradicación infecciosa, el desarrollo de la capacidad inmunológica del huésped, y en consecuencia una curación suave pronta y duradera del enfermo.
Este éxito de la homeopatía ha sido oscurecido, negado, distorsionado y satirizado por los más oscuros intereses de la

industria de la farmacia alópata y las corrientes obtusas de dicha docencia, sin querer darse cuenta que el oscurantismo científico terminó en el siglo XVIII, tras hacer todo el daño posible a los nuevos conocimientos alcanzados.
La lucha contra las centenas de miles de variedades de microorganismos que afectan la salud del hombre y ésta debe haber sido cruenta en todos estos millones de años que han transcurrido desde que los precursores de la humana especie aparecieron en el planeta, lucha en la cual sin embargo y a pesar de los múltiples altibajos alcanzados en las diferentes epidemias que arrasaron poblaciones enteras así como en las infecciones estacionales, y después de estas, podemos ver que los números proporcionales han mantenido su relación anterior a la plaga; sin embargo con el estímulo de la capacidad agresiva de los microorganismos patógenos gracias a los antimicrobianos, el desarrollo de resistencias a la actividad de nuestro sistema inmune así como de la muerte de las variedades sensibles a los antimicrobianos utilizados en su erradicación, va dejándonos solamente las hipersensibilidades a la humanidad, no así a los infectantes y patógenos en general, por lo cual podemos concluir que estas relaciones numéricas están favoreciendo con un cambio pero no precisamente a nuestro favor y el caudal de muertes se irá incrementando al grado de parecer una caricatura las muertes acaecidas en las guerras anteriores en el siglo XX.
Sabemos que así como la dependencia de un ser orgánico de otro, como la de un predador respecto de su víctima, existe generalmente también entre seres distantes en la escala de la naturaleza dicha interdependencia; lo mismo pasa a veces entre los seres de que puede decirse rigurosamente que luchan entre sí, pero la lucha será casi siempre muy severa entre los

individuos de la misma especie y lo peor es que la lucha será por lo general igualmente severa, y algunas veces vemos pronto decidida la contienda, pero recordemos que la selección natural determina el éxito de una especie sobre otra aún por pequeñas diferencias, que le permiten mayor competitividad, como la que les estamos creando a las cepas resistentes con el uso de los antimicrobianos como si en la domesticidad de las constantes agresiones y consecuente selección de los mejor capacitados para las nuevas condiciones, sólo nos estemos preocupando por la extinción de la humana especie.

En el medio exterior de cada individuo, su medio ambiente es cambiante, y en el proceso de evolución todas las especies deben de adaptarse a éste cambio constante; cuando un individuo o una especie cualquiera no alcanza a adaptarse a la velocidad de los cambios en dicho medio, tarde o temprano termina por extinguirse.

La experiencia nos ha demostrado que los microorganismos, han sido capaces de adaptarse adecuadamente a la velocidad del cambio que les hemos impuesto en la domesticidad o dirección de evolución, a través de las resistencias a las agresiones antimicrobianas; no así ha sucedido con la velocidad de adaptación de la especie humana a dicha agresión, la cual necesariamente tenemos que sufrir en compañía de estos microorganismos y mientras ellos se desarrollan perfectamente hacia la adaptación con una capacidad asombrosa, nosotros evolucionamos en el sentido contrario por los efectos disímiles de envenenamiento de estos medicamentos, consecuentemente hacia la extinción, ya que además del debilitamiento de nuestro sistema inmune al disminuir su necesidad de defensa, van aumentando los elementos nocivos de nuestro mundo exterior,

sumados a las agresiones de los microorganismos, cada vez mejor capacitados para la batalla final que tenemos inobjetablemente perdida.
Otro aspecto que debemos tener en cuenta en esta lucha microscópica pero fundamental para la supervivencia de la especie humana en el planeta es que así como las especies de un mismo género suelen tener por lo común, aunque no en modo alguno, constantemente mucha semejanza con costumbres y constitución como en estructura, por lo que la lucha, si entran en mutua competencia, como es de esperarse en varios casos, por el lugar de la economía en el organismo entre los saprófitos comunes así como varios infectantes, será en general más rigurosa entre ellas, que entre las especies de géneros distintos, y podemos entrever por qué tiene que ser severísima la competencia entre las formas afines que ocupan exactamente el mismo lugar en la economía de nuestra naturaleza pero también la capacitación de los saprófitos, estemos usando o no los antimicrobianos, cuando tenemos predominio de unos o invasiones de otros ya domesticados por cualquier situación dada; pero probablemente en ningún caso podríamos decir con precisión, por qué una especie incluida la nuestra, ha vencido a otra en la gran batalla por la vida, aunque la experiencia nos ha dicho que los mejor preparados serán los vencedores, y la domesticación con antimicrobianos está haciendo a unas cepas saprófitas más competitivas que a otras y a todas más competitivas que nuestra especie, dada la disminuida capacidad de control a través de nuestros mecanismos del sistema inmune, por el uso inmoderado inadecuado e inapropiado de incontables antimicrobianos, muchos de los cuales ni siquiera han sido adecuadamente estudiados.

Un análisis de la mayor importancia puede concluirse de todas las observaciones anteriores, y es que la estructura de todo ser orgánico está relacionada de modo esencialísimo, aunque frecuentemente oculto, con la de todos los otros seres orgánicos con los que entra en competencia por el alimento o la residencia, las resistencias, los mecanismos de agresión, etc., y en el caso de la especie humana también están las respuestas compensatorias de nuestro organismo para mantenernos vivos contra las agresiones microbianas en la lucha por la existencia misma.
Pero nuestros mecanismos de defensa cada vez son menos capaces de defendernos de las agresiones infecciosas, y las de nuestra flora normal las cuales están cada vez más capacitadas para alterar en forma más enérgica nuestra economía, dadas las resistencias con que los hemos acondicionado, como naturalmente también se acondicionan nuestros enemigos comunes.
Nuestros saprófitos al igual que cualquier organismo, están luchando por posicionarse por los mejores lugares de la economía de la naturaleza y su crecimiento geométrico los obliga a luchar por todas las formas posibles para esta contienda; si los estamos capacitando a través de la domesticación antimicrobiana para superar cualquier agresión medicamentosa, así como también para superar las condiciones de control que tiene establecido nuestro sistema inmune, es lógico que crecerán hasta donde tengan posibilidad, transformándose de inocuos en inicuos y potencialmente lesivos a toda la economía de nuestra vida, pero también están dejando de desarrollar las actividades de saprófitos cuya función tiene un beneficio a nuestra naturaleza, en ese conjunto complejo e ignorado de fenómenos que engloban la vida que nos sustenta.

Por consiguiente, podemos ver que cuando un infectante invade nuestro organismo, entre los nuevos competidores las condiciones de su vida así como la economía de los mecanismos de defensa, se alterarán generalmente de un modo esencial; las resistencias antimicrobianas entre otras condiciones, permiten la proliferación de las cepas menos sensibles a la agresión de los antimicrobianos así como una disminución a los mecanismos de defensa del huésped, entre otros muchos mecanismos de equilibrio que desconocemos.
"Es necesario el intentar dar de este modo, con la imaginación a una especie cualquiera, una ventaja sobre otra, es probable que ni en un solo caso sabríamos como hacerlo. Esto debiera bastar para convencernos de nuestra ignorancia acerca de las relaciones mutuas de todos los seres orgánicos, convicción tan necesaria como difícil de adquirir. Todo lo que podemos hacer es tener siempre presente que todo ser orgánico está esforzándose por aumentar en razón geométrica; que todo ser orgánico, de algún modo, en algún momento, en alguna estación, durante todas las generaciones o a intervalos tiene que sufrir por la vida así como sufrir y de hecho sufre gran destrucción, incluso el hombre."
Carlos Darwin comentando sobre este tema expuso una sentencia que tal vez nos sirva de apoyo: "Cuando reflexionamos sobre esta lucha nos podemos consolar con la completa seguridad de que la guerra en la naturaleza no es incesante, que no se siente ningún miedo, que la muerte es generalmente rápida y que el vigoroso, el sano, el feliz sobrevive y se multiplica."
Lo malo de todo esto para la especie humana, es que la salud, el vigor y la capacidad de respuesta defensiva, nos la están

restando los medicamentos antimicrobianos así como los corticoesteroides, los analgésicos y otros muchos, muchos genéricos alópatas más, dando tales cualidades a nuestros competidores naturales, por los espacios de nuestra propia economía, que nos vemos cada vez más cerca de nuestra extinción.

En lo relativo a las especies microorgánicas saprófitas e infectantes, las experiencias son concluyentes: el hombre no puede crear variedades ni impedir tampoco su aparición, sólo alterar sus estructuras alterando su medio ambiente; no puede conservar ni destruir aquellas que aparezcan, como en este caso son las que están apareciendo consecuentes a las agresiones de los medicamentos alópatas, en esa evolución tan selectiva que desarrollan las agresiones antimicrobianas, y la selección natural va dando la preferencia de supervivencia a los más agresivos y resistentes, a los más capaces de adaptarse al medio creado en esa domesticidad macabra, que nos está amenazando con la extinción definitiva.

El hombre somete a los microorganismos a nuevas y cambiantes condiciones de vida a través de todos los medicamentos antimicrobianos, y sobreviene entonces la variabilidad; por lo cual cambios semejantes de condiciones pueden ocurrir, y ocurren con estas infames agresiones de sus chapuceras terapias antimicrobianas.

Tengamos presente cuan infinitamente complejas y rigurosamente adaptadas son las relaciones de todos los seres orgánicos entre sí, y a las más diferentes condiciones del ambiente; y en consecuencia, qué infinitamente variadas diversidades de estructura son útiles a cada organismo en las condiciones cambiantes de vida que les imponemos.

Nuevamente se alzan los descubrimientos de Carlos Darwin en contra nuestra al estar estimulando a través de la domesticación antimicrobiana a nuestros futuros sepultureros, es como si al estilo de Nostradamus nos estuviera señalando la senda que recorremos hacia nuestra destrucción cuando nos señala que: "¿Podemos dudar -recordando que nacen muchos más individuos de los que acaso pueden sobrevivir- que los individuos que tienen la ventaja, por ligera que sea sobre otros, tendrían más probabilidades de sobrevivir y procrear su especie?" como las ventajas que estamos desarrollando en los microorganismos patógenos para que con éstas se alcance nuestra eliminación del planeta; "Por el contrario, podemos estar seguros de que toda especie con cualquier variación en el menor grado perjudicial tiene que ser rigurosamente destruida"., como las variaciones que estamos desarrollando en nuestra especie consecuentes a los chapuceros tratamientos antimicrobianos y de muchos géneros más de la terapia alópata. "A esta conservación de las diferencias y variaciones individualmente favorables y a la destrucción de las que son perjudiciales, es la selección natural o supervivencia de los más adecuados."
Tenemos buenas razones para declarar que los cambios que ocurren a diario en las condiciones de vida de los microorganismos que nos están reclamando los espacios que hemos alcanzado a través de millones de años en la economía de la naturaleza, al estarlos capacitando a través de los antimicrobianos en la nueva relación, producen una tendencia a aumentar la variabilidad que se manifiesta en su mayor capacidad agresiva, variación de lugares de localización en nuestra economía y de las resistencias demostradas, y en todos los casos las condiciones adecuadas les han aportando mayores

probabilidades de que estas variaciones les sean útiles para alcanzar el éxito en su dantesco reclamo contra nuestra especie. Encontramos que en la naturaleza siempre hay una mejor forma que la existente para competir por los disímiles espacios en su economía ya esto fue descubierto desde tiempos antiguos y de esta realidad hace mención Carlos Darwin en su teoría del desarrollo de las especies: no puede citarse ningún organismo en el caso que estamos tratando en el que todos los habitantes indígenas estén en la actualidad tan perfectamente adaptados entre sí a las condiciones físicas en que viven, que ninguno de ellos pueda estar todavía mejor adaptado o perfeccionado; pues en todos los lugares los habitantes indígenas han sido hasta tal punto conquistados por producciones naturalizadas, que han permitido a algunos extranjeros tomar la posesión firme del cuerpo humano y como los extranjeros han derrotado así a los indígenas, podemos seguramente sacar la conclusión de que los indígenas podían haber sido modificados más ventajosamente, de modo que hubiesen resistido mejor a los invasores.

Esta situación se da en nuestro organismo con las particularidades que le son propias, por un lado tenemos que los cientos de especies de microorganismos en el intestino, que le son indígenas y consecuentemente saprófitas, están también en franca competencia entre ellos por el espacio de la economía orgánica que han ganado y los espacios de sus vecinos; nuestro sistema inmune además de controlar las invasiones extranjeras: virales, bacterianas, protozoarias, hongos, etc., y las células de nuestro organismo que desarrollan alteraciones en su crecimiento haciéndose patógenas como son las células cancerosas; así mismo controla las existencias de los comensales comunes para que no crezcan más de lo saludable al organismo,

desarrollando predominios enfermantes y de capacidades heredables; y si alteramos todo ese dinámico y complejo equilibrio con sustancias como son todos los medicamentos de prescripción antimicrobiana, estamos consecuentemente amenazando nuestra preservación en el planeta.
Si permitimos tan solo la migración de algunos saprófitos inocuos en determinado lugar de nuestra economía y en las cantidades que permite y controla tradicionalmente nuestro sistema inmune como son los clostridium en el intestino o el estafilococo dorado en la nariz, se producen enfermedades que van de leves a mortales en toda la gama de intensidades contra el organismo humano.
Pero además si preparamos microorganismos para que en su lucha por el predominio sean capaces de invadir el organismo humano sin que pueda defenderse a través de su sistema inmune como lo estamos haciendo y es cada vez más patente por el uso indiscriminado de estos venenos antimicrobianos, todos los seres humanos somos literalmente víctimas de esta amenaza de extinción, pues aunque no seamos usuarios de dichos venenos, los microorganismos toda vez capacitados para atacarnos y superar nuestros controles, lograrán exterminarnos al contraer una infección por estas creaciones alópatas y lo prueban las declaraciones angustiadas de 1995 de la OMS.
Esta realidad hace que aunque los países con las mejores protecciones sanitarias y de aduana pretendan controlar las invasiones de los micro organismos infectantes, estos alcanzarán su objetivo y su mejor adaptación a través de los antimicrobianos que los prepara aún más para superar las condiciones impuestas, incluidas las del sistema inmune humano.

En la economía orgánica de los seres humanos vemos todo un balance ecológico determinado por muchas conocidas y otras aún ignotas condiciones, tanto internas como externas, entre las que podemos destacar por ejemplo el estado de ánimo, la debilidad física o mental y externas como son el estado climático en el que intervienen condiciones no menos preponderantes como son la humedad, temperatura, presión atmosférica, intensidad de viento, etc., y aunque los médicos alópatas consideran sin valor clínico a muchos de los síntomas derivados de estas condiciones, sin embargo en la homeopatía nos han demostrado su relación con las diversas enfermedades probando que no existe un solo síntoma sin valor clínico, ya que todos guardan cierta relación con el enfermo.

En el análisis expuesto, además de las relaciones del medio ambiente contamos con otras condiciones internas no menos abundantes e interesantes que concatenadas con el ambiente externo del enfermo, conforman un abigarrado y complejo entorno de equilibrios y algunas de estas condiciones, de las poquísimas que conocemos las podemos encontrar en una microflora de cientos de especies sin contar las que desarrollamos cada día, en las ignoradas variedades de cepas domesticadas con la farmacopea alópata, en un equilibrio controlado entre otras condiciones por los mecanismos de defensa del huésped no sólo del sistema inmune sino también las derivadas de un pH en las diferentes localizaciones corporales, humedad adecuada en la piel, etc., y este maravilloso entorno equilibrado por un complejo sistema el cual se ve alterado constantemente por cualquier medicamento de factura alópata ya que todos, absolutamente todos, están diseñados para aliviar algún mal pero en su incontrolable acción de efectos

secundarios sumados a su efecto "terapéutico" asociado con estos incontables efectos indeseables, no es tomado en cuenta que estimula el desequilibrio de otras muchas partes del organismo, las cuales si tiene este capacidad de respuesta regeneradora del equilibrio normal o sea si tiene capacidad de absorber el envenenamiento medicamentoso, logra restablecerse de la agresión tras una convalecencia determinada por su capacidad de asimilación la cual es diferente en cada ser humano, pero si la agresión involucra por ejemplo información cualquiera para estimular las resistencias microorgánicas estas no se harán esperar así como toda una alteración cada vez mayor ya que es heredable y transmisible horizontal y verticalmente y así la capacidad de control del intrincado equilibrio ecológico, se ve cada vez más amenazado poniéndonos en el patíbulo de la extinción.
La homeopatía lejos de actuar tan irresponsablemente, como la terapia alópata, tiene un efecto circunscrito a los síntomas que presenta el paciente y consecuentemente donde está el desajuste del equilibrio normal que nos da la salud y la vida, pero no para ahí la acertada actividad del remedio homeopático descubierto por el Doctor Hahnemann, su actividad es aunque poderosa, también lo es altamente disipativa tal vez por encontrarse su esencia en los puentes de hidrógeno de la solución hidro alcohólica o en algún lugar no descubierto aún en la solución o en los glóbulos impregnados y secos pero que la experiencia sin embargo así nos lo está confirmando.
Este tan maravilloso mecanismo de acción descubierto por el Dr. Samuel Hahnemann hace dos cientos años y absurdamente ocultado y minimizado por los poderosos intereses de los industriales de la farmacia y las corrientes de la docencia médica

alópata, deberían ser estudiados en su justa medida para alcanzar así la salvación de la humana especie, antes de que los envenenamientos medicamentosos nos señalen como apocalíptica sentencia que ya es demasiado tarde para poder preservar nuestra especie.

Los microorganismos extranjeros, que son invasores a nuestro ser y con la capacidad de competir mejor que los saprófitos normales, lo están haciendo cada vez mejor capacitados, gracias a la constante información antimicrobiana, incluida a su sistema de cromosomas y transmisible tanto horizontal como verticalmente, pero además con capacidad de ser transmitida hacia nuestros comensales comunes lo cual está haciendo cada vez más difícil y en muchas, muchísimas ocasiones imposible el control por mecanismos habilitados a tal fin en muchos millones de años, y destruido por las corrientes alópatas en sólo cincuenta años, por la práctica más voraz y despiadada.

Darwin concluye: "Así como el hombre ha sabido producir, grandes resultados con sus modos metódicos o inconscientes de selección por domesticación, ¿qué no podrá efectuar la selección natural?, mientras el hombre puede obrar sólo sobre los caracteres externos y visibles en su miserable conocimiento de la esencia de cada especie y su relación así como su necesaria capacidad de adaptación con fines de supervivencia para ocupar el mejor lugar en la economía de la naturaleza, el hombre puede obrar sólo sobre los caracteres externos y visibles, por lo menos conscientemente".

Pero en su inconsciente y sistemático uso de los antimicrobianos, con esta actitud está logrando efectivamente cambios en las estructuras del sistema inmune, como son las destinadas a los microorganismos, estas últimas con capacidad heredable por lo cual podemos concluir que está alcanzando la producción de especies nuevas así como otras múltiples variedades pero no para bien de la especie humana, sino más bien para perder el espacio que ocupamos en la economía de la naturaleza; tal vez para hacer como poseído, una realidad el caballo del libro del Apocalipsis que ya cabalga cada vez a más acelerado paso sobre el cuerpo que ya agoniza de la humanidad.

Esto lo podemos analizar en forma no religiosa sino de acuerdo a la lucha por la supervivencia, de acuerdo a los descubrimientos de Darwin: "La naturaleza -si se me permite personificar la conservación o supervivencia natural de los más adecuados- no atiende a nada por las apariencias, excepto en la medida que son útiles a los seres. Puede obrar sobre todos los órganos internos, sobre los matices de divergencia de constitución, sobre el mecanismo entero de la vida. El hombre selecciona solamente para su propio bien (o su propio mal); la naturaleza lo hace sólo para el bien del ser que tiene a su cuidado. La naturaleza hace funcionar plenamente todo carácter seleccionado, como implica el hecho de su selección."

En la larga cadena de especies que han nacido y se han desarrollado hasta el predominio de los mejores lugares de la economía de la naturaleza, así como las especies que en su devenir se extinguieron en esa tenaz competencia por la supervivencia, considerando sin ningún romanticismo Darwin expone "En la naturaleza, las más ligeras diferencias de estructura o constitución pueden muy bien inclinar la balanza, tan delicadamente equilibrada, en la lucha por la existencia y así ser conservada. ¡Qué fugaces son los deseos y esfuerzos del hombre! ¡Qué breve su tiempo! y, por consiguiente, ¡Qué pobres serán sus resultados, en comparación con los acumulados en la naturaleza durante periodos geológicos enteros!."

Sin embargo el dios enano queriendo superar a la naturaleza en ese quehacer diario en lo referente a la creación de nuevas especies patógenas, lo está logrando con significada maestría y rapidez.

"Mientras la selección está buscando día por día y hora por hora en todo el universo de la naturaleza las más ligeras variaciones; rechazando las que son malas; conservando y sumando todas las que son buenas o útiles para la supervivencia de cada especie; trabajando silenciosamente, insensiblemente, cuando quiera y dondequiera que se ofrece la oportunidad, por el perfeccionamiento de cada ser vivo en relación con las condiciones orgánicas e inorgánicas de vida."

"Así como en la naturaleza los ojos inexpertos de los humanos nada ven de estos cambios lentos y progresivos hasta que la mano del tiempo ha marcado el transcurso de toda una evolución", así la lucha incansable que les hemos declarado a los microorganismos está decursando lenta pero inexorablemente en esa incansable lucha por la adaptación consecuente a las constantes agresiones provocadas por los antimicrobianos y otras drogas alópatas que lejos de alcanzar al mínimo los beneficios a los humanos los está desarticulando paulatinamente en ese evolucionado entramado de mecanismos defensivos indispensables para nuestra preservación mientras que a la par desarrolla y mejora la capacidad ofensiva de nuestros competidores comunes por los mejores lugares de nuestra economía en la naturaleza y esto pronto será irreversible, llevándonos a la extinción más espantosa.

Es importante que reconsideremos toda esta situación pues aunque la selección natural puede obrar solamente por el bien y para el bien de cada ser de cada especie de cada individuo, sin embargo los caracteres y estructuras que estamos inclinados a considerar como de importancia insignificante como son las cada vez mayores resistencias antimicrobianas, estos caracteres pueden ser influidos y de hecho lo son para nuestra cada vez más desequilibrada y lábil existencia.

Otro aspecto que poco se considera en las constantes agresiones a la naturaleza toda de nuestro organismo, pero significativamente a la parte que corresponde a este análisis y que debemos tener presente, es que debido a la ley de correlación, cuando una parte varía y las variaciones se acumulan por selección natural, sobrevendrán otras modificaciones, muchas veces de la naturaleza más inesperada, si esto es capaz de ser provocado por los alimentos así como las incontables condiciones climáticas, ¿que nos esperamos con la sistemática adaptación de estos patógenos, a los cuales estamos capacitando para nuestra destrucción irreversible con los antimicrobianos?.

Así como la selección natural puede influir en los seres orgánicos y modificarlos con variaciones útiles o inútiles, podemos considerar que la constante desorganización de ese delicado y complejo entramado de mecanismos defensivos de nuestro ser, puede muy bien haberse alterado y cada vez lo está haciendo más en ese cúmulo de manifestaciones encuadradas por los alópatas bajo el término de enfermedades medicamentosas, y otras como las del sistema inmune y otras muchas estructuras más seriamente alteradas.

Aunque las relaciones numéricas parecen mantenerse a pesar de las muchas destrucciones fortuitas de ambos lados de los organismos que ocupan este análisis, poca o ninguna influencia debe tener en el curso de la selección natural la recuperación de las relaciones numéricas anteriores; sin embargo cuando estas relaciones numéricas se están recorriendo hacia la supremacía de estos infectantes sobre la capacidad defensiva de nuestros mecanismos inmunes, como lo está declarando la OMS, a las claras nos están señalando ser una especie en extinción y sólo es cuestión de tiempo y cuando se den cuenta los científicos que manejan esta situación ya será demasiado tarde para recuperarnos hacia la trascendencia como especie.
Hablando de los éxitos anunciados a bombo y platillo por los estrategas de los laboratorios de la farmacia en ese incansable quehacer de desarrollar antimicrobianos, podemos concluir que aunque la destrucción de los microbios en sus más variadas especies y cepas correspondientes, siempre que el número que puede existir no esté limitado a esta o a esa área o aunque la destrucción sea tan grande que sólo una ínfima parte se desarrolle, sin embargo de los individuos que sobrevivan, los mejor adaptados y reconociendo que en esta agresión antimicrobiana se hayan desarrollado las resistencias consecuentes que generalmente se desarrollan, éstas tenderán a propagar su clase en mayor número que los menos bien adaptados o sensibles y consecuentemente eliminados microorganismos útiles para nuestra causa inmunológica.
En los casos de esta clase de destrucciones por el consecuente desarrollo de resistencias, si la variación fuese de naturaleza ventajosa, la forma primitiva, la cepa sensible es pronto suplantada por la forma modificada, a causa de la supervivencia

de los más aptos, por lo cual el antimicrobiano en cuestión sólo ha hecho daño a la especie humana visto en términos generales y no en los chapuceros tratamientos.

Cuando consideramos que un antimicrobiano eficaz en las temporadas anteriores para la supuesta igual infección o dentro de la misma temporada que fuera eficaz para un grupo de pacientes que se trataron al inicio de la epidemia periódica, a los siguientes pacientes ya sólo les hace poco o ningún efecto; consideremos que al parecer hay una regla de pasmoso resultado e inflexible cumplimiento en el supuesto de una indicación adecuada del antimicrobiano en casi todas las ocasiones, de manera que tras la extinción temporal y particular de los principales infectantes, pronto se desarrollan y coexisten reunidos en un pequeño grupo de individuos modificados de un modo semejante, pero si la nueva cepa o variedad es afortunada en su lucha por la vida, lentamente se propaga desde su región de inicial desarrollo compitiendo con los individuos no modificados y venciéndolos en un círculo cada vez mayor, hasta hacer para este tipo de microorganismo, inservible el antimicrobiano en cuestión y desarrolla la necesidad consecuente de un nuevo antimicrobiano.

La evolución de las especies descubierta y presentada tan brillantemente por Carlos Darwin entre las muchas cosas que demuestra, es que todos los seres orgánicos se esfuerzan por ocupar todos los puestos de la economía de la naturaleza, consecuentemente "cualquier especie que no se modifique así como también se perfeccione en el grado correspondiente con relación a sus competidores y su medio ambiente será exterminada" incluida la nuestra.

Está implícito el perfeccionamiento en relación al medio ambiente y este comprende todos los elementos con los cuales tenemos contacto tanto elementos inorgánicos como orgánicos tanto directa como indirectamente, tanto directamente una especie como en su correlación con las otras especies con las cuales compite para ocupar los mejores lugares de la economía de la naturaleza, tanto impuesta por la naturaleza, como desarrollada por los artificios humanos.

Los antimicrobianos son parte de este ambiente artificial con el cual necesitamos adecuar nuestro organismo, perfeccionar nuestras relaciones para adaptarnos en el sentido de dicha evolución artificial o domesticación y en consecuencia más veloz que la evolución natural; si bien es cierto que la población humana ha crecido y buena parte tiene que ver con la supuesta mejor calidad de la salud, también es cierto que esto es sólo temporal, porque en estos cincuenta años de desarrollo de las técnicas antimicrobianas, todos los microorganismos a través de dicha agresión han sido temporalmente controlados, pero su capacidad de desarrollo para adaptarse al inhóspito medio ambiente creado, ha superado con mucho esta situación al grado que los científicos concluyen que "cada vez es necesario hacer uso de antimicrobianos menos conocidos y en algunas ocasiones ni siquiera los tenemos para controlar las infecciones provocadas por microorganismos resistentes a las acciones de los antimicrobianos usados anteriormente."

Esto es sólo el principio del fin, de la extinción de la especie humana y prueba de ello son las conclusiones hechas por la Organización Mundial de la Salud dependiente de las Naciones Unidas: la OMS calcula que "hay 100 millones de personas en todo el mundo que están infectadas de cepas tuberculosas

resistentes a todos los fármacos conocidos, Estas cepas letales son tan contagiosas como las más comunes."
Estas cepas amenazan con convertir nuevamente la tuberculosis en una enfermedad incurable, tal como la era anterior a los antimicrobianos, la causa principal de la tuberculosis farmacorresistente concluyen los científicos "es la mala administración de los medicamentos antituberculosos, algunas cepas son resistentes incluso a siete de los medicamentos antituberculosos más utilizados."
Pero el problema no termina con el mal uso dado por los médicos y los pacientes a los medicamentos antituberculosos, tratar a pacientes actualmente con tuberculosis resistente a los medicamentos antituberculosos además de más difícil es más caro y puede costar hasta cien veces más que tratar a otros enfermos con tuberculosis sensible a los medicamentos antituberculosos; en E.U. por ejemplo el costo bien puede llegar hasta $250,000.00 dólares por paciente.
Igual ha pasado con todas las enfermedades infecciosas, desgraciadamente esta plaga de la tuberculosis no escapa del patrón de respuesta a los medicamentos alópatas antimicrobianos, los cuales fueron de iniciales espectaculares respuestas de eficacia, continuando con algunas resistencias y posteriormente la total resistencia de los microorganismos, requiriendo un nuevo antimicrobiano, cuyo círculo vicioso va creciendo y fortaleciéndose mientras ahorca a la especie humana, la cual es la más sensible en los tratamientos antimicrobianos utilizados desde que se inició esta fatal carrera de los antimicrobianos.
La escalada antimicrobiana ha traído en el ser humano una interminable lista de secuelas tanto por sus efectos directos

como los consecuenciales a las agresiones originales entre las que predominan las realizadas preponderantemente al sistema inmune, hígado, riñones, oídos, ojos, etc. muchas de las cuales son incurables; en cuanto a la tuberculosis su historia es muy anterior a los antimicrobianos.

Su historia se remonta a las culturas más antiguas; escritos de tiempos remotos muestran que afectaba a culturas tan esplendorosas como las de: Babilonia, Grecia y China. También atacó a Egipto y hay vestigios de su existencia en el Imperio Inca.

Trece años después del descubrimiento del bacilo de la tuberculosis por el científico Roberto Koch, fue posible explorar los pulmones de los infectados gracias a los avances en el campo de los rayos X por Wilhelm Röntgen, pero sin embargo las investigaciones para detener la terrible plaga vieron sus frutos hasta 1921, en que los franceses Clamatte y Guérin desarrollaron bajo un principio homeópata el estímulo de los mecanismos de defensa orgánicos para evitar la infección, y esta fue la vacuna BCG cuyas siglas Bacilo Clamatte-Guérin se dio para llamar a la vacuna en honor de ambos.

La alopatía siguiendo otro camino alcanzó los triunfos sólo fugazmente eficaces, cuando decursó por sus acostumbrados equivocados derroteros; En 1944, se descubrió la estreptomicina, primer antibiótico que resultó eficaz contra este bacilo; rápidamente aparecieron más como son la isoniacida, el ácido etacrínico y otros más.

Por fin los enfermos podían curarse con esta aberrante terapia que lejos de adecuar al enfermo al entorno estimulando los mecanismos defensivos naturales y suficientes de la especie humana, quisieron adaptar el entorno al enfermo bajo en defensas, y en consecuencia susceptible a contraer dicha

enfermedad, y esto lo hizo destruyendo los microorganismos sensibles a sus agresiones.
"Todo lo que es antinatural termina por fenecer" y a esta terrible consigna no han podido escapar los tratamientos antimicrobianos, los cuales son antinaturales en el organismo humano.
En un principio del tratamiento antituberculoso las tasas de infección tuberculosa así como casi de cualquier otro origen infeccioso descendieron drásticamente, así que las perspectivas eran halagüeñas, los ilusos creyentes de esta terapia alópata dejaron de suministrar fondos para la investigación; aunque la tuberculosis todavía causaba muchas muertes en el mundo entero, la situación sin duda iba a mejorar. La tuberculosis era un problema del pasado; así pensaba la gente, pero al decursar la vida se mostró que estaban equivocados, estos incautos.
Pasada esta contingencia antiinfecciosa que disminuyera la relación numérica entre los humanos y los bacilos de la tuberculosis a nuestro favor, pero desarrollados los mecanismos de resistencia necesarios en esa lucha por la perfección, la adecuación al nuevo entorno creado a través de la domesticación del bacilo por estos fármacos, orientada genéticamente la ruta de descendencia de los microbios, apenas cuarenta años después de la aparición de estos absurdos tratamientos antinaturales, a mediados de los ochenta, la tuberculosis empezó a hacer una espantosa y mortífera reaparición. "En Abril de 1993, la Organización Mundial de la Salud declaró el estado de emergencia mundial contra la tuberculosis" y añadió que "la enfermedad truncará más de treinta millones de vidas en la próxima década, a menos que se tomen medidas de inmediato para frenar su propagación". Así

inició la voz de alarma, la cual fue la primera declaración de este tipo en la historia de la OMS.

Desde entonces, ninguna medida inmediata ha detenido la propagación de la enfermedad. De hecho la situación ha empeorado. La OMS comunicó recientemente que "en 1995 murieron más personas de tuberculosis que en cualquier otro año de la historia".

Las estimaciones de esta organización también advirtieron que "en los próximos cincuenta años podrían infectarse 500 millones de personas". Y en una cantidad creciente de casos se trataría de tuberculosis farmacorresistente, es decir, de cepas domesticadas por esta lúcida terapia alópata de adecuar el entorno infeccioso al contagiado de tuberculosis, con lo cual se desarrollaron cepas de bacilos resistentes a todos los medicamentos conocidos.

La terapéutica homeopática también corrió rutas de investigación para el tratamiento de la tuberculosis y así se desarrolló la vacuna BCG.

Actualmente sólo existe esta vacuna, para prevenir la tuberculosis, conocida como BCG, Esta previene las formas graves de tuberculosis infantil, pero apenas tiene efecto en los adolescentes y los adultos; sabemos que esta vacuna ofrece inmunidad por unos quince años, como mucho, la BCG sólo protege a los que no están infectados; no produce ningún beneficio a los que ya lo están, dadas las cepas de bacterias farmacoresistentes cuyos mecanismos de defensa superan la acción de la vacuna.

Si bien los tratamientos de tuberculosis de cepas tan resistentes que desarrolló la alopatía, son alcanzables sólo por personas económicamente de ingresos elevados, la infección sin embargo es más democrática, no solo afecta a los sectores pobres y desnutridos de la población, cualquiera alcanza la maldición de contraerla. Además uno de los problemas principales es que la tuberculosis ha formado una alianza mortal con el virus del SIDA. Del millón de personas que se calcula fallecieron en 1995 por causas relacionadas con el SIDA, probablemente una tercera parte de ellos murieron de tuberculosis. La razón es que el VIH debilita la capacidad del cuerpo para combatir la tuberculosis al destruir las células T o linfocitos T.

Nuestro sistema inmune desarrollado en varios millones de años, todos los que llevamos en la tierra, tanto nuestra especie como la de nuestros precursores, nos previene para que en la mayoría de las personas, la infección tuberculosa jamás prospere hasta convertirse en enfermedad, donde aparezcan los síntomas, ya que los bacilos tuberculosos son encerrados en unas células llamadas macrófagos, de donde el sistema inmunológico, en particular los linfocitos T, o células T, les impiden escapar. Cuando se presenta en escena el SIDA, éste destruye las células T, como consecuencia los bacilos escapan, quedando libres para devastar cualquier parte de nuestro cuerpo.

Advierte el doctor Arata Kochi director del programa mundial de la OMS contra la tuberculosis: "Cualquiera puede contraer la enfermedad si inhala un germen tuberculoso que alguien ha expelido al toser o estornudar. Estos gérmenes quedan suspendidos en el aire durante horas, incluso años. Todos corremos el riesgo."

Para que se dé la aparición de los síntomas de la enfermedad deben ocurrir dos cosas: En primer lugar la persona debe infectarse con las bacterias tuberculosas, en segundo lugar éstas deben prosperar en su desarrollo superando la capacidad de resistencia de los mecanismos de defensa del huésped, la infección debe transformarse en enfermedad.

Cuando alguien inhala bacilos y se contagia, estos se multiplican en los pulmones. Pero en un 90% de los casos el sistema inmunológico detiene el avance de la infección, y la persona infectada no enferma.

Sin embargo cuando el sistema inmunológico se debilita seriamente a causa del VIH, la diabetes, los tratamientos medicamentosos alópatas, entre los cuales destacan los corticoesteroides, el abuso de los antimicrobianos, etc., los bacilos que permanecían en estado letárgico pueden activarse.

Hasta aquí podemos observar que es necesario y hasta indispensable ser cada vez más competitivos en la lucha por la inmunoacción antituberculosa y sabemos que esta competitividad se alcanza por caminos bien definidos en la adecuación de nuestras estructuras, en relación con las necesidades orgánicas frente al medio al cual nos vemos expuestos.

También podemos concluir que es indispensable continuar con la investigación de nuestro sistema inmune y alcanzar su respuesta adecuada, tanto para el tratamiento de la tuberculosis, como de todas las afecciones infecciosas a través de la adecuación homeopática, la cual ha demostrado ser más efectiva y no tener los nocivos efectos secundarios de los tratamientos alópatas.

De acuerdo a la experiencia podemos concluir que de continuar con la antibiosis en la forma alópata en este campo, las invasiones infecciosas con cada tratamiento se capacitan mejor los infectantes para alcanzar una superior competitividad, sin importar las cantidades tan fuertes de microbios muertos, pues dada la asombrosa capacidad de reproducción así como la

ventaja de poder ocupar los innúmeros espacios dejados por sus ancestros menos resistentes a las agresiones antibacterianas, estas nuevas variedades, las cepas resistentes, pronto superan el inconveniente, pero además lo superan con inmejorable ventaja contra nosotros.
En contrapartida nuestro organismo debilitado en sus mecanismos del sistema inmune, aunque sea en cantidades imperceptibles pero significativas, entre las cuales tenemos a la distancia de sesenta años del uso de los antimicrobianos, muchas muchísimas enfermedades iatrogénicas de origen antimicrobiano van apareciendo.
La característica multiplicación veloz de los microorganismos favorece a estos con la portentosa herramienta de la herencia bacteriana de resistencias, como parte de la lucha por el posicionamiento de los espacios sobre lo cual concluye Darwin: "Si las variaciones favorables no son heredadas, por lo menos, por algunos de los descendientes nada puede hacer la selección natural"; nosotros estamos heredando debilidades relativas en la lucha antimicrobiana a nuestros descendientes relacionadas con nuestro sistema inmune ya que somos más vulnerables en cada generación humana, porque los microorganismos han desarrollado evidente mayor competitividad, dando como todo fin nuestra próxima extinción y en este campo también sentenció Darwin anunciando nuestro fin como especie al manifestar la cada vez mayor competitividad de estos bacilos y nuestra disminución competitiva, dadas las experiencias de las cada vez más abundantes y complejas resistencias de los bacilos de la tuberculosis la cual ha llegado a ser hasta a siete antimicrobianos a la vez y seguirá creciendo de continuar por ese

derrotero, mismo en el cual están incluidas cuantiosas especies bacterianas patógenas.

Darwin desconociendo el proceso de los mecanismos de transmisión de resistencias que han demostrado no ser otra cosa que el medio para acondicionarse como especies, estos microorganismos infectantes al hostil ambiente con el cual tienen que competir para obtener el mejor lugar en esta naturaleza, más sabia que nuestras terquedades científicas, o los intereses nefastos de la industria de la farmacia, en donde nuestra capacidad de adaptación al entorno hostil creado ha demostrado abismal retraso en la adaptación en la lucha antibacteriana.

El expuso: "Con respecto a los seres orgánicos muy inferiores en la escala, que no se propagan sexualmente ni se conjugan, y que no pueden cruzarse, si continúan en las mismas condiciones de vida pueden conservar la uniformidad de caracteres sólo por el principio de la herencia y por la selección natural, que destruirá todo individuo que se aparte del tipo propio", principio al cual están demostrando estar completamente en la compatibilidad necesaria.

Las muchas formas descubiertas de transmisión de mecanismos de adaptación como el factor R y su transmisión tan variada y asombrosa, nos demuestran que las condiciones de vida al cambiar, condicionan la necesidad de la adaptación al cambio o la extinción de la especie, por ser incompetente para funcionar con las nuevas situaciones ambientales, y la forma necesita experimentar modificaciones transmisibles a la descendencia, la cual puede adquirir uniformidad de acuerdo a esta transmisión vertical como a la transmisión horizontal así que además es estable y heredable pero también transmisible a las más diferentes especies, incluso con las que están compitiendo por la supervivencia como son nuestros indispensables y cada vez más alterados grupos saprófitos, los cuales también entran en la acalorada competencia adaptándose al hostil medio que creamos para defendernos de los microorganismos parásitos y en el cual nosotros estamos en total desventaja.

Este descubrimiento posterior al de Darwin lejos de ser tranquilizador en ninguna medida, nos alerta sobre las condiciones que hemos creado en los enormes espacios que comprenden casi todo el mundo llamado civilizado y usuario de los antimicrobianos en el universo humano.

Las especies infecciosas pueden crecer eventualmente en los estados agudos o epidemias que se desarrollan periódicamente en todo el mundo, regresando a su anterior relación numérica con la especie humana; cuando hablamos de una relación numérica estable o el conjunto de pongamos un determinado tiempo en el que los altibajos se den con cierta regularidad y buscamos la relación numérica resultante, podemos ver que a través del tiempo esta se da con los restablecimientos a las relaciones anteriores a menos que cambios de cualquier tipo induzcan al crecimiento de una o varias especies sobre otras, creciendo el número de unas y disminuyendo el número de otras en términos absolutos y por espacios y tiempo considerables, como está sucediendo con cada vez más variedades bacterianas las cuales van quitando los espacios necesarios para la preservación de la especie humana.

Por ejemplo "en Octubre de 1347, cuando llegaron al puerto de Mesina en Sicilia unos barcos que venían de Oriente; los marinos estaban enfermos y otros ya agonizaban, éstos presentaban en el cuerpo unas hinchazones oscuras las cuales eran del tamaño de un huevo y de estas salía sangre y pus. Los marineros estaban tan enfermos que padecían intensos dolores y morían a los pocos días de aparecerles los primeros síntomas.

De estos barcos se sabe que bajaron ratas que se mezclaron con la población roedora del puerto, lo significativo es que éstas ratas hospedaban pulgas infectadas con un bacilo letal para el ser humano, un bacilo extranjero que fue capaz de predominar en el organismo humano por la falta de defensas adecuadas contra esta agresión específica; así se propagó la mortal epidemia que se conociera como la peste, la peor hasta aquella fecha en la historia de Europa, la cual llegó a recibir el calificativo de peste negra o muerte negra.

Había dos tipos de peste de acuerdo a sus características. Una, transmitida por la picadura de una pulga infectada, la cual se propagaba por la corriente sanguínea y provocaba hinchazones y hemorragias internas, la otra se contagiaba a través de la tos o los estornudos del enfermo de esta forma infectaba los pulmones. Dados los avances de la ciencia médica y la presencia simultánea de ambos tipos de peste, los médicos estaban totalmente confundidos, esta se propagó con gran rapidez y letal virulencia. En tan solo tres años segó la vida de una cuarta parte de la población de Europa, se calcula que murieron alrededor de veinticinco millones de personas.

No se conocía de ningún tratamiento preventivo ni mucho menos curativo así que la peste continuó haciendo sus mortíferos estragos.

La gente alarmada pensaba con gran angustia que esta plaga era el preludio del fin de la humanidad.

Pero aquello no fue el fin; cuando concluyó el siglo XIV, la epidemia de peste había acabado tal vez por el desarrollo

alcanzado de inmunidad en el ser humano así como la disminución de actividad por los muchos efectos que necesariamente ignoramos de sus propiedades orgánicas, la realidad es que la relación numérica alcanzó su equilibrio al desarrollar la especie humana las defensas necesarias para defenderse de la fatal plaga o desapareció esta por alguna causa desconocida del panorama, retornando a las relaciones numéricas con los infectantes que nos atacan cada día.
Como esta son muchas las epidemias que han diezmado a la humanidad en lo que podemos considerar alteraciones temporales de las cuantiosas relaciones numéricas con los microorganismos.
Las defensas que tardaron varios años en ser desarrolladas por la especie humana para erradicar al microorganismo de la peste, se pueden desarrollar con relativa rapidez por el sistema inmune a través de la homeopatía, como son las vacunas y los tratamientos descubiertos hábilmente por el Doctor Hahnemann, pero es indispensable actuar sin demora porque la vida de la humanidad pende de un delgado hilo el cual es adelgazado por las nocivas terapias antimicrobianas.
Las epidemias anuales sufridas por la humanidad entre otros factores, terminan por el desarrollo de inmunidad de nuestro organismo, regresando a las relaciones numéricas anteriores a estas y por otras muchas causas que desconocemos como son las agresiones ambientales contra estos agentes infectantes dado el cambio climático que establecen las estaciones del año en todo el planeta.
Actualmente y consecuente al descubrimiento de Luis Pasteur se han desarrollado como única defensa contra estas plagas infecciosas, un estímulo del sistema inmune el cual es de tipo

homeopático, esto es estimulando mediante agresiones moderadas al organismo, para que desarrolle los mecanismos naturales que contrarresten o controlen las invasiones infecciosas estacionales; lo han logrado con indiscutible éxito demostrando la incuestionable calidad curativa y preventiva de la medicina homeopática, de una actualidad a toda prueba y a la cual muchos millones de seres humanos le deben su curación y hasta la vida.

La homeopatía demostró sus éxitos en el tratamiento se varias epidemias en Europa como fue la primera epidemia de cólera, cuando el Doctor Hahnemann tenía 75 años y la trató con medicamentos homeopáticos de su investigación las cuales fueron Camphora, Veratrum album y Cuprum. Otra epidemia controlada fue el tifus exantemático conocido en aquel entonces como fiebre carcelaria, y de las decenas de personas que trató con medicamentos de su investigación como fue Rhus t. y Bryonia a., también sabemos que sólo una persona falleció y es importante considerar los más de setenta años de edad de éste paciente.

En contrapartida con estos tratamientos de calidad inigualable, hace pocos años muchos fueron los que imbuidos por la llamarada de curaciones antimicrobianas de varias infecciones, creían que la lucha antimicrobiana estaba ganada; más sin embargo estamos conscientes de que mientras en estas últimas décadas las dos corrientes médicas, la homeopatía y la alopatía fueron crecidas con varios descubrimientos, sin embargo al tiempo podemos ver la mejor calidad terapéutica en los diferentes tratamientos homeopáticos, la viruela había sido erradicada por tratamientos homeopáticos a través de vacunas y se estaban controlando otras muchas más de parecida capacidad mortífera.

La alopatía también alcanzó sonados éxitos con el desarrollo de sus venenosos antimicrobianos que controlaban un sin fin de enfermedades infecciosas; con estos medicamentos los médicos obnubilados vieron el futuro con optimismo, pues se acariciaba equivocadamente que finalmente las enfermedades infecciosas serían eliminadas; habría una victoria tras otra, estaban confiados en que la ciencia médica prevalecería superando la calidad infecciosa de las epidemias.

Pero como una banal ilusión se fue desdibujando la efímera victoria del derrotero de los antimicrobianos, a la larga la humanidad estaba perdiendo por este lamentable yerro de querer adecuar el entorno al enfermo, en lugar de capacitar al deficitario sistema inmune del enfermo para que este actuara en forma natural superando la agresión de los microorganismos patógenos.

En lugar de continuar impulsando la homeopatía que estaba demostrando ser capaz de estimular los mecanismos inmunológicos del organismo para que sean estos los que logren la curación del paciente al desarrollar el natural sistema inmune, los grandes capitales derramados fueron sobre las técnicas lucrativas de la antibioticoterapia, las cuales demostraron su aberración con los crecientes fracasos de sus falaces tratamientos, mismos que ahora amenazan a la humanidad con la peor catástrofe que sufrirá dado que se está construyendo con estas terapias le extinción de la especie humana .

La homeopatía que ha demostrado curaciones de incomparable calidad, sobre todo sin estimular la capacidad genética microbiana con la adaptación antimicrobiana, carece de interés para los inversionistas tal vez por no ser redituable la inversión, aunque con ésta se salve la humanidad del flagelo de la catástrofe que se está tragando a más millones de seres humanos cada año.

Por otro lado vemos que en la actualidad y vencida la actividad de los fármacos antimicrobianos por los microorganismos, las enfermedades infecciosas siguen siendo la principal causa de muerte en el mundo; tan solo en 1966 fallecieron por su causa más de cincuenta millones de personas. El optimismo del pasado efímero está siendo reemplazado por una creciente preocupación por el futuro, la medicina alópata está perdiendo su efímera victoria y como el resultado de su equívoca terapia se manifiesta con preocupación a través de la OMS "Gran parte de los logros conseguidos en el campo de la salud corren el riesgo de malograrse. Nos hallamos al borde de una crisis mundial en lo referente a las enfermedades infecciosas. Ningún país está a salvo de ellas."

Esta realidad tiene como un claro origen la tremenda capacidad de adaptación al medio antimicrobiano que desarrollan los microorganismos, para superar la contingencia que les preparara la alopatía, pero además las consecuencias son potencializadas por ese instinto de todos los animales para ocupar cuanto lugar tiene disponible o deficientemente defendido la naturaleza, en el crecimiento geométrico de las especies y nuestra economía ha sido dañada considerablemente con los antimicrobianos al pretender adecuar equivocadamente el entorno al enfermo, y no estimular los mecanismos naturales de defensa del huésped a través de la homeopatía, para que en forma natural rápida y duradera controle éste la invasión o la infección atacante.

Un factor muy preocupante, es que las enfermedades conocidas, que se creían ya vencidas, están reapareciendo en formas más letales y más difíciles de curar.
Un ejemplo de ello es el caso mencionado de la tuberculosis, enfermedad que se consideraba prácticamente controlada en el mundo desarrollado; pero en lugar de ser controlada por los antinaturales procedimientos alópatas, cada año acaba con la vida de unos tres millones de personas. "Si no se mejoran las medidas de control, se calcula que alrededor de noventa millones de personas enfermarán de tuberculosis en la década de los noventa".
Lo peor de esta situación es que "gracias a los antimicrobianos en muchos países la tuberculosis farmacorresistente se está propagando".
El debilitamiento de nuestro sistema inmune consecuente al abuso de los antimicrobianos y un sinnúmero de drogas alópatas como son los analgésicos y los corticoesteroides, está trayendo como consecuencia la aparición de muchas enfermedades que se creían eliminadas de la especie humana, esto se debe también a que están apareciendo muchas enfermedades desarrolladas por cepas nuevas y más peligrosas por sus extraordinarias resistencias entre las cuales tenemos la malaria o paludismo, la cual hace cuarenta años se tenía la esperanza de erradicarla; sin embargo hoy día esta enfermedad mata cada año unos dos millones de personas; esta enfermedad endémica existe habitualmente en más de noventa países y amenaza al 90% de la población del mundo. Los mosquitos portadores de los parásitos del paludismo también se han hecho resistentes a los pesticidas y los propios parásitos son ya tan resistentes a los fármacos

alópatas, que los médicos temen que algunas cepas de paludismo pronto lleguen a ser incurables.

Las vacunas, las cuales son medicinas homeopáticas, eficaces y baratas, sin embargo por estar fuera del interés de los industriales de la farmacia, no alcanzan a la población humana del planeta.

Otras enfermedades epidémicas de origen infeccioso han hecho su aparición con saldos dramáticos y se espera lo peor aún.

A principios de 1966 estalló un brote de meningitis en África en la cual murieron quince mil personas principalmente pobres y en su mayoría niños.

Las infecciones de las vías respiratorias inferiores que aparecen cada año, matan cuatro millones de personas, mayormente niños, El sarampión mata anualmente un millón de niños, y la tosferina otros 355,000; muchas pero muchísimas muertes más podrían evitarse con la terapia homeopática de las vacunas, así como con los tratamientos de la homeopatía clásica, los cuales son medicamentos sin los deleznables efectos secundarios que terminan diezmando la capacidad inmunológica humana.

Pero aunque los tratamientos homeopáticos son de acción eficaz y duradera, estas medicinas pierden interés en el comercio de los industriales de la farmacia, por ser incosteables por ser tan baratas.

Cada día mueren de deshidratación diarreica alrededor de ocho mil niños, casi todas esas muertes podrían evitarse con medicamentos homeopáticos buenas condiciones sanitarias, agua potable y/o la administración de sales de rehidratación oral.

La homeopatía donde se ejerce, generalmente lo hace a contracorriente, dadas las fuertes presiones de la industria de la farmacia, la cual ve serios enemigos que le están quitando el mercado al cual vierten sus venenos, a cambio de millonarias utilidades en todo el mundo.

La docencia alópata no se queda atrás en las fatuas agresiones y desde la cátedra desarrolla el estímulo de los dogmas de la alopatía, en lugar de despertar un interés científico por la investigación en los futuros médicos, para que sea la experiencia de la práctica de cada médico el criterio de la verdad, y con esto el verdadero norte de la ciencia de la medicina.

A pesar de ser los medicamentos homeopáticos seguros, eficaces y baratos, no hay presupuesto para desarrollar esta importante rama de la medicina, sin embargo unos ochocientos millones de personas las cuales forman una parte importante de la población del mundo no pueden recibir atención médica de acuerdo al "The World Health Report 1995" de la OMS de la ONU.

En contrapartida y consecuente al abuso de los antimicrobianos de la terapia alópata, muchas enfermedades infecciosas están resultando más difíciles de curar por haberse hecho cada vez más resistentes, el proceso de acumulación de resistencias es el siguiente: Cuando las bacterias que infectan a una persona son atacadas con un antibiótico, estas en su defensa desarrollan varios mecanismos de adaptación entre las que figuran las resistencias, de las cuales la transmisión horizontal es decir la que se hace a las bacterias que están en el medio ambiente aún a las de otras especies incluidas las que conforman nuestra flora normal, por medio del lanzamiento al medio de segmentos de ARN el cual unen a su ADN para producir genéticamente las resistencias necesarias, el otro medio que conocemos es el de heredar a su descendencia dichas resistencias ésta es la transmisión vertical. Cada vez que se forma una nueva bacteria, existe la posibilidad de que se produzca una mutación encaminada a la resistencia antibacteriana, aunque la probabilidad de mutación es mínima sin embargo dado que las bacterias se reproducen por millones en un solo día, llegando a producir hasta tres generaciones de bacterias en una hora, lo poco probable termina por ser la regla, una tenebrosa realidad, y cuando las bacterias se hacen resistentes predominan sobre las sensibles las cuales son destruidas por los antimicrobianos quedándonos con las que ya aprendieron a defenderse de éstos fármacos, de este modo cuando una persona infectada toma un antimicrobiano, las bacterias no resistentes son eliminadas y posiblemente la persona se sienta mejor; sin embargo las bacterias resistentes que sobreviven, ahora ya no tienen que competir con las otras incluyendo las naturales de nuestro organismo por nutrientes y territorio, pues el tratamiento alópata les cedió el lugar de los microorganismos inocuos así como los sensibles a la agresión; están libres para reproducirse sin obstáculos a menos que en dicho lapso de destrucción bacteriana se hayan desarrollado los mecanismos del sistema inmune para concluir con el exterminio de los microorganismos enfermantes.

Como una sola bacteria puede multiplicarse hasta producir más de veintitrés millones de bacterias en un solo día, al poco tiempo la persona vuelve a enfermar, pero ahora la infección es causada por una cepa resistente al antimicrobiano que se suponía eliminaría la infección, dicha infección puede alcanzar a otras personas y con el tiempo hacerse resistente a los nuevos antimicrobianos.

El problema llega a complicarse a tal grado por esta ruta terapéutica de concepción alópata, que los científicos comentan

con alarma "La rapidez con que las bacterias, virus, hongos y parásitos desarrollan resistencia a nuestro armamento terapéutico actual hace que nos preguntemos, no si perderemos esta guerra del hombre contra el mundo microorgánico, sino cuándo la perderemos."
La implacable ley de la evolución de las especies que nos regalara Darwin está alertando a la humanidad, pues la disminución de actividad y eficacia de nuestro sistema inmune por la agresión medicamentosa entre otros factores, ha puesto a nuestra especie en el banquillo de las especies condenadas a la extinción.
La OMS dijo recientemente "Durante los 20 últimos años han aparecido por lo menos 30 nuevas enfermedades infecciosas, que hoy suponen en conjunto una amenaza para la salud de cientos de millones de personas. Para muchas de estas enfermedades no existe ningún tratamiento, curación o vacuna y la posibilidad de prevenirlas o controlarlas es limitada."
Según los pronósticos, el número de casos de SIDA seguirá aumentando rápidamente; según un organismo estadounidense, se calcula que para el año 2010, la esperanza de vida en los países de África y Asia más afectados por el SIDA se habrá reducido a 25 años.
Aunque esta enfermedad es de tipo viral e incapaz consecuentemente de ser controlada por los medios antimicrobianos tradicionales, sin embargo podemos considerar que los mecanismos de defensa disminuidos son parte a resolver, pues si dichos mecanismos fueran lo suficiente capacitados para responder a la agresión del VIH, esta no prosperaría en nuestro organismo como lo han demostrado las prostitutas africanas inmunes a esta plaga, y que adquirieran esta inmunidad en forma natural sin ningún tratamiento.

Pero el VIH no es una enfermedad sin igual, única en su género; al paso que vamos y de acuerdo a la teoría de la extinción de las especies de Darwin la pérdida de los mecanismos de defensa que nos está causando la alopatía con los antimicrobianos, va haciendo más competitivos a los microorganismos para ocupar el lugar que tenemos en la economía de la naturaleza y que puede resultar en la posibilidad de la aparición de otras epidemias que causen estragos similares y aún peores; a esta inquietud la OMS plantea "Sin duda hay enfermedades todavía desconocidas, pero con el potencial de convertirse en el SIDA del mañana, que se encuentran en estado latente".

Sin los mecanismos del sistema inmune de cualquier organismo, este llegaría a un estado de putrefacción o invasión microorgánica como llega a cualquier cadáver, y no hay razón para suponer que no pasaría esta situación, pues lo que detiene a estos seres sub visibles de la invasión a nuestro organismo es la actividad del sistema inmune incluyendo los mecanismos directos e indirectos, muchos de ellos desconocidos, sistema al cual los medicamentos alópatas están disminuyendo en su actividad con cada tratamiento antimicrobiano, acercándonos a la extinción.

La suplantación de las actividades del sistema inmune por el antinatural procedimiento de los antimicrobianos de cuyos tratamientos el 90% es inadecuado e inapropiado, es a todas luces lesivo a la salud humana y una amenaza a la trascendencia de la misma, no así a la de los microorganismos los cuales se adaptan fácilmente a estos tratamientos de destrucción.

Cuando las terapias antimicrobianas están controlando una invasión infecciosa, también están inutilizando nuestro sistema inmunológico entre otras cosas porque todo órgano que no se

usa se atrofia y no encuentro razón para que los resultados que nos ha dado esta práctica, no lo demuestre; en cuanto al control de los microorganismos patógenos sólo lo han hecho temporalmente, mientras estos desarrollan las defensas necesarias para superar la eventualidad y volverse más agresivos; mientras la homeopatía estimulando las capacidades necesarias de acción inmunológica de nuestro organismo, desarrolla los mecanismos naturales de este, para que supere en forma natural la infección, sin desarrollar las temibles resistencias microorgánicas.
Esto demuestra las grandes diferencias cualitativas en los tratamientos, recordándonos la sentencia darwiniana "Todo lo que es antinatural termina por fenecer."

Darwin expone como consecuencia de sus avances de la teoría que le dio la inmortalidad: Aunque "el aislamiento es de gran importancia en la producción de especies nuevas, en general me inclino a creer que la extensión de la zona es todavía más importante, especialmente para la producción de especies que resulten capaces de subsistir durante un largo periodo y de extenderse a gran distancia. En un territorio grande y abierto, no sólo habrá más probabilidades de que surjan variaciones favorables entre el gran número de individuos de la misma especie que lo habitan, sino que también las condiciones de vida son mucho más complejas, a causa del gran número de especies ya existentes" y "si alguna de estas muchas especies se modifica y perfecciona, otras tendrán que perfeccionarse en la medida correspondiente o serán exterminadas."
Nuestros terapeutas de la medicina alópata a cinco décadas de iniciado el tratamiento antimicrobiano lejos de haber alcanzado

avances significativos en la preservación de nuestra especie, nos están acercando a la extinción, dado que mientras las especies favorecidas con la información genética adquirida a partir de los antimicrobianos se desarrollan cada vez más y son también capaces de extenderse por el organismo de todos los pacientes o espacios naturales en los cuales entran en franca competencia con otras muchas formas entre las cuales se encuentra por supuesto la especie humana, la cual realiza la adaptación a los antimicrobianos a una velocidad tan lenta que podríamos comparar la velocidad bacteriana de adaptación antibacteriana con la velocidad de la luz y la nuestra con la del sonido.

El controlar las invasiones infecciosas por los procedimientos antimicrobianos sólo ha servido para paliar el problema unas décadas pues hasta ahora no se ha podido extinguir una sola especie a pesar de los millones de kilogramos de sustancias antimicrobianas arrojadas a nuestro entorno, sin embargo con los antimicrobianos las bacterias han variado tanto en capacidad de resistencias como en agresividad contra nuestra especie, que la oportunidad de extenderse es aprovechada en forma increíble así como las letales manifestaciones de estas.

Por otro lado las personas que no han estado en frecuente contacto con estos peligrosos patógenos, cuando hay una invasión infecciosa, ésta se presenta con mayor virulencia por estar los microorganismos mucho mejor capacitados que nuestro sistema inmune para competir por los lugares que tenemos en la economía natural, ya que no ha crecido nuestra inmunidad al parejo de su capacidad agresiva, incluso ha disminuido en esa riesgosa relación.

lo peligroso es que ahora que estamos en capacidad de domesticar la naturaleza microbiana, por cierto para nuestro mal

de acuerdo a la experiencia alcanzada, la situación se magnifica como pasó en las epidemias que arrasaron con poblaciones enteras en la conquista de nuestra América por los europeos infectados.
En siglos pasados se presentó este cuadro en incontables ocasiones en diferentes partes del mundo y se seguirá presentando, como lo han hecho actualmente las invasiones virales en aldeas africanas como el Ebola, el VIH y muchas infecciones fármaco resistentes no virales.
Las relaciones numéricas son parte de los elementos básicos para expresar matemáticamente la competitividad de cada especie en la lucha por la supervivencia, y al parecer estas relaciones han estado desfavoreciéndonos toda vez que los microorganismos afectados por una agresión antimicrobiana, han alcanzado las resistencias necesarias para superar la contingencia de la cual salen cada vez mucho más resistentes y capacitados para alcanzar como objetivo, el posicionamiento en nuestros organismos ocupando el lugar que correspondió a nuestra especie así como a los abundantes individuos que componían nuestra flora indígena original.
De haber invertido los términos terapéuticos, esto es si en lugar de estar atacando a los microorganismos por tan temporales, paliativas e insuficientes terapias antimicrobianas alópatas -con las cuales no se ha podido erradicar una sola especie de patógenos a pesar de los miles de toneladas de antimicrobianos arrojados sobre ellos- se hubieran abocado a estimular los mecanismos defensivos de los anfitriones, los cuales están representados por la especie humana, hubiéramos alcanzado los éxitos que alcanzan los pacientes cuando son tratados por verdaderas aplicaciones homeopáticas a sus respectivos

padecimientos y los microorganismos no hubieran tenido oportunidad de desarrollar las tan formidables e inexpugnables resistencias actuales, consecuencias que ahora nos están orillando al exterminio como no lo alcanzaron las dos guerras que envolvieron a la especie humana durante el siglo XX; desgraciadamente por intereses oscuros de la industria de la farmacia sólo se han desarrollado estos medicamentos alópatas, pero en cuanto a esta rama de la medicina, podemos ver declaraciones de la OMS en la cual las vacunas por su práctica masiva son el único arsenal competitivo y verdaderamente eficaz para tratar a los infectantes, pero no contemplan los avances de la medicina homeopática tradicional por tenerla fuera de sus clichés de estudio, y este "dogmatismo científico" es promovido por intereses ajenos a la humanidad.

Los seres humanos cada vez tenemos más contacto con los diferentes semejantes que habitamos el planeta dadas las cada vez más intrincadas relaciones interpersonales, y así como en el pasado cuando se acercaron las diferentes especies al ocurrir los accidentes terrestres que permitieron este fenómeno de grandes migraciones y se dio la lucha por el posicionamiento de los lugares disponibles en la naturaleza, así nosotros como entidades ecológicas al ser invadidos por las diferentes especies nuevas que hemos desarrollado con una capacidad de mayor resistencia a las agresiones antimicrobianas, así como más competitividad para posicionarse de nuestro organismo se está dando la lucha entre nuestros saprófitos naturales y los invasores, pero con una relación numérica en que el balance nos desfavorece cada vez más, y las evidentes consecuencias de continuar con estas prácticas son la extinción de nuestra especie.

Sobre este punto Darwin expuso: "Al convertirse, por nueva elevación, las islas otra vez en un territorio continental, habrá habido de nuevo intensa competencia; las variedades más favorables o perfeccionadas habrán podido extenderse, se habrán extinguido muchas de las formas menos perfeccionadas; y las relaciones numéricas entre los diferentes habitantes del continente reconstruido habrán cambiado de nuevo, y de nuevo habrá un campo favorable para que la selección natural perfeccione todavía los habitantes y produzca de este modo nuevas especies."
Por extraña coincidencia aquel adagio esotérico que simboliza "como es arriba es abajo", así como se desarrolla la lucha por la supervivencia en los organismos superiores en esas complicadas cadenas alimenticias, así se desarrolla, con las particularidades que los caracterizan en el mundo microorgánico, al cual estamos más íntimamente relacionados de lo que pensábamos por lo que alcanzamos a descubrir cada día, prueba de esto son las conclusiones científicas siguientes; los epidemiólogos concluyen: "No es fácil confinar las enfermedades a una sola zona. Muchísimas personas se desplazan de un lugar a otro. Cada día cruzan las fronteras internacionales un millón de personas. Cada semana viajan entre países ricos y pobres otro millón de personas. Cuando estas se desplazan, los microbios mortíferos las acompañan."
La revista médica The Journal of the American Medical Association dice: "Actualmente, el brote de una enfermedad en cualquier parte del mundo debe considerarse una amenaza para casi todos los países, y especialmente para aquellos que constituyen los principales centros de conexión de los viajes internacionales".

Gracias a los tratamientos antimicrobianos que elevan la capacidad competitiva de los microorganismos y gracias también a todos los otros tratamientos alópatas que disminuyen como los antimicrobianos nuestra capacidad de defensa, ante las agresiones microbianas al disminuir tan peligrosamente el funcionamiento normal de nuestro sistema inmune, las epidemias continúan segando la vida de un sinfín de personas, y muchos científicos temen que lo peor aún no ha llegado, al parecer la Biblia en el libro de la revelación hizo el diagnóstico preciso de nuestro auto exterminio, muchos siglos antes de esta plaga alópata.

Darwin alcanzó a vislumbrar la evolución de las especies en estos cambios dados por las constantes alteraciones de las localizaciones de vida orgánica cuando expuso: "Que la selección natural obra generalmente con extrema lentitud, lo reconozco por completo. Sólo puede obrar cuando en la economía natural de una región haya lugares que puedan estar mejor ocupados mediante la modificación de algunos de los habitantes que en ella viven."

Nosotros al estar cambiando las condiciones del hábitat de los microorganismos, estamos creando las condiciones necesarias para que ocurra el cambio de estas especies bajo la consigna de la necesaria adaptación y/o la extinción, pero al haber la extraordinaria capacidad de adaptación antimicrobiana a los medios agresivos que les hemos proporcionado y al alcanzar a eliminar sólo a las cepas o variedades sensibles por las agresiones antimicrobianas, hemos logrado dos significativos resultados, primero hemos extendido los espacios disponibles al acabar con especies afines e inocuas para que sean ocupadas por las cepas inicuas desarrolladas por los certeros golpes de la

antibioticoterapia y segundo hemos capacitado a las especies resistentes a una mejor adaptación al medio, que es nuestro organismo entre otros blancos para el exterminio, tanto de nuestra flora como de nosotros mismos.
Dado que estamos analizando la extinción de la especie humana y que su fundamento está en la teoría de la evolución de las especies así como las concatenadas consecuencias de cada cambio, regresemos a Darwin y veamos su exposición sobre este asunto. "La selección natural obra solamente mediante la conservación de variaciones en algún modo ventajosas, y que, por consiguiente, persisten. Debido a la elevada progresión geométrica de aumento de todos los seres vivientes, cada territorio está ya provisto por completo de habitantes, y de esto se sigue que, del mismo modo que las formas favorecidas aumentan en número de individuos, así también las menos favorecidas generalmente disminuirán y llegaran a ser raras. La rareza según la geología nos enseña, es precursora de la extinción."
En cuanto a nuestra especie así como a la relación numérica con nuestros compañeros por la vida, tanto saprófitos como patógenos vemos que las variaciones con que les hemos gratuitamente favorecido a ambos o mejor aún sólo a cambio de pálidos alivios de los padecimientos de la especie humana, tanto por la aplicación de antimicrobianos como de otros múltiples genéricos terapéuticos alópatas más, han estado dando las indispensables evoluciones orgánicas que ellos han necesitado para alcanzar una supremacía en las insondables relaciones numéricas que nos caracterizan; en cuanto a los saprófitos, les ha servido para alterar de tal modo el indispensable balance en las relaciones con todos los comensales de nuestro organismo

para mantener una microflora normal, que al predominar alguna especie en particular se ha convertido en patógena, creando cada vez más complicados desórdenes en ese delicado equilibrio que nos puede garantizar la existencia o la extinción como especie.

En lo relacionado a las variaciones favorables a su predominio, que hemos proporcionado a los saprófitos y le proporciona a las invasiones infecciosas cada médico al prescribir un antimicrobiano, la relación numérica es cada vez más difícil de mantener a nuestro favor; se está estableciendo un corrimiento en nuestra contra y de acuerdo a la OMS a velocidad cada vez más alarmante.

Pero el peligro no termina en este ya angustiante resultado, pues sólo estamos vislumbrando la punta del iceberg que nos dará la estocada final a toda la humana especie.

Darwin en su investigación alcanzó a desarrollar sus conocimientos así expuestos "Hemos visto que las especies que son más numerosas en ejemplares tienen las mayores probabilidades de producir variaciones favorables en un espacio de tiempo dado."

Nuestra necia ciencia alópata en su devenir terapéutico ha desarrollado y cada día desarrolla las variedades o cepas necesarias tanto saprófitas como patógenas, para alcanzar la supremacía que recorre insensible pero también inexorablemente la relación numérica en contra de nuestra preservación en la economía de la naturaleza.

De estas diversas consideraciones se puede determinar que, a medida que en el devenir se forman por selección natural y consecuente a nuestras agresiones medicamentosas, especies nuevas llamadas variedades o cepas, las más débiles se irán

haciendo más y más raras hasta quedar sólo las resistentes o mejor capacitadas para alcanzar nuestro exterminio.
En el transcurso de la lucha por el predominio, las formas que están en competencia más inmediata con las que experimentan modificación y perfeccionamiento sufrirán más, por tener casi la misma estructura, constitución y hábitos, al entrar en la mutua competencia en forma más rigurosa.
Esto se ve en las cadenas alimenticias de los interminables eslabones de depredadores, y también se está viendo en las concatenadas relaciones microorgánicas que en el tema nos ocupa.
En las diferentes investigaciones que realizara Darwin para determinar su teoría sobre la evolución de las especies encontró que personalidades respetables y éticas en el intrincado campo de las diferentes disciplinas necesarias para encontrar el entramado hilo de la evolución de las disímiles formas de vida, no llegaban a ponerse de acuerdo o bien llegaban a este a través de una aceptación más bien democrática, situación nada científica; él encuentra divergencia de caracteres significativos y ajenos a los conceptos esgrimidos planteando: "El principio que he designado con estos términos es de gran importancia y explica, a mi parecer, diferentes hechos importantes. En primer lugar, las variedades aún las muy marcadas, aunque tengan algo de carácter de especies -como lo demuestran las continuas dudas, en muchos casos para clasificarlas-, difieren ciertamente mucho menos entre sí que las especies verdaderas y distintas. Sin embargo, en mi opinión, las variedades son especies en proceso de formación o, como las he llamado, especies incipientes. ¿De qué modo, pues, la diferencia pequeña que existe entre las variedades aumenta hasta las especies? Que esto

ocurre debemos inferirlo de que en toda la naturaleza la mayor parte de las innumerables especies presenta diferencias bien marcadas, mientras que las variedades, los supuestos prototipos y progenitores de futuras especies bien marcadas, presentan diferencias ligeras y mal definidas. Simplemente, la suerte como podemos llamarla, pudo hacer que una variedad difiriese en algún carácter de sus progenitores y que la descendencia de esta variedad difiera de ésta precisamente en el mismo carácter, aunque en grado mayor; pero esto solo no explicaría nunca una diferencia tan habitual y grande como la que existe entre las especies del mismo género."

Del análisis de este precursor de tan significativos conocimientos para saber nuestros orígenes y con la capacidad de haber señalado el derrotero hacia nuestra sepultura, podemos vislumbrar que las diferencias por pequeñas que sean en un sentido determinado lo importante es que van hacia la creación de especies diferentes, que son sólo eslabones en el tortuoso camino hacia la perfección, en relación a la necesaria capacidad para competir por los lugares que les corresponde a las especies triunfadoras, imponiéndose a las demás y que se ha incrementado lo tortuoso del camino a través de los antimicrobianos, lo malo de esta situación es que en el devenir de la ruta trazada por éstos supuestos medicamentos, como también por otros muchos tratamientos alópatas más; la microbiología, en pañales en la actualidad del sabio naturalista británico no le permitió determinar situaciones con la precisión necesaria con que las fehacientes pruebas nos lo están demostrando ahora con los cultivos, los estudios de sus cromosomas, así como las cambiantes características adquiridas tras la agresión antimicrobiana, con lo cual hubiera determinado las significativas cadenas evolutivas de acuerdo a las adaptaciones a las condiciones infligidas, y de las cuales sólo se ha obtenido la insuperable resistencia para que poco a poco se transformen éstos patógenos en las especies lo suficientemente poderosas, para sepultar a la especie de los dioses enanos.

El homo falsus en sus declaraciones resultantes de las investigaciones sobre las bases farmacológicas antimicrobianas, así como de cualquier otra índole, defiende la corriente a la cual se debe; podemos ver en los libros prontuarios así como en las múltiples informaciones entregadas a los galenos por los representantes de tan ilustre industria de la farmacia, que la amputación informativa o la omisión o el afeite lexicológico prima por doquier, haciendo del médico alópata más que un medio de llevar la medicina a la humanidad, un agente de ventas de sus venenos, y todo este mecanismo de desinformación va dirigido eminentemente contra la especie humana, cualquiera que sea su blanco inmediato.

Vemos que las corrientes no comprometidas con esta industria, a saber las originadas en la docencia o la investigación universitaria o gubernamental, en contraposición a estos embaucadores, descubren situaciones verdaderamente alarmantes en cada ingrediente farmacológicamente activo, y sus exposiciones son hasta donde su saber alcanza, meridianos y sin lexicología parásita o deformante; así podemos ver que son estos científicos los que comentan con inquietud y angustia los resultados de los medicamentos venenosos a la postre, y previenen de actitudes prescriptivas innecesarias y superfluas de las prescripciones antimicrobianas.

En este enorme campo de cultivo -de microbios cada vez más letales y totalmente resistentes a cualquier fármaco antimicrobiano- que es el paciente alópata infectado o no, pero prescrito de antimicrobianos aunque sean inadecuados e inapropiados en la inmensa mayoría de los casos, vemos materializarse los descubrimientos de Darwin, que las producciones de lo que puede llamarse el principio de la divergencia o mejor conocido como origen de cepas nuevas y resistentes al fármaco, está produciendo diferencias, primero apenas perceptibles, que aumentan continuamente, y que las cepas se separan, por sus caracteres unas de otras, y también del tronco común terminando por ser especies nuevas, más mortíferas contra la especie humana, que las originales.

Todo este peligroso desarrollo se produce por la simple circunstancia de que cuanto más se diferencian los descendientes de una especie cualquiera en estructura, constitución y costumbres, los ha hecho más capaces de ocupar muchos y más diferentes puestos en la economía de nuestro organismo y aumentar en número gracias a ello.

Lo que se aplica a un tipo de microorganismos se aplicara en todo tiempo a todos los demás, es decir, que varían de acuerdo a sus respectivas necesidades de supervivencia, pues en otro caso la selección natural no podría hacer nada.

En consecuencia en el transcurso de millones de generaciones las cuales ocurren en solo unos días, las variedades más diferentes de una especie tendrán las mayores probabilidades de triunfar y aumentar el número de sus individuos y de suplantar así a las variedades menos diferentes entre sí alcanzando la categoría de especies, recordemos que los microorganismos son capaces de reproducirse hasta en veintitrés millones por día, llegando a reproducirse hasta tres generaciones en una sola hora.

Sé que esto no tendrá ninguna importancia para nosotros para dilucidar tardíamente, cuando en esa lucha necesariamente tenaz, que estamos perdiendo gracias a la voracidad de una industria que suministra todo el arsenal genético, a través de la domesticación medicamentosa a nuestros sepultureros, y de la cual depende el médico alópata al 100% de sus respectivas prescripciones.
Se sabe también que esta industria promueve nuestra destrucción a través de una de las profesiones más nobles del quehacer humano, dejándola envilecida por los más pérfidos intereses, está haciendo del galeno un vulgar agente de ventas o promotor de sus venenos.
Comentan los epidemiólogos que a pesar de las maravillas de la medicina moderna, la tuberculosis por poner una de las infecciones más sobresalientes por su mortandad ocasionada, en los últimos cien años ha enviado a unos doscientos millones de personas a la sepultura, pero lo peor es que de esto, la tendencia es a crecer pues en 1995 de los veintidós millones de personas que padecían la enfermedad, casi tres millones murieron; pero el problema nos ocupa a casi toda la humanidad pues en la actualidad dos mil millones de personas (un tercio de la población mundial) ya están infectados con el bacilo de la tuberculosis y cada segundo se infecta una persona más y las resistencias alcanzadas por estos bacilos así como su mayor virulencia, se debe en gran medida a las prescripciones alópatas antimicrobianas.
La veracidad de este principio "la cantidad mayor de vida puede ser sostenida mediante una gran diversidad de estructuras", se ve en muchas circunstancias naturales; aunque podemos objetar que nuestro organismo tiene todo un sistema inmune que ha

sido capaz de controlar al cabo de varios millones de años de existencia a todos los microorganismos patógenos, o por lo menos la relación numérica ha sido con variaciones temporales, lo que podríamos considerar constante en términos generales, pero también debemos ser consecuentes en que desde que se inició la bella época de oro de la antibioticoterapia a la par de los abundantes y agresivos tratamientos medicamentosos alópatas más, esta relación numérica está cambiando en nuestra contra y cada vez a pasos más acelerados poniendo la industria de la farmacia antimicrobiana, como un letal instrumento contra nuestra especie.

Como prueba de esta situación podemos ver las conclusiones de la OMS en lo relacionado a la reaparición de viejas enfermedades, pero ahora resistentes a todos los antimicrobianos, con los que la medicina alópata los mantuvo supuestamente controlados las cuatro décadas anteriores: En cuanto a la tuberculosis; se calcula que durante esta década, más de treinta millones de personas morirá a consecuencia de esta infección, pero dado su feroz crecimiento de virulencia, hoy día la tuberculosis resistente a todos los medicamentos alópatas se ha convertido en una seria amenaza mundial.

Estas cepas han llegado a ser inmunes a fármacos que antes mataban irremediablemente a las bacterias; el control sólo fue temporal y a cambio de este temporal control tenemos a las temibles resistencias actuales.

Podemos analizar casi cualquier enfermedad del tipo que nos ocupa, así como a sus ilustres protagonistas infectantes.

La enfermedad del paludismo ataca todos los años a 500 millones de personas, y mata a dos millones. El uso continuado de estos medicamentos alópatas al decursar el tiempo ha dificultado el control de la enfermedad al desarrollar la temible inmunidad microorgánica a los antipalúdicos, por esta razón los parásitos del paludismo se han hecho resistentes a algunos de los fármacos que antes los mataban.

Pero también y siguiendo la necesaria adaptación de las especies al medio en el cual se desarrollan, han evolucionado sus huéspedes intermedios la resistencia de los mosquitos a los insecticidas, por lo que se complica significativamente el problema.

El cólera cuya primera epidemia en Europa controlara tan eficazmente el doctor Hahnemann con remedios homeopáticos y consecuentemente sin dejar las secuelas de la inmunidad que promueven los fármacos alópatas, cada año quita la vida a 120,000 personas, mayormente en África, donde las epidemias se han hecho cada vez más frecuentes y extendidas; también ha aparecido en Perú donde se desconoció por décadas pero a partir de 1991 azotó la población propagándose a toda Sudamérica.

El dengue no ha sido menos en esta competencia por la economía de nuestro organismo; se calcula que este virus transmitido por mosquitos infecta cada año a veinte millones de personas.

En 1995 por ejemplo apareció la peor epidemia de dengue en América Latina y el Caribe, durante los últimos quince años afectó por lo menos a catorce países solo en esta zona. El crecimiento de las ciudades, la propagación de los mosquitos portadores de dengue y los desplazamientos masivos de personas infectadas son elementos que contribuyen a que esta contagiosa enfermedad vaya en aumento.

En contrapartida los programas de inmunización general para controlar la difteria, que empezaran hace cincuenta años con la alternativa homeopática de la vacuna, consiguieron que esta enfermedad fuera sumamente rara en los países industrializados. Pero desde 1990, las epidemias de difteria se han desarrollado haciendo estragos en quince países de Europa Oriental y la ex Unión Soviética; las conclusiones alcanzadas de estos análisis son que una de cada cuatro personas que contrajeron la enfermedad murió; durante los primeros seis meses en 1995, se informaron de 25,000 casos.

La temible peste bubónica que asolara Europa siglos atrás, en 1995 reapareció significativamente; informa la OMS de por lo menos 1,400 casos de peste humana. En Estados Unidos y otros lugares, la temible enfermedad ha crecido y se ha propagado a zonas que no habían tenido casos de peste por décadas.

La lista de enfermedades nuevas de tipo infeccioso tanto virales, como micóticas o bacterianas de éstas crecientes cepas fármaco-resistentes, que suman varias decenas, han aparecido en todo el mundo y sus estragos a futuro son impredecibles por no decir catastróficos.

Después de la presentación de las conclusiones de la OMS, todo este análisis considerando su realidad al comparar la cada vez mayor cantidad de enfermedades capaces de producir a su tiempo los antimicrobianos, así como las disímiles cepas o variedades de las especies infectantes y hasta saprófitas, capaces de predominar en nuestro orgamismo convirtiéndose en patógenas, como es el caso de anaerobios del tipo clostridium, los cuales son normales en pequeñas cantidades en el intestino y que gracias a algunos antimicrobianos como son la Lincomicina y su derivado la Clindamicina en las cantidades y/o tiempo de

administración estimulan el crecimiento de estos en dosis terapéuticas, pueden provocar colitis pseudo membranosa potencialmente mortal de no tratarse a tiempo y adecuadamente; la flora normal de las fosas nasales consiste principalmente de estafilococos entre los que se encuentra el S. aureus agente que cuando sale del control directo o indirecto de nuestro sistema inmune es capaz de producir forúnculos, mastitis, infecciones de heridas, osteomielitis, procesos respiratorios graves en niños pequeños y puede ser causa de gastroenteritis alimentaria; también encontramos en esta zona de las vías respiratorias al Estafilococo epidermidis el cual se puede aislar como agente responsable de infecciones urinarias, procesos infecciosos del corazón, etc.
Por cada célula de nuestro organismo tenemos diez microorganismos los cuales controla exitosamente nuestro sistema inmune, son cantidades tan grandes de gérmenes saprófitos en nuestro organismo, estos saprófitos son estimulados en su crecimiento por las más variadas actividades de los antimicrobianos que promueven los médicos alópatas; también es estimulado su crecimiento con los temibles corticoesteroides, al inhibir el sistema inmune, pero lo peor es que estos medicamentos sólo son paliativos no curativos y son capaces de estimular el crecimiento de resistencias, mismas que permiten superar el control anterior de nuestra inmunoactividad.
Podemos asegurar de acuerdo a la teoría de la evolución de las especies y de acuerdo a estas experiencias que se apegan fielmente a dicha teoría, que los descendientes modificados de cualquier microorganismo infectante o saprófito prosperarán tanto mejor cuanto más diferentes lleguen a ser en su

conformación y sean de este modo capaces de usurpar los puestos ocupados por los seres que conforman nuestra indispensable flora normal.

Dado que la selección natural obra según la naturaleza de los puestos que estén desocupados u ocupados imperfectamente por otros seres y los saprófitos dadas las nuevas condiciones creadas por los antimicrobianos así como por múltiples drogas alópatas capaces de alterar tanto la flora normal como nuestros mecanismos de control de destinados, entre otras actividades a mantener las relaciones numéricas adecuadas con estos comensales comunes conforme a las diferentes necesidades de cada individuo según su modo de vida así como otras muchas condiciones existentes y cambiantes de acuerdo a sus particularidades de las cuales apenas estamos descubriendo a través del conocimiento del sistema inmune, vegetativo, etc., entre otras muchas áreas involucradas en nuestra defensa, y esto dependerá por lo tanto de relaciones infinitamente complejas. Pero por regla general, cuanto más diferente pueda hacerse la conformación de los descendientes de una especie, como lo estamos haciendo con los patógenos tradicionales así como los saprófitos alterados en sus cromosomas a través del FTR y las R creadas, como muchas formas más de resistencia dada nuestra necedad de exterminarlos, tanto más puestos podrán apropiarse y tanto más aumentará su descendencia modificada, provocando el caos que nos extinguirá como especie, de acuerdo a las experiencias tenidas en este medio siglo que ha pasado, donde el uso inapropiado de los antimicrobianos es el puntal del derrotero abusivo.

La experiencia de la naturaleza orgánica descubierta por Darwin tanto en su evolución como en su extinción, nos pone en alerta sobre nuestra peligrosa actitud nada contemplativa y si muy participativa y negativa; "como todos los descendientes modificados de una especie común y muy difundida perteneciente a un género grande tenderán a participar de las mismas ventajas que hicieron a sus padres triunfar en la vida, generalmente continuarán multiplicándose en número, así como divergiendo en caracteres", esta participación desarrollada en los microorganismos bajo las alópatas drogas domesticando microorganismos, lejos de estimular las condiciones necesarias para que sea el organismo humano el que elimine la enfermedad con la sabiduría adquirida por tantos millones de años en la competencia en la naturaleza, como lo ha demostrado la homeopatía acertadamente al estimular estas actividades, sin alterar equivocadamente las condiciones ambientales complejas e intrincadas como lo que hacen en forma tan peligrosa y equivocada y nos exponen a la extinción como especie los antimicrobianos.

Bajo el alópata concepto ego centrista, queremos reordenar un entorno creado con las más disímiles y complejas acciones y reacciones de nuestro organismo y de los cientos de miles de microorganismos con que nos relacionamos en millones de años, con la consecuente experiencia que de este tiempo derive dicha actividad, tanto por nuestro organismo como por los diferentes individuos representados por sus variedades, especies, géneros, etc., por lo que con los más simplistas tratamientos queremos realizar la inconmensurable e incomprensible empresa y solo estamos desarrollando una terapia nada racional y si altamente peligrosa.

Estas concepciones equivocadas deben cambiar por la de una actividad desarrollada a partir de conocer el lugar que ocupamos

en la naturaleza, así como nuestra compleja relación, y de este conocimiento desarrollar las actividades inmunológicas de nuestro ser para adecuarlo al entorno tanto en sus condiciones orgánicas, emocionales y mentales, dado que la alteración de cualquiera de estos componentes que constituyen cada individuo humano, cuando cualquier alteración es mayor a la capacidad de recuperación del imprescindible equilibrio, trae estas consecuentes enfermedades.
Pero actuando de acuerdo al egocentrismo alópata de pretender adaptar el entorno al enfermo, sólo estamos desarrollando nuevas especies patógenas con un desarrollo perfectamente dirigido a nuestra eliminación, a perder el lugar que hemos alcanzado en la naturaleza al hacer más competitivos a los microorganismos para la contienda natural, donde la descendencia microorgánica modificada de las ramas más modernas y más peligrosas por más perfeccionadas, probablemente ocuparán con frecuencia el lugar de las ramas más antiguas y menos perfeccionadas, destruyéndolas así al igual que a nuestra especie, la cual ya se encuentra al final de la fatal carrera, como lo prueban las crecientes enfermedades infecciosas que cada día nos acosan más.
De acuerdo a las ventajas microorgánicas que se derivan de los diferentes caracteres alcanzados mediante la herencia y directamente obtenidos mediante las mutaciones y resistencias obtenidas, para superar al inapropiado hostil medio antimicrobiano en su adecuación y de acuerdo también que están superando la capacidad cada vez más disminuida de nuestros mecanismos de control de patógenos, derivados del sistema inmune para preservarnos, combinado con los principios de la selección natural y de la ley de la extinción, podemos

considerar un adecuado epitafio de continuar por este nefasto derrotero.

La complejidad que presenta esta situación a nuestro humilde alcance nosológico es tal, que sin llegar a considerar todo el inmenso panorama tanto por su variedad de direcciones y sentidos, velocidades de evolución así como las complejas interrelaciones provocadas y cambiantes, nos aterra la incontrolable apoteosis provocada y su letal evolución, toda vez que rebasa nuestra capacidad natural de supervivencia.

En una era geológica compuesta de muchos millones de años y en la cual la naturaleza en su diario devenir e incansable actividad de ir adecuando a cada individuo a su medio cambiante donde nos dio la superioridad relativa en el conjunto de las especies a su cuidado, al grado que hemos alcanzado este grado de perfección, ahora los aprendices de brujos actuando contra natura, hemos pretendido invertir los términos y queriendo adaptar al enfermo la naturaleza infinitamente más interactiva que nuestros laboratorios farmacéuticos y los sabios todos de su nefasta industria, sólo hemos alcanzado los riesgos más elevados de la extinción como especie.

Durante el proceso de modificación del entorno natural, el conjunto de los principios acertadamente estimulados, es el de la extinción de nuestra especie, el cual habrá representado un papel importante para los genocidas que están elaborando a costa de la vida de la humanidad sus infames ingresos.

Como en cada ser humano como entidad ecológica o ecosistema completamente poblado de microorganismos, la selección natural obra necesariamente porque la forma seleccionada infectante o la saprófita, tiene alguna ventaja en la lucha por la vida sobre las otras formas incluida la nuestra, y aunque nuestros mecanismos de control están funcionando para evitar el predominio y consecuente enfermedad en el acecho natural por la supervivencia, podemos deducir que de este desarrollo hay una tendencia constante en los descendientes perfeccionados de una especie cualquiera a suplantar y exterminar en cada generación a sus precursores y a su tronco primitivo; consecuentemente la lucha es en general, más rigurosa entre las formas que estén más relacionadas entre sí en costumbres, constitución y estructura, características provocadas por cada nueva variedad desarrollada, pero no sólo es la lucha por el predominio de cada especie contra otras sino contra un sistema de control como es nuestro sistema inmune que los mantiene bajo ciertas condiciones, para evitar el crecimiento manifiesto en la infección y/o el predominio enfermante, situación que nos obliga a evolucionar en consonancia con esta naturaleza o extinguirnos como especie, de aquí que todas las formas intermedias entre el estado primitivo y las más recientes incluida la nuestra no actualizada al ambiente provocado por los antimicrobianos, y de acuerdo a la acelerada velocidad que hemos impuesto a la naturaleza microbiana domesticada con ellos, esto es entre los grupos menos perfeccionados, y los más perfeccionados de la misma especie, así como también la especie madre primitiva, tenderán en general a extinguirse, otorgándonos por todo usufructo posterior a las drogas antimicrobianas administradas así, como todas las que son capaces de alterar la relación numérica contra nuestra ecología, el final de la especie presumiblemente más evolucionada y que en sus aberraciones pudo crear la naturaleza genocida provocada por la industria de la farmacia, en esta era que nos correspondió vivir.

No todo es malo para las especies colaterales, aunque muchas serán vencidas por las ramas cultivadas más modernas y mejoradas, si los descendientes mejorados de una especie al capacitarse a las nuevas condiciones de vida y a las nuevas relaciones microbianas, penetran en un territorio distinto o se adaptan rápidamente a una condición nueva por completo, en la cual la descendencia y el tipo primitivo no entren en competencia, pueden ambos continuar viviendo, pero no así nosotros, a menos que alcancemos también un adecuado grado de desarrollo en el complicado conjunto de mecanismos de defensa que comprende nuestro sistema inmune, como para poder compartir el entorno que constituye nuestro organismo lo cual es demasiado poco probable de acuerdo a las experiencias obtenidas en estos sesenta años de práctica terapéutica antimicrobiana, así como del uso constante de fármacos capaces de restarnos defensas del sistema inmune y que son peligrosamente potentes en su actividad desorganizadora de las múltiples funciones, interfunciones y cofunciones del equilibrio dinámico, indispensables para nuestra preservación.
Otro resultado sería en nuestro entorno, y en nuestro organismo como entidad ecológica, si en lugar de estar domesticando a los microorganismos a las incontables resistencias que se multiplican fácilmente, nos dedicáramos a levantar por medio de los estímulos adecuados nuestras defensas, que la homeopatía a demostrado estimular adecuadamente sin los nefastos efectos colaterales de los antimicrobianos.
En lugar de conducir a desarrollar un ambiente tan inhóspito a estos patógenos por los equivocados mecanismos antimicrobianos que a la postre se han vuelto sólo inhóspitos para nuestra especie, debemos voltear hacia la única solución

demostrada en la historia de la medicina y ésta ha sido a través de la homeopatía, sólo así la extinción no se logrará o no prosperará como sí está prosperando por los derroteros terapéuticos alópatas.
Vemos en la práctica de laboratorio que en cada grupo de enfermos por una invasión infecciosa cualquiera, las especies que pertenecen a los géneros mayores son precisamente las que con más frecuencia presentan variedades o nuevas cepas conocidas como cepas resistentes.
Esto es de esperarse de acuerdo a nuestra fatal experiencia, pues como la selección natural obra mediante formas que tienen alguna ventaja sobre otras en la lucha por la existencia, esta obrará principalmente sobre aquellas que tienen ya alguna ventaja, y la magnitud de un grupo cualquiera muestra que sus cepas han heredado de un antepasado común alguna ventaja común entre estas, con las cada vez más variadas resistencias a todo lo que se oponga a su vida.
Por consiguiente, la lucha por la producción de descendientes nuevos y modificados es principalmente entre los grupos mayores, que están esforzándose por aumentar en número, tanto de infectantes como de saprófitos.
Sin embargo y contra toda nuestra esperanza, en el micro mundo vemos alianzas entre los diferentes patógenos y aún saprófitos con patógenos transmitiéndose las resistencias antimicrobianas y tal vez muchos mecanismos que desconocemos pero que requieren alguna explicación en el desarrollo de sus nuevas capacidades agresivas, todos contra los controles defensivos de nuestro organismo, al transmitirse estas capacidades necesarias para superar la agresión antimicrobiana, como domesticados para el mismo fin de nuestro exterminio y alcanzando la

patogenicidad consecuente al predominio y/o a la invasión infecciosa resultante.

Vislumbrando el futuro podemos descubrir que los grupos de cepas infectantes más grandes y consecuente actividad más fuerte y que están desarrollando las mayores resistencias antimicrobianas, o sea a los que mejor hemos capacitado hasta ahora para predominar en nuestra naturaleza, continuarán aumentando continuamente, a menos que ocurra algún accidente especial pero no será por antibioticoterapia ya que esta no ha demostrado ningún avance; su necio derrotero es el mismo que en su inicio y los mecanismos desarrollados lejos de mejorar la relación numérica a nuestro favor, al decursar el tiempo demuestran haber sido en su aplicación a nuestro organismo, sólo para acercarnos a la extinción.

Pero nadie tiene la suficiente capacidad mental ni los elementos suficientes para predecir qué grupos infectantes o incluso saprófitos predominantes prevalecerán finalmente y serán nuestros tenaces sepultureros.

Pero si continuamos con nuestras observaciones podemos ver que, debido al crecimiento de variedades de cepas resistentes haciendo géneros prácticamente invencibles por nuestro sistema inmune y todos luchando por el mismo espacio en nuestra economía en esa lucha, por ser favorecidos en las relaciones numéricas que nos socializan, una multitud de grupos pequeños o sensibles al cada vez más hostil entorno de nuestra ecología orgánica, llegarán a extinguirse por completo aún los grupos que componen parte de nuestra flora normal y no dejarán descendiente alguno requiriendo para su suplantación en ese abigarrado mundo de funciones, cofunciones e interfunciones especies nuevas, o de no alcanzar la competitividad adecuada de nuestro sistema inmune con las especies adaptadas a nuestra ecología, vendrán alteraciones orgánicas consecuentes, manifiestas en las más diferentes enfermedades y éstas serán cada vez mayores hasta que fenezcamos.

Dentro de esta teoría nuestra extinción será tan natural como ha sido la de todas las especies desaparecidas en la agresión de que son objeto por otras especies más capacitadas para sobrevivir y estas alcanzarán las adaptaciones necesarias en la lucha por la supervivencia.

Los venenosos antimicrobianos así como todas las drogas alópatas involucradas en esta macabra tarea, han demostrado ser en buena parte, información genética para su desarrollo y nuestra extinción.

La ley de la selección natural descubierta y expuesta tan brillantemente por Darwin obra exclusivamente mediante la conservación y acumulación de variaciones que sean beneficiosas en las condiciones tanto orgánicas como inorgánicas a que cada ser vivo y está sometido en los periodos diferentes de su vida.

El resultado final consecuente, es que todo ser tiende necesariamente a la perfección o mayor competitividad en relación con las condiciones y relaciones de su entorno o es condenado tarde o temprano a la extinción; este perfeccionamiento conduce necesariamente al progreso de la organización del mayor número de cepas y variedades vivientes en todo el organismo. Pero aquí se presenta un complejísimo conjunto de definiciones que en su presentación de diferencias semánticas y de carácter, no se ha llegado a definir a satisfacción de todos, lo que se entiende por progreso en la organización.

Sin embargo sí podemos realizar un análisis definitivo y es que si vemos este complejo a través del prisma de la dialéctica, es evidente estar perdiendo en perfección, en relación a las adaptaciones necesarias para sobrevivir en nuestro medio ya que en la relación con el micro mundo su domesticación que conlleva hacia una mayor competitividad por alcanzar los mejores lugares de nuestra economía, también estamos innecesariamente involucrando a nuestra indispensable flora normal haciéndola más agresiva y hostil a nuestra naturaleza con las terribles alteraciones consecuentes a esta economía de la cual dependemos; podemos concluir que en su perfección o evolución o mayor competitividad, acelerada por la domesticidad de los medicamentos alópatas, está implícita nuestra extinción, dada la menor capacidad de evolución nuestra en el sentido correcto y a la velocidad mínima indispensable para nuestra preservación o trascendencia en la competencia con nuestros adversarios.

Consecuente a esta evolución negativa o pérdida de actualización en la carrera por la competitividad o menor capacidad de adaptación al cambiante medio, las relaciones numéricas nuestras con los microorganismos nos está desfavoreciendo cada vez más con las fatales consecuencias de nuestra extinción.

Si tomamos como tipo de organización superior a la intensidad de rasgos de diferenciación así como de especialización de los diferentes órganos en cada ser cuando es adulto, la selección natural conduce evidentemente hacia este tipo, pues todos los fisiólogos admiten que la especialización de los órganos se alcanza en la edad adulta, por cuanto en este estado realizan mejor sus funciones; es una ventaja para todo ser y por consiguiente la acumulación de variaciones que tiendan a la especialización, que ésta está dentro del campo de acción de la selección natural.

Por otra parte, podemos ver -teniendo presente que todos los seres se están esforzando por aumentar en una progresión elevada y por apoderarse de cualquier puesto desocupado, o menos bien ocupado, en la economía de la naturaleza- que es por completo posible a la selección natural, adaptar un ser a la situación en la que diferentes órganos sean superfluos e inútiles -tal vez la atrofia del timo humano sea una franca advertencia de nuestra peligrosa situación por alcanzar un retroceso en la escala de organización, más aún sabiendo que las invasiones microbianas hacen de este órgano un elemento de capital importancia para nuestra preservación, pero es temprano para arriesgar estas conclusiones, ya que el timo se reduce desde antes de la aparición de los antimicrobianos y también pudiera ser por la compensación de otros muchos elementos de acción inmunológica.

Otra gran conclusión de Darwin y que se está consolidando en nuestra contra, es que "la selección natural, o la supervivencia de los más adecuados, no implica necesariamente desarrollo progresivo; saca sólo provecho de las variaciones a medida que surgen y son beneficiosas para cada ser en sus complejas relaciones de vida" esto implica que las diferencias que nos están haciendo cada vez más vulnerables a las agresiones microbianas bien pueden en la lucha por la posición mejor en la economía de la naturaleza, demostrar nuestro retroceso sin que necesariamente las diferentes y cada vez más abundantes y más grandes especies patógenas estuvieran evolucionando, aunque de hecho lo están, algo así como una plaga, un accidente artificial que debe enorgullecernos por ser el humano el único animal capaz de acabar con su propia especie.

Y en las brillantes conclusiones del sabio Británico podemos leer, "Pero suponer que la mayor parte de las muchas formas inferiores que hoy existen no han progresado en lo más mínimo desde la primera aparición de la vida sería sumamente temerario, pues todo naturalista que haya disecado algunos de los seres clasificados actualmente como muy inferiores en la escala tiene que haber quedado impresionado por su organización acabada, realmente admirable y hermosa."

Lo mismo pasa ahora que la tecnología nos permite escrutar los microorganismos hasta en los más delicados detalles y vemos con admiración y respeto la grandeza de su acabada naturaleza orgánica, social, interdependiente y muchas características más, con las que nos están exterminando.

Hoy vemos que las transmisiones de resistencias no son otra cosa que la actualización tan adecuada al cambiante medio donde se desarrollan los microorganismos, que es un elemento de su evolución de incalculable valor, más aún que con este conjunto de elementos que permiten el FTR el cual los ha puesto en un punto muy superior al nuestro en la lucha por la supervivencia, en que la industria de la farmacia neciamente nos ha involucrado como especie.

De este mecanismo que los microorganismos tienen para defenderse del hostil medio, conocido como el FTR, podemos presumir sin temor a equivocarnos por la extensión de uso en las más diferentes especies que es tan viejo como su existencia misma y también esta situación no ha sido un elemento exclusivo de lucha hacia nuestra extinción.

Pero también es necesario considerar que somos nosotros los que los beneficiamos, en la competencia por los espacios de la economía de la naturaleza que ocupamos, al estarlos domesticando a través de los antimicrobianos, al definir rutas de evolución hacia campos en que las alteraciones de nuestra ecología, les permiten un mayor desarrollo en su evolución hacia las mayores resistencias y capacidades agresivas sistemáticas y masivas, y sería ingenuo pensar de otra manera.
Sobre este tema Darwin expuso "Aun cuando la organización en general puede haber avanzado y está todavía avanzando en todo el mundo, sin embargo, la escala presentará siempre muchos grados de perfección, pues el gran progreso de ciertas clases enteras, o de determinados miembros de cada clase, no conduce en modo alguno necesariamente a la extinción de los grupos con los cuales aquéllos no entran en competencia directa. En algunos casos, formas de organización inferior parece que se han conservado hasta hoy por haber vivido en estaciones reducidas o peculiares, donde han estado sujetas a competencia menos severa y donde su escaso número ha retardado la casualidad de que hayan surgido variaciones favorables.", como fue antes del uso de los antimicrobianos en general.
En el pasado anterior al uso de estos supuestos medicamentos, podemos presumir que así pasaba en relación con la situación actual de aceleración de cambios evolutivos, ya que aunque la competencia siempre ha sido directa y muy activa, sin embargo la evolución natural de los microorganismos ha estado acorde con una relación numérica favorable a su crecimiento sobre nuestra existencia misma.
Y en lo relacionado al actuar la alopatía atacando directamente a los microorganismos de acuerdo al uso de los antimicrobianos,

en lugar de estimular o fortalecer el sistema inmune humano, para que sea este el que desarrolle el consecuente ataque a los microbios enfermantes en la forma natural que acostumbra nuestro organismo, está llevándolo a una incapacidad consecuente y de acuerdo al principio de "todo órgano que no se usa se atrofia" por no dejar que sea nuestro sistema inmune el que concluya la defensa de nuestro organismo, adecuándolo para su preservación contra las invasiones infecciosas, como lo hace la homeopatía, sin afectar la salud ni presente ni futura de la especie humana.
Podemos comprender lo expuesto en la teoría de la evolución de las especies sobre este tema: "En algunos casos ha habido lo que podemos llamar regresión. Pero la causa principal estriba en el hecho de que en condiciones sumamente sencillas de vida, una organización elevada no sería de utilidad alguna; quizá sería un positivo perjuicio, por ser de naturaleza más delicada y más susceptible de descomponerse y ser destruida."
Lo peor es que nuestra vida de pronto dejo de ser sencilla en lo relacionado a inmunidad y menos con los desarrollos antimicrobianos agresivos y los defensivos de nuestra especie contra la evolución de los microorganismos sino que ha sido todo lo contrario, pero la domesticación de nuestro organismo en el sentido de incapacitarlo a defenderse de las agresiones microbianas, sí da temporalmente la situación orgánica que lleva a la atrofia o alteraciones negativas de nuestro sistema inmune, y digo temporalmente porque la ciencia ya no tiene capacidad de respuesta para controlar esta situación de alarma lanzada por la OMS y se está acrecentando la capacidad agresiva de los microorganismos bajo el principio de todo lo que es antinatural

como la antibioticoterapia termina por fenecer, donde nuestro sistema se ha vuelto totalmente antinatural o anacrónico.
Ya hemos visto que la selección natural obra en forma dialéctica, esto es en cualquier dirección y sentido en esa lucha sin cuartel, por la posición mejor de cada especie y así como puede producir la prosperidad de algunas especies también puede llevar y lleva a la extinción de otras, dependiendo de su mejor adaptación a un medio dado, así como a la adquisición de cualidades aunque sean de poca diferenciación con relación a su progenitor o antecesor, y si estas propenden a mejorar la competitividad con sus contrincantes por el mejor espacio de la economía natural, entonces se da el cambio a favor del que quede mejor preparado.
Dado que la lucha es por predominio en cuanto al mismo espacio, alimentos, etc. la prosperidad de unos conlleva a la extinción de otros.
La selección natural es definida su ruta evolutiva a través de la domesticación con la antibioticoterapia, misma que lleva también a la divergencia de caracteres y a la adquisición de resistencias en veloz forma, ésta es una prueba patente para la rápida adaptación para ocupar los diferentes órganos a los cuales antes no estaban los microorganismos preparados, pues cuanto más difieren los seres orgánicos en estructura, costumbres y constitución, tanto mayor es el número que puede sustentar nuestro lacerado organismo, en el que los infectantes domesticados para la tarea de nuestra extinción, la están llevando diligentes e incansables así como también nuestros cordiales microorganismos saprófitos, de acuerdo a las indicaciones precisas de los científicos de los antimicrobianos.

Por lo tanto, durante la modificación de los descendientes de una especie infecciosa o saprófita y durante la atrofia relativa y constante de nuestro sistema inmune contra los descendientes como especie anfitriona y durante la incesante lucha de todas las especies y variedades por aumentar el número de sus individuos, cuanto más diversos lleguen a ser los descendientes, tanto más aumentará su capacidad de alcanzar más espacios y consecuentemente aumentarán sus probabilidades de triunfo en la lucha por la vida, aunque incluya la extinción de la nuestra.
Vemos en consecuencia que las especies comunes, muy difundidas, que ocupan grandes poblaciones en los estadios infecciosos y que pertenecen a los géneros mayores de cada clase, son precisamente las que más varían, pero también hemos visto la lamentable realidad que nos aterra de que estas tienden a transmitir a su modificada descendencia aquella superioridad, tanto en resistencia como en capacidad competitiva en general, y que las hace ahora predominantes en las cada vez más estacionarias y crecientes epidemias que azotan la especie humana, entre las cuales las enfermedades que se pensaron estaban eliminadas, ahora han reaparecido con modificaciones en sus estructuras cromosomáticas y son fármacoresistentes a todos los antibióticos conocidos, por lo tanto ahora son causantes de enfermedades incurables y con capacidad de predominar sobre nuestro sistema inmune en todo el organismo.
La selección natural, como hemos observado, conduce a la divergencia de caracteres y a aguda extinción constante de las formas orgánicas menos perfeccionadas, como ocurre con las cepas sensibles de microorganismos antecesores de los más perfeccionados y con los cuales compite por los espacios orgánicos de nuestro ser, y más velozmente se desarrolla esta

proyección cuando la tendencia es a través de la domesticidad antimicrobiana.
Todo este aparente caos obedece a determinadas leyes de desarrollo o variación, en las cuales hay básicamente dos elementos en evolución, el microorganismo y el medio donde se desarrolla en franca relación de adaptación y de competencia.
Los cambios producidos por estos estímulos en dichas condiciones obran en los microorganismos de dos modos: directamente sobre todo el microorganismo o sobre determinados organelos, e indirectamente sobre el aparato reproductor, cualquiera que sea su forma de reproducción a través de su ADN.
También es importante considerar que en todos los casos existen dos factores: la naturaleza del microorganismo, que es de los dos factores el más importante y la naturaleza de las condiciones de vida.
La acción directa del cambio de condiciones conduce a resultados definidos e indefinidos. En este último caso, el microorganismo parece hacerse plástico porque presenta una gran variabilidad fluctuante.
En el primer caso, la naturaleza del microorganismo es tal, que cede fácilmente cuando está sometida a determinadas condiciones como sucede con las agresiones antimicrobianas, y todos o casi todos los ejemplares quedan modificados de la misma manera entre otros factores por las resistencias (R) Y el factor de transferencia de resistencias (FTR).
Cuando una variación ofrece la más pequeña utilidad a un microorganismo, no podemos decir cuánto hay que atribuir a la acción acumuladora de la selección natural y cuánto a la acción definida de las cambiantes condiciones de vida pero la evolución

en este sentido queda trazada aunque sea por el abuso de la domesticación a través de los antimicrobianos.
Pero vayamos a las conclusiones de Darwin de acuerdo a sus investigaciones en los animales domésticos, dado que en cuanto a los microorganismos infectantes y saprófitos domesticados por el uso de los antimicrobianos, en mucho son los que ocuparán la protagonización de nuestro exterminio como especie.
La plasticidad genética no sólo es característica de los microorganismos sino que lo es de todo ser vivo y en cuanto a la necesidad de adaptación al medio, como ya vimos anteriormente, estos microorganismos son en muchas veces más veloces para adaptarse al medio en cuestión que nosotros dado que la herencia es un factor indispensable y ellos en su veloz reproducción heredan en horas a sus descendientes las adaptaciones que a nosotros nos llevaría décadas.
hay un principio en la naturaleza y plantea que los seres orgánicos deben adaptarse a los cambiantes estados del medio que los rodea, cuando no alcanzan a desarrollarse adaptándose a la velocidad de estos cambios tarde o temprano terminan por extinguirse.
Nosotros los seres humanos hemos demostrado una lentitud extraordinariamente peligrosa, a la adaptación al medio artificial que desarrollamos con todos los "adelantos de nuestra cultura", entre ellos está el uso de los medicamentos alópatas; sin embargo todo el mundo microorgánico ha salido airoso y mejor capacitado para competir por los espacios de la naturaleza especialmente los de nuestro organismo, los que constituyen un número diez veces el de nuestras células; en cuanto a la sentencia y su veracidad expresadas, lo atestiguan los

incontables especímenes extinguidos y prósperos de nuestra historia como especie.
Darwin acusó una agudeza en su análisis exponiendo: "Creo que no puede caber duda alguna de que el uso ha fortalecido y desarrollado ciertos órganos en los animales domésticos, de que el desuso los ha hecho disminuir y de que estas modificaciones son hereditarias. En la naturaleza libre no tenemos tipo de comparación con que juzgar los efectos del uso y desuso prolongados, pues no conocemos las formas madres."
Pongamos esta experiencia de los animales microorgánicos domesticados en los que sí hay formas de comparación por estar plenamente conscientes de su desarrollo de resistencias y capacidad agresiva en que los estamos domesticando a través de los antimicrobianos, incluyamos a los más importantes infectantes domesticados con las terapias alópatas, pasémolos bajo este criterio y analicemos la terrible amenaza que nos están interponiendo estos fármacos que desarrollan su evolución hacia una mayor competitividad, ya que por este procedimiento ni una sola especie patógena se ha logrado erradicar y sin embargo su sistema inmunológico es cada vez más poderoso y el nuestro más depauperado y vulnerable y por lo tanto más susceptible a la extinción.
En la naturaleza de los microorganismos naturales ocurren situaciones diferentes a las de los microorganismos domesticados por los antimicrobianos, las especies en estado natural están estrictamente limitadas a las regiones que habitan, entre varias situaciones por la competencia con otros seres orgánicos así como el control que ejerce nuestro sistema inmune, tanto o más que por la adaptación a situaciones ambientales determinadas cambiantes, así ocurre que las

invasiones en nuestras mucosas, piel, serosas o cualquier parte del organismo con una flora normal así como un complejo conjunto de mecanismos defensivos del sistema inmune, capaces de controlar cualquier invasión, cuando el organismo está en estado de salud.

Sin embargo cuando la infección se ha dado por estar disminuidos dichos mecanismos a través de determinadas drogas alópatas o por el innecesario desarrollo de las capacidades agresivas microbianas, alcanzado a través de la domesticidad antimicrobiana entonces entran elementos diferentes que traen una consecuente conducta diversa en la evolución de crecimientos enfermantes en nuestro organismo, de acuerdo a las leyes de domesticidad o adaptación acelerada a los cambios ambientales que con esto hemos provocado.

Mientras en las situaciones ordinarias lo único que hace falta para controlar la infección es el estímulo de estos mecanismos los cuales han sido promovidos exitosamente en forma homeopática a través de agresiones moderadas y bien dirigidas para que sean ellos los que alcancen la curación total y en forma natural al erradicar a los infectantes, así como también de predominantes si se tratara de saprófitos que se han desarrollado por cualquier situación extraordinaria, poniendo en peligro los equilibrios ecológicos de nuestra flora normal.

En la situación provocada por la domesticidad microbiana a través de los antimicrobianos, los mecanismos normales alterados o confrontados con situaciones inusuales por cualquiera de las alteraciones microbianas conocidas, la curación es diferente.

Prueba de esta realidad son las conclusiones a que han arribado diferentes científicos "en definitiva son los mecanismos de defensa del huésped los que determinan el éxito o el fracaso de los tratamientos antimicrobianos; los bacteriostáticos por concepto jamás alcanzarían esta sin la participación de los mecanismos defensivos del organismo y los bactericidas sólo alcanzan una relación numérica que desfavorece el desarrollo microbiano dando tiempo a que los mecanismos inmunológicos necesarios se desarrollen y sean estos los que alcancen la curación total."

Hay ciertas condiciones de los organismos vivos calificadas como adaptación especial y puede considerarse como una cualidad que se injerta fácilmente, con una gran flexibilidad innata de constitución común a la mayor parte de los animales, preponderantemente en los microorganismos y esta cualidad se desarrolla o evoluciona de acuerdo a la actividad a que se ve sometido el organismo.

Así adaptamos a los microorganismos infectantes y saprófitos, a los medios más hostiles y diversos, derivados de los fármacos alópatas, capacitándolos cada vez más para desarrollar las agresiones que nos están infligiendo acercándonos al exterminio, ya que además de desarrollar su capacidad competitiva, se está haciendo hasta cierto punto menos necesaria nuestra actividad inmunológica al tratar las infecciones con antimicrobianos y consecuentemente esta va decreciendo al atrofiar nuestras aptitudes de defensa.

Cuando una infección común es tratada con medicamentos homeópatas de acuerdo a la ley del Simillimum, esto es provocando una mayor reactividad orgánica del huésped para atacar a los infectantes, la infección acuerdo a la experiencia cede, dejando al organismo más capacitado para posteriores eventos.

En cuanto al desarrollo de inmunidad a las agresiones químicas, vemos que ésta también se da en los animales visibles y podemos ver por ejemplo que la rata y el ratón animales considerados domésticos y habilitados por nuestros torpes procedimientos para asimilar los millones de toneladas de venenos que les hemos arrojado sin apenas tenerlos ligera y temporalmente controlados.
Estos roedores transportados por el hombre a muchas partes del mundo, tienen hoy una distribución geográfica mucho mayor que cualquier otro y a la que lejos de amenazarla con la extinción la hemos vuelto invulnerable a los pesticidas más utilizados.
"La selección natural, no hay que olvidarlo, puede obrar solamente mediante la ventaja y para la ventaja de cada ser. Así vemos que modificaciones muy grandes implican variabilidad grandísima, muy continuada, que se ha ido acumulando constantemente por la selección natural para beneficio de la especie."
Esta realidad descubierta por Darwin la vemos cada vez más clara en los mecanismos defensivos que desarrollamos en los microorganismos a los cuales les arrojamos los venenos antimicrobianos, y gracias a la continuada insistencia agresiva en un mismo sentido y dirección hay cepas resistentes hasta a siete de estos fármacos, y con capacidad de transmitir resistencia a sus semejantes e incluso a otras especies, situación que nos permite claramente ver ya una ruta evolutiva, cuya tendencia de no pararse a tiempo continuará en desarrollo alcanzando la franca superioridad que de hecho varios infectantes la han alcanzado para, en su nueva capacidad agresiva contra los seres del hábitat en que se desarrollan destruyan otras especies, en este caso queda incluida la nuestra.

Y consecuente a esta terapia antimicrobiana, podemos ver que nuestra flora normal, la cual es vital para preservarnos, así como toda la ecología y la economía que hemos conformado en millones de años, contando con los ya mermados mecanismos de nuestro sistema inmune, los cuales van involucionando debilitando nuestra capacidad de supervivencia.
Consecuentemente en el desarrollo de este sentido evolutivo de los microorganismos, encontramos que nuestros diferentes mecanismos defensivos han ido siendo cada vez menos capaces de responder a las variadas agresiones microbianas, así como también podemos encontrar que nuestras respuestas inmunitarias están cada vez más disminuidas y alteradas, así como las consecuentes nuevas enfermedades que se suman a la cada vez más larga y afligente lista de padecimientos iatrogénicos, en un caos cada vez mayor y letal para la especie humana, lo cual no hubiera jamás pasado si nos dedicáramos a desarrollar nuestra capacidad inmune por los adecuados mecanismos homeopáticos.
También podemos ver que de acuerdo a la evolución de las especies, las diferencias específicas ordinarias antiguas, son todas principios íntimamente ligados entre sí y todos los cuales se deben a que las especies de éste mismo grupo, descienden posiblemente de un antepasado, del cual han heredado mucho en común, así podemos encontrar que hasta ahora hablamos de múltiples infectantes y saprófitos que han predominado desarrollando patogenicidad en nuestro organismo.
Otro fenómeno interesante y digno de tenerse en cuenta para ver el derrotero letal contra nuestra especie es la forma similar de transferirse las resistencias incluso a especies distintas a través del FTR en forma horizontal incluso por lo que de acuerdo

a Darwin, en algún momento lejano fueron semejantes u originarias de un tronco común dada esta particularidad que comparten de antiguo.

También podemos observar que las especies distintas presentan distintas variaciones análogas, de modo que una variedad de una especie toma frecuentemente caracteres propios de otra especie próxima, o vuelve a algunos de los caracteres de un progenitor antiguo como son estas resistencias, las cuales al transferirse incluso horizontalmente en alguna medida, están recobrando este principio que les es común a todos estos microorganismos y al estimular dicha evolución están logrando una capacidad defensiva muy superior, con la que no podamos competir para su control y esto es traducido a términos prosaicos en la sentencia de nuestra próxima extinción como especie, de continuar su domesticación por el derrotero terapéutico alópata, que por codicia han ido desarrollando los industriales de la farmacia.

Todo este descubrimiento iniciado por Darwin y continuado por los muchos científicos que experimentan y observan diariamente estos fatales cambios, nos puede servir de pauta para considerar la gran variedad microbiana patógena que estamos desarrollando, como la plaga que nos llevará a la sepultura como especie, de acuerdo a la domesticidad que les hemos impuesto y les imponemos cada día con estas novedosas terapias, para que alcancen sin fracaso alguno la encomienda de nuestro exterminio.

Concluyendo podemos recordar de acuerdo a ciertas leyes de variabilidad, que estas se manifiestan como fieles consolidadoras de las especies microbianas que estamos creando, y desarrollándolas con cada vez más elementos de resistencia y

mayor capacidad agresiva, la cual va demostrando su superioridad contra nuestra especie.
Así también otras leyes de la evolución nos dan cambios disminuyendo nuestro cada vez más debilitado sistema defensivo, y mientras en otros tiempos fuera el orgullo de nuestra especie por ser parte de los alcances logrados en millones de años, gracias a estas leyes han logrado los dioses enanos en el colmo de su ignorancia, cuestionado a la naturaleza y anteponiendo sus nocivas terapias de retrógrada evolución contra la especie que representamos.
Podemos reconocer que aún es enorme nuestra ignorancia de las leyes de la variación, dada la inmensa cantidad de conocimientos necesarios para entender este dinámico fenómeno, Pero siempre que podemos establecer alguna comparación, parece que han obrado las mismas leyes al producir pequeñas diferencias entre las cepas de una especie, mismas que las han fortalecido para que superen sin ninguna contingencia nuestra capacidad inmune.
También es notorio que el cambio de las condiciones del ambiente microorgánico, alterado a través de los antimicrobianos, generalmente produce variaciones fluctuantes, pero sin embargo con el uso continuado produce efectos directos y determinados; estos con el tiempo llegan a ser acentuados, creando cambios sustanciales en las características de un tipo de microorganismo, pero también podemos observar que todos los cambios operados son para utilidad para los microorganismos a los que hemos atacado, aunque estas características específicas son más variables que los caracteres genéricos o sea los que se han heredado de antiguo y consecuentemente definen a cada especie microbiana.

Si nos remontamos a los conocimientos de Darwin sobre el sentido de la evolución de las especies, comprendemos que "como la selección natural obra solamente por la conservación de modificaciones útiles, cada forma nueva, en un país (u organismo) poblado, tenderá a suplantar, y finalmente a exterminar, a su propia forma madre, menos perfeccionada."
Por lo tanto las formas microorgánicas saprófitas que están siendo también modificadas por los antimicrobianos y otras drogas alópatas, para sobrevivir en el nuevo hostil entorno, también están destruyendo a otras formas saprófitas sobre las cuales ha desarrollado nuestro sistema inmune determinada capacidad de control y éstas son las que superan cada vez más fácilmente la capacidad de nuestros mecanismos de control de la flora normal, permitiéndoles predominar cada vez más fácilmente y consecuentemente volverse patógenas al poder superar nuestra inmunología.
Consecuente a esto vemos que hay cada vez más enfermedades provocadas por saprófitos, y así gracias al desarrollo de su sistema inmune se han vuelto predominantes contra nuestra capacidad inmunológica.
En el proceso de suplantación con frecuencia estas especies representativas se encuentran y entremezclan; a medida que la una se va haciendo más rara, la otra se va haciendo cada vez más frecuente, hasta que para desgracia nuestra, una la más competitiva en cuanto a capacidad agresiva reemplaza a la otra, sobreviviendo la domesticada, la mejor capacitada para posicionarse mejor de nuestra economía orgánica toda.
Por esta causa las variedades intermedias, las que no están capacitadas para alcanzar las resistencias crecientes a los antimicrobianos en esa domesticación a que los estamos

sometiendo, están expuestas al exterminio durante el proceso de modificación, mediante la selección natural, y las formas con capacidad mayor de generar o adoptar las resistencias necesarias para adaptarse a vivir bajo las condiciones creadas en la domesticidad de los antimicrobianos, presentarán en conjunto más variedades, y así mejorarán aún más por selección natural y conseguirán nuevas ventajas hasta alcanzar tal calidad de defensas que los volverán inmunes a los antimicrobianos tradicionales, y aún a los nuevos mecanismos de ataque de los nuevos antimicrobianos utilizados, pero lo más peligroso del asunto es que también están alcanzando a desarrollar una capacidad de virulencia mayor así como a alcanzar otros lugares en nuestra economía haciéndonos más daño que sus antecesores no cultivados o no domesticados, con los agresivos antimicrobianos.

Ahora podemos ver que estos microorganismos han alcanzado un superior grado de perfección en cuanto a sus variados mecanismos defensivos que llegan a resistir a la agresión, hasta de más de siete antimicrobianos, para orgullo de nuestros alcances como dioses enanos, en la creación de especies mejor preparadas para su vida con la que así finalmente truncarán la nuestra.

Ahora incluso tienen nuevas costumbres pues llegan a desarrollar hábitos de resistencias y formas de agresión y de desarrollo en localizaciones orgánicas que sus antecesores no tenían, tanto el cambio de costumbres como la diversidad de ellas en individuos de la misma especie ha sido fácil, dada la selección natural por la domesticación desarrollada con estos equivocados mecanismos alcanzados con los antimicrobianos.

Sin embargo es difícil de decidir y en un cercano futuro, sin importancia ya para nosotros, si cambian en general primero las costumbres y después la estructura, o si ligeras modificaciones de su estructura como son las resistencias antimicrobianas o la capacidad para la asimilación selectiva de sustancias ambientales etc., son las que llevan al cambio de costumbres con las que al superar nuestro sistema inmune, nos llevarán a la sepultura como especie.

Darwin tal vez sin proponérselo siquiera con sus principios descubiertos en el comportamiento de todos los seres vivos, vislumbró nuestro fin, no por que hayamos alcanzado nuestro límite de incapacidad para prosperar como especie en el campo orgánico, sino porque espiritualmente no hemos sabido crecer al nivel que lo hemos hecho con nuestra mente y la prueba de este peligroso desfase son las terribles aplicaciones que le damos al producto de nuestra mente, como son los adelantos en todas las ramas del saber, sin que estas estén inclinadas al derrotero de la salvaguarda de nuestra especie, más que en pálidos intentos.

Pobres son las tendencias a exponer nuestros bienes y persona en ninguna medida, para obtener un beneficio hacia nuestros semejantes, pero sin embargo las necesidades de nuestra especie tienen como única alternativa en el momento en que nos encontramos en la escala de la evolución, que o nos entregamos hacia ese fin altruista de hacer todo lo que a nuestra mente alcance para que los principios de preservación de la especie sean un hecho, aún si estos actos están en contra nuestros intereses más personales o incluso particulares y mientras no crezcamos en este estado espiritual, estaremos bajo la amenaza de la extinción al dejarnos obnubilar por los industriales de la farmacia llenos de codicia.

En cuanto a la relación que nos une con los microbios infectantes y saprófitos, así como a las peligrosas alteraciones provocadas a estas relaciones numéricas por las agresiones a las que se adaptan y superan cada vez con más facilidad, consecuente a la alternativa antimicrobiana, estos peligros los podemos apreciar en los descubrimientos de Darwin: "Quien crea en la lucha por la existencia y el principio de la selección natural sabrá que todo ser orgánico se está esforzando continuamente por aumentar el número de individuos, y que si un ser cualquiera varía, aunque sea muy poco, en costumbres o conformación, y obtiene de este modo ventajas sobre otros que habitan en el mismo país, (que en el caso que nos ocupa sería nuestro organismo, así como los muchos organismos, huéspedes intermedios, de los cuales proceden estos) se apropiará del puesto de estos habitantes, por diferente que éste pueda ser en su propio puesto."
Para alcanzar a entender el peligroso desnivel competitivo disminuido por nuestra pérdida de capacidad defensiva contra los microorganismos patógenos debemos investigar las gradaciones a través de las que se han perfeccionado, o los hemos perfeccionado por medio de las equivocadas terapias antimicrobianas, tanto por su tendencia a fortalecer a estos microorganismos, por el uso como por el abuso terapéutico de estos medicamentos.
Pero como el resultado es producto de una relación, es importante revisar también nuestro cada vez más débil sistema inmune; en cuanto a los microorganismos deberíamos considerar exclusivamente sus antepasados en línea directa, pero esto casi nunca es posible de realizar y nos vemos obligados a tener en cuenta otras especies y géneros del mismo grupo, esto es, los descendientes colaterales de la misma forma madre, para ver

que gradaciones han sido posibles en el camino hacia la perfección, así como la pérdida de perfección o competitividad nuestra con ellos, por los espacios de la naturaleza de nuestro organismo; estos elementos pueden servirnos de comparación para conocer el elaborado laberinto en que nos ha metido la antibioticoterapia, dado que de acuerdo a la ley descubierta por Darwin estamos creando el Frankestein que nos sepultará con cada vez más elementos para su pertrechos de extinción.

Indudablemente conocemos que existen muchos microorganismos cuyo grado de transición hacia la resistencia actual es indiscutible, desde las sensibilidades y resistencias originales; esto es antes de que aparecieran los antimicrobianos pues ya los microorganismos se defendían en su medio desarrollando las resistencias que les permitían adaptarse a su entorno; fue entonces cuando queriendo enseñar a la naturaleza, la ciencia médica alópata consideró que con su nuevo descubrimiento alcanzaría a erradicar este flagelo infeccioso de la especie humana y para alcanzar el objetivo, el instrumento fue la antibioticoterapia de la cual han abusado en forma exagerada los industriales de la farmacia.

Pero la madre de toda la vida, la sabia naturaleza, nos enseñó la pobreza de nuestro saber, sobre todo si consideramos especies muy particulares tanto de infectantes como de saprófitos cada vez más predominantes, así como esta tenebrosa evolución de especies muy particulares, alrededor de las cuales ha habido mucha destrucción de individuos, donde a pesar de todo hemos solamente eliminado a las cepas sensibles dejando o mejor aun evolucionando a las resistentes en el peor desastre ecológico que haya ocasionado el ser humano en la naturaleza, que aunque esté a un nivel subvisible al humano e irreconocible a la mente profana, la realidad es incuestionable como también lo es el camino cuidadosamente desarrollado hacia nuestra extinción como especie y reconocido el peligro ya en sus declaraciones por la OMS.

La cada vez más veloz transmisión de resistencias así como la incuestionable capacidad creciente de adaptación de los microorganismos a los innovados y agresivos medios expuestos y la insoslayable capacidad de supervivencia de estos, nos hace suponer que las herencias o transmisiones verticales así como las múltiples transmisiones horizontales los ponen en una astronómica superioridad evolutiva contra la del hombre, esto es suficiente razón para que dejemos el derrotero encaminado en esta lucha por demás perdida y nos lancemos a la búsqueda de nuevas rutas, de las cuales la homeopatía que trazó certeramente el Doctor Hahnemann bien puede ser la alternativa más adecuada, pues lo que necesitamos es estimular nuestro organismo para alcanzar las defensas necesarias y no aumentar la capacidad de ataque o competitividad de éstos microorganismos por los espacios de la economía natural que lenta y penosamente hemos alcanzado y preservado como especie en millones de años.

Según el principio de Darwin "la naturaleza de cada variación depende de dos factores, a saber: la naturaleza del organismo y la de las condiciones ambientales", el modo de variar de cada especie microorgánica y aún de cada nueva cepa con seguridad debe ser diferente.

Por consiguiente, la selección natural ha tenido materiales variaciones diferentes con que trabajar para llegar al mismo resultado funcional, y las conformaciones de este modo adquiridas tienen, necesariamente que ser diferentes.

Desgraciadamente nuestro organismo ha tenido que luchar contra todas las ventajosas variaciones que gratuitamente les hemos adjudicado a los microorganismos, sin que a la postre nos hayan proporcionado bien alguno estas prácticas nocivas de temporales y cada vez más pálidos beneficios.
El desarrollo de las R se logra por los más variados mecanismos en la colaboración más asombrosa y dañina a la especie humana ya que como vimos, hasta los saprófitos tradicionales colaboran contra su comensal común y huésped.
Además la experiencia nos ha demostrado que mientras rara vez o nunca, se presentan en un ser viviente ciertos órganos nuevos que parezcan como si hayan sido creados para un fin especial, en un solo salto, brusco, pues la selección natural obra solamente aprovechando pequeñas variaciones sucesivas, como son las resistencias sucesivas y crecientes que alcanzan a desarrollar algunos microorganismos, y estas resistencias se transmiten a sus congéneres en variadas formas, obteniendo lo que nos pudieran parecer saltos acelerados, pero sin embargo no pueden dar nunca un gran salto brusco las especies microorgánicas, ni nosotros tampoco, sino que tienen que adelantar por pasos pequeños pero seguros, aunque también está comprobado que sus mecanismos del FTR tiene mucho tiempo de funcionamiento en ellos por lo ampliamente distribuido dicho sistema, por lo que debemos de comprender cierta naturaleza antiquísima así como adecuadamente difundida.
Nuestra historia como seres de estructuras complejas comparadas con los microorganismos, que contamos con diferentes y sofisticados mecanismos de defensa, los cuales son capaces de controlar casi todas las especies agresivas que se nos presentan, y que si estos mecanismos estuvieran disminuidos

por el principio que guarda la naturaleza de desarrollar sólo lo útil en el momento adecuado así como involucionar lo inútil, lo consecuente es recapacitarnos a través de los estímulos necesarios a dichos mecanismos inhibidos, para que destruyan la infección o cualquier otra patología, y este sistema inmune en la práctica sólo ha sabido estimularlo la homeopatía, sin al parecer alterar otras estructuras orgánicas cuya anacronía sería nociva, al alterar en forma desordenada las estructuras orgánicas, mentales o sensoriales del ser humano.

En las especies microorgánicas su sistema inmune ha probado la prodigiosa capacidad de desarrollar mecanismos de defensa, así como transmitirlos incluso a especies diferentes, logrando en unas cuantas horas la posibilidad de resistir ataques de nuevos antimicrobianos, pero también la de transmitir dicha información genética a sus descendientes, ya que esta forma de actuar la tienen desde tiempos antiquísimos a juzgar por lo tremendamente elaborados que están, así como la complicada relación que guardan con los microorganismos de su entorno y pensar que la naturaleza se los dio sólo para defenderse de los antimicrobianos que desarrollara la alopatía, es pueril e injustificado.

La selección natural obra mediante la vida y la muerte, mediante la supervivencia de los más aptos y la destrucción de los menos adaptados, este principio se nos da constantemente en la muerte de miles de seres humanos infectados a pesar de ser tratados con antimicrobianos, cada vez menos eficaces y más agresivos a nuestra especie, por su abuso en tratamientos inadecuados e inapropiados, así como por tratamientos en dosis dadas más por hábito que tras un análisis riguroso y con una frecuencia rayana en la infamia, por sus enfermedades

iatrogénicas, la cual es muchas veces por negligencia prescriptiva.
Debemos de reconocer nuestra ignorancia, por lo que respecta al conjunto de funciones en la economía de cualquier ser orgánico así como su capacidad de adaptarse y evolucionar en su entorno, ignorancia demasiado grande para decidir qué modificaciones pequeñas serán de importancia y cuáles no incluidas las que se están necesariamente operando en nuestro organismo, de las cuales por los procedimientos terapéuticos alópatas, muchas son en contra de nuestra economía, la economía humana, la misma que nos da la vida.
A través del conocimiento de las innúmeras batallas antimicrobianas realizadas y de la realidad manifestada en incontables enfermedades medicamentosas, sólo así podremos alcanzar a comprender la grandeza del derrotero sabio de la homeopatía, el cual sólo estimula la readecuación de las funciones deficitarias, de una naturaleza manifiesta en sus síntomas, y sin embargo el resultado del peligro de manipular la naturaleza tan irresponsablemente, lo podemos resumir en las diferentes conclusiones de la OMS entre otras muchas organizaciones responsables y alarmadas.
Además, dada la pobreza de nuestro saber podemos equivocarnos fácilmente al atribuir importancia a los diferentes caracteres, al creer que se han desarrollado por selección natural. De ningún modo tenemos que perder de vista los efectos de una acción determinada por el cambio de las condiciones de vida; los de las llamadas variaciones espontaneas, que parecen depender de modo muy secundario de la naturaleza de las condiciones; los de la tendencia a reversión a caracteres perdidos desde hace mucho tiempo; los de las complejas leyes

del crecimiento, como las de la correlación, compensación, presión de una parte orgánica sobre otra, etc. en ese abigarrado conjunto de funciones, cofunciones y relaciones que se dan en la complicada evolución de las especies incluida la nuestra.
Mientras la sabia naturaleza a través de sus leyes de selección no produce ninguna modificación de una especie exclusivamente en beneficio de otra, aún cuando en la naturaleza, incesantemente, unas especies sacan ventaja y se aprovechan de la conformación de otras, nosotros los nuevos dioses, los necios aprendices de brujos a través de nuestra alopatía con la cual desarrollamos a los nefastos antimicrobianos, ya que con estos sí hemos tenido suficiente capacidad de evolucionar alteraciones en otras especies para nuestra exclusiva desventaja, capacitando a los microorganismos para que nos arrebaten los lugares de nuestra economía que en millones de años de actividad incesante hemos alcanzado en la naturaleza.
Si hacemos un análisis del bien así como del mal causado en cada parte de nuestro organismo como de cualquier organismo con el cual nos encontramos en su evolución hacia la competitividad necesaria para ocupar los espacios de la naturaleza o hacia la perfección, encontraremos que cada una, es en conjunto, ventajosa o no, dependiendo de la tendencia provocada a través de la domesticación tanto de los microorganismos como de nuestra especie.
Nuestro organismo dada la experiencia de esta media centuria lo único que ha recibido de los antimicrobianos es un mundo hostil, y menor capacidad para superar las contingencias por ellos creadas, "¡qué velocidad tan grande alcanzó nuestra domesticación microbiana comparada con toda una era geológica en la cual nuestra especie en sólo cuatro décadas está

perdiendo lo desarrollado en millones de años!", pero continuemos con el análisis.

Después de pasado algún tiempo, en condiciones de vida nuevas, si alguna parte de cualquier organismo llegara a ser perjudicial o requerir cambios, estos deberán modificarse adecuadamente y si no ocurre así se extinguirán, como se han extinguido millones de especies y como cada vez estamos más amenazados con la extinción por requerir cambios para tener una adaptación relativa a la velocidad que los antimicrobianos le están dando a los microorganismos enfermantes, con los cuales competimos para superar así las constantes y novedosas agresiones por a las más disímiles estructuras de nuestro organismo.

Estos cambios se dan a ellos y a nosotros en las direcciones y sentidos más variados pero de acuerdo a la experiencia, vemos que han sido para su preservación y para nuestra extinción en las relaciones nuevas de vida que están provocando estas venenosas sustancias.

La evolución de las especies de acuerdo a Darwin, tiende solamente a hacer a cada ser orgánico tan perfecto como los otros habitantes de la misma región, con los que entra en competencia, o un poco más perfecto que ellos; la fármaco terapia alópata al parecer por los resultados alcanzados en estos últimos cincuenta años de experiencia sólo en el campo de la domesticación de microorganismos por medio de los antimicrobianos, ha alcanzado a superar considerablemente a la naturaleza, haciendo más competitivos a los microorganismos patógenos que a nuestra cada vez más debilitada especie humana, ¡felicidades, estamos acabando con la peor plaga que ha azotado a la naturaleza, la humana!.

Por ser especies en evolución, hasta donde hemos desarrollado nuestra humanidad podemos concluir que la naturaleza no ha producido la perfección absoluta, y hasta donde podemos juzgar, no encontraremos en la naturaleza este tipo superior a menos que lo creemos a través de la domesticación y ésta será temporal y perfecta sólo para algunas cosas, como la perfección que están alcanzando en la lucha innecesaria y necia los alópatas en los microorganismos, sin que hayan demostrado efectividad significativa después de los pálidos alcances cada vez más temporales; a cambio de esto tenemos la desorganización de todas nuestras incontables estructuras cada vez más disminuidas en su capacidad inmunológica y sus interacciones cada vez más caóticas y peligrosas.
Toda la armonía del universo y la de cada ser vivo, está formada a base de discordancias, estas las debemos corresponder con la evolución adecuada de nuestra naturaleza para hacernos competitivos en esa lucha por la supervivencia; pregunto ¿por qué si la naturaleza nos está señalando el camino adecuado para nuestra preservación y trascendencia y si sabemos a todas luces las consecuencias del alejamiento de estos principios los cuales nos indican la necesidad de estimular nuestro organismo para superar las deficiencias funcionales como lo ha demostrado la homeopatía, nos empeñamos en derroteros equivocados como los que han demostrado seguir las terapias alópatas?.
Por Darwin sabemos que la selección natural no puede producir nada en una especie exclusivamente para ventaja o perjuicio de otra, aún cuando puede muy bien producir partes, órganos o excreciones utilísimas, y aún indispensables, o también sumamente perjudiciales contra otra especie, o para ser más claro para que una especie se defienda de otra; sin embargo la

especie humana con estas prácticas sólo temporalmente nocivas hacia los microorganismos, ha alcanzado acabadas funciones exclusivas contra nuestra especie y a favor de los temporales agredidos.
En relación a las substancias utilizadas a modo de antibióticos, encontramos que son sintetizadas a partir de venenos que ha desarrollado alguna especie microorgánica para perjuicio de otras, en esa competencia por la vida, ¿por qué si el resultado dañino es cada vez más patente al hacernos los destinatarios de estos necios efectos a la distancia, en estas técnicas terapéuticas, se continúa realizando por los que se supone son profesionales de la medicina y a sabiendas de que sólo es a cambio de un bien temporal y cuestionado?.
O ¿es que las acciones promocionales de estos industriales de la farmacia son más fuertes que la conciencia de los médicos alópatas, en cuyas manos se deposita la vida de los usuarios de dichas terapias, en busca de su ansiada salud?.
La evolución de las especies nos enseña que una especie, bajo nuevas condiciones de vida, puede cambiar de costumbres, y que una especie puede tener costumbres diversas, algunas de ellas muy diferentes; hemos aprendido en la práctica que las especies infectantes al evolucionar están cada vez mejor capacitadas para alcanzar todas las partes de nuestra cada vez más diezmada economía gracias a la antibioticoterapia, así como a otras nocivas prácticas de la terapéutica alópata, economía que en su alteración ha traído el peligro de nuestra extinción que alarmara ya a la OMS.
En el grado de perfección de una especie cualquiera, está su capacidad para sobreponerse a las contingencias presentadas en su medio o hábitat, también sabemos que nuestros saprófitos

son cada vez más competitivos ante la alteración de su medio por los embates de los antimicrobianos y por las más disímiles consecuencias de los medicamentos alópatas; también estamos conscientes que los microorganismos infectantes se han perfeccionado dada su mejor competitividad, además de la constante mejoría en sus mecanismos defensivos tradicionales, siendo nuestra inmunidad orgánica la menos actualizada en esta agresiva lucha por la vida.

Pasemos a ver ciertas características involucradas con el desarrollo de determinadas estructuras o funciones específicas para sobrevivir en un medio determinado.

Podemos ver que una estructura que se ha desarrollado por selección continuada durante mucho tiempo, como pudieron ser la capacidad de transferencia de resistencias, cuando cesa de ser útil a una especie, por lo común se hace variable, como vemos en los órganos rudimentarios, pues ya no estará, en lo sucesivo, regulada por la misma fuerza de la selección.

Pero, por la naturaleza de un microorganismo y de las condiciones de vida, se han producido modificaciones que son de menor importancia para la prosperidad de esta especie, las cuales pueden en un momento dado, si las condiciones de supervivencia lo requirieran evolucionar fácilmente para alcanzar la competencia necesaria para su respectiva preservación.

Ahora bien, si analizamos nuestra experiencia en el uso de los antimicrobianos podemos ver que hay cepas resistentes a determinados antimicrobianos, aún antes de ser expuestos a ellos ni sus ascendientes tampoco, y también vemos que la resistencia es transmitida a su descendencia así como a sus congéneres y hasta a especies diferentes a través del FTR, y toda vez que han desarrollado las resistencias necesarias la herencia realiza el resto, aunque es importante considerar que la adquisición de una parte inútil, difícilmente puede decirse que eleva un organismo en la escala natural; sin embargo no hay conocimientos suficientes para establecer un criterio con el alcance y madurez necesarios, para determinar con todo detalle este principio; aunque la experiencia nos ha demostrado que la mayor competitividad alcanzada por los microorganismos patógenos de continuar la especie humana por esta ruta terapéutica, nos pone en una incompetencia para la supervivencia, en la participación de la lucha por los espacios de nuestra economía con todo el mundo microorgánico, dada la creciente deficiencia de nuestro sistema inmunológico.

Y consecuente a dicha ruta terapéutica, la especie humana se ha visto disminuida relativamente en la escala natural que nos familiariza con nuestros competidores comunes, dadas las incontables enfermedades secundarias y la creciente disminución de esta capacidad inmunológica.

Por lo cual es importante reconsiderar la administración de estos medicamentos antimicrobianos, así como su relación con la aparición de las enfermedades iatrogénicas, las cuales muchas veces son más peligrosas y más difíciles de curar que las naturales.

Ahora bien aunque no tenemos ninguna prueba buena de que exista en los seres orgánicos una tendencia innata hacia el desarrollo progresivo, sin embargo esto se sigue necesariamente de la acción continua de la selección natural, pues la mejor definición que se ha dado de un tipo superior de organización "es el grado en que los órganos se han especializado o diferenciado y la selección natural tiende hacia este fin, en cuanto que los órganos son de este modo capaces de realizar sus funciones más eficazmente".

La capacidad de transmitirse determinada información, para adecuarse al medio entre las diferentes especies como son las resistencias, así como las necesarias adaptaciones diferentes de las resistencias que van desarrollando los microorganismos, por la tendencia de la domesticación impuesta por los fármacos alópatas, demuestra una capacidad cada vez más competitiva para su preservación, así como su consecuente habilidad mejorada en la lucha por la supervivencia, misma que sigue desarrollando contra nosotros, su anfitrión.

Lo trágico del asunto es que toda esta superioridad que les hemos alcanzado a través de la domesticidad que les proporcionan los antimicrobianos, así como mucha de la farmacopea alópata, es para que se impongan sobre nuestra ecología y economía, cuyo equilibrio antes eficazmente controlado por los mecanismos de defensa naturales, y que por la razón simple de uso no adecuado se están atrofiando, y es que lejos de desarrollar estos mecanismos como los desarrolla la homeopatía para que a través de estos se alcance el control de los patógenos, se nos inhibe de sus actividades normales apareciendo una disminución funcional la cual es precursora de la atrofia, así como va perturbándose su actividad normal y todo esto es consecuencia de las múltiples alteraciones que nos proporcionan los diferentes fármacos alópatas, con sus venenosos efectos secundarios nada deseables.

Así vemos pues que la selección natural metódicamente mejora una especie cualquiera y de este modo separa a todos los individuos superiores y permite la destrucción de los individuos que se han vuelto inferiores o incapaces de alcanzar el desarrollo

necesario para hacerlos competitivos en la lucha por la vida, como se trata ahora de la especie que representamos y la cual tiene una tenaz lucha por la vida en sus amplísimas variedades de funciones relacionadas con los microorganismos, con los que pretende la lucha por los espacios de nuestra naturaleza.
En cuanto al desarrollo de los mecanismos adecuados en los microorganismos domesticados durante determinado tiempo, este proceso que corresponde a lo que Darwin llamó "selección inconsciente del hombre", combinado sin duda de modo muy importante, con los efectos hereditarios y el aumento del uso de los diferentes organelos así como del ADN y ARN en sus variadas y desconocidas funciones, direcciones y sentidos.
Las consecuencias de esta sentencia tan tremenda nos cabe totalmente en la lucha que estamos llevando con el micromundo en la forma más equivocada, dado que en esta, estamos adiestrando hábilmente a estos nuestros potenciales sepultureros, para que con su mayor competitividad contra nosotros por los espacios de nuestro organismo, al tener nosotros los mecanismos defensivos cada vez más disminuidos por los constantes tratamientos antiinfecciosos alópatas, y por la misma razón haber evolucionado dichas especies en mayores resistencias y competitividad, así como nuestra consecuente creciente incompetencia para defender estos espacios naturales -que hemos alcanzado en millones de años- situación que lleva a la especie humana a la extinción consecuente.
Darwin descubrió que: "La conservación de cada especie raras veces puede estar determinada por una sola ventaja, sino por la unión de todas, grandes y pequeñas."
En el caso del ser humano concretamente, vemos que a la par que se están desarrollando las capacidades ilimitadas de las

especies potencialmente patógenas, en el conjunto de las muchas ventajas cultivadas por la domesticación antimicrobiana, también estamos reduciendo las nuestras con el uso masivo e inmisericorde de fármacos destinados a la antibiosis, la corticoterapia y la analgesia, ya que casi todos son capaces de producir alteraciones orgánicas, manifiestas en muchas enfermedades iatrogénicas que terminan alterando estos equilibrios vitales de los cuales depende la vida del ser humano.
Al estar eliminando las ventajas indispensables para nuestra preservación, por las muchas agresiones, -ventajas alcanzadas a través de millones de años por una actividad natural- estamos destruyendo como necios dioses enanos, nuestra capacidad por seguir el derrotero que la naturaleza nos ha sabido señalar; derrotero que la homeopatía respeta y sigue fielmente, pero que por intereses mezquinos del vulgar lucro por la industria de la farmacia, así como por las necias corrientes alópatas que desde múltiples cátedras anatematizan.
Así como los organismos altamente desarrollados, los llamados animales superiores, evolucionan por los más disímiles y complicados derroteros hacia la perfección en complicadas interfunciones orgánicas, así también para que en un microorganismo alguna estructura adquiera un desarrollo grande y especial, es casi indispensable que otras partes de su organismo se modifiquen y que se adapten a esta nueva estructura, pues aunque todas las partes del cuerpo varíen ligeramente, no se sigue que las partes necesarias varíen siempre en determinada dirección o grado, debido a que la economía orgánica funciona de acuerdo a complicadas correlaciones compensatorias, necesarias para la supervivencia, en esa cerrada relación orgánica-funcional de cada especie, y

esta realiza las modificaciones de órganos aparentemente ajenos a los que están incidiendo en un sentido evolutivo determinado; de ahí que la especialización de nuestros viejos infectantes, ahora que los estamos adecuando para que alcancen la capacidad necesaria para nuestra destrucción, su economía está evolucionando en los más variados intrincados y desconocidos sentidos, pero también la atrofia de nuestro sistema inmune está evolucionando por los más peligrosos e intrincados desbalances, que nos incapacitarán para superar las impensables formas de agresión nuevas de los microorganismos, que en su domesticación están adquiriendo.

La selección natural sabemos que es un proceso lento, y las mismas condiciones favorables tienen que durar mucho tiempo para que tengan que producir de esta forma algún efecto señalado.

Sin embargo en la forma de domesticación o dirección artificial de la evolución o desarrollo, estas condiciones favorables han durado al parecer sólo lo necesario para la veloz promoción de las capacidades de predominio, porque dicha evolución se da en rapidez muchas veces acrecentada por la dirección y sentido insistentes que tan sistemática y cada vez en forma más definida y determinante nos han demostrando los microorganismos.

Darwin señaló que "hay una tendencia constante a la variación indefinida, y como las minúsculas variaciones incipientes deben ser en todas direcciones, tienen que tender a neutralizarse mutuamente y a formar al principio modificaciones tan inestables, que es difícil, si no imposible, comprender cómo estas oscilaciones indefinidas, íntimamente pequeñas al principio, puedan nunca constituir semejanzas".

Tal vez esto sirva para razonar por qué los micro organismos no han evolucionado en estado natural a una velocidad de competitividad tan peligrosa para nuestra preservación; pero sin embargo la agresión constante como vimos con anterioridad, dan un sentido coherente consecuente, y de este modo se están dando las diferencias tan definidas que requieren los microorganismos agresores para exterminarnos, por su constante domesticación alcanzada por medio de los antimicrobianos.

Hemos de tener presente que cada especie está sometida a una rigurosa lucha por la existencia, y que la estructura de cada parte de su organización, tanto anatómica como fisiológicamente, tiene que estar bien adaptada a sus condiciones de vida, incluidas las condiciones que controla nuestra especie a través de nuestro sistema inmune.

Debemos de tener presente, que los efectos hereditarios por el uso creciente de las partes, y quizá de su desuso, serán reforzadas por la selección natural, pues todas las variaciones espontaneas en la dirección debida se conservarán de este modo, como se conservarán los individuos que hereden en mayor grado los efectos del uso creciente y ventajoso de alguna parte para su preservación, como son los mecanismos defensivos antimicrobianos.

Cuánto haya que atribuirse en cada caso particular a los efectos del uso y cuanto a la selección natural, parece imposible determinarlo dados los alcances de esta compleja concatenación, como tampoco será importante cuando estos microorganismos alcancen tal superioridad para competir por nuestros espacios con la habilidad tal, que nos desplacen definitivamente del planeta.

Sabemos que en la mayor parte de los casos solamente pueden asignarse razones generales, mismas que al reducirse nos permiten tener conciencia de tal complejidad; pero en algunos casos pueden señalarse razones especiales como en el que nos ocupa. Así pues para que una especie se adapte a costumbres nuevas como es la adaptación al uso del hombre de los antimicrobianos, dado que son casi indispensables muchas modificaciones coordinadas como las que diligentemente estamos provocando, y muchas veces puede haber ocurrido que las partes necesarias todavía no han variado del modo debido o hasta el punto debido, situación que nos puede permitir nuestra salvación si cambiamos la ruta terapéutica adecuada y oportunamente.

El aumento numérico ha sido temporalmente detenido en muchas especies de los agentes destructores como al principio del uso de los antimicrobianos, y que no estaban en relación alguna con ciertas estructuras que comprendemos deberían haber sido obtenidas por la selección natural, porque son ventajosas a las especies.

En muchos casos, para el desarrollo de una estructura, son necesarias condiciones complejas y de mucha duración y de naturaleza particular y aunque las condiciones raras veces en estado natural se han reunido, nosotros los artífices de nuestra destrucción, de la destrucción de la peor plaga que ha azotado la naturaleza, de la especie humana, sí hemos sido capaces de crearlas cuidadosa y exitosamente, ¡felicidades industriales de la farmacia!.

Regresemos a Darwin: "Todo el que crea en una evolución lenta y gradual admitirá sin duda que los cambios específicos pueden haber sido bruscos y grandes como cualquier variación aislada de las que nos encontramos en la naturaleza, pero como las especies son más variables cuando están en estado doméstico cultivadas que en sus condiciones naturales, no es probable que tales variaciones grandes y bruscas hayan ocurrido con frecuencia en la naturaleza, como se sabe que surgen accidentalmente en estado doméstico", como con el uso de los antimicrobianos.

Esta realidad no nos quita ni un poco de los lauros que nos pertenecen por alcanzar tan elaborados organismos para nuestra destrucción, para la extinción de la plaga que más daño ha hecho a la naturaleza, enhorabuena prescriptores de venenos antimicrobianos.

Por otra parte y para los que están conscientemente dejando que continúe esta situación, Darwin previniéndoles inconscientemente del mal potencial expuso en su teoría: "El que crea que alguna forma antigua, mediante una tendencia o fuerza interna, se transformó súbitamente por ejemplo, en otra provista de alas, estará casi obligado a admitir, en oposición a toda analogía, que variaron simultáneamente muchos individuos; y es innegable que estos cambios de estructura, grandes y bruscos, son muy diferentes de los que parecen haber experimentado la mayor parte de las especies. Estará además obligado a creer que se han producido repentinamente muchas estructuras admirablemente adaptadas a todas las otras partes del mismo ser y a las condiciones ambientales; y no podrá presentar ni una sombra de explicación de estas complejas y portentosas adaptaciones. Estará forzado a admitir que estas grandes y bruscas transformaciones no han dejado huella alguna de su acción en el embrión. Admitir todo esto es, a mi parecer, entrar en el reino del milagro y abandonar el de la ciencia", como pudieran admitir los que creen que la humanidad superará la contingencia de la competitividad superior contra los microorganismos de nuestro exterminio por algún novedoso medicamento, por supuesto alópata.

Por todo esto si pensamos que en su laborioso devenir, la naturaleza de las diferentes adaptaciones estructurales y funcionales de los microorganismos estén capacitados para nuestro exterminio como de hecho lo están las más variadas cepas, aparecerá el milagro a través de alguna metodología irreal o antinatural como son las justificaciones del uso de los aberrantes procedimientos expuestos.

En este alcance nuestro organismo podrá llegar a compensar las ignotas capacidades desarrolladas en nuestros competidores que nos llevan al exterminio metódico como lo están haciendo cada día, todo esto puede servir para que nos decidamos a cualquiera de las dos opciones: o tomamos ahora cartas en el asunto y nos dedicamos a todas las acciones necesarias para redimir a la humanidad de la extinción que están provocando estos fármacos antimicrobianos, sin pensar que un milagro nos transformará en algo competitivo contra los microorganismos fármacoresistentes que estamos elaborando, o nos concientizamos que la especie humana está hipotecando su trascendencia, como las almas condenadas, que al entrar en el infierno descrito por Dante leían en el frontispicio la leyenda "Perded toda esperanza".

No habrá milagro posible para que ocurran cambios bruscos que nos permitan adecuarnos competitivamente a la lucha con los microorganismos que estamos domesticando haciéndolos más feroces y resistentes a morir con éstos conocidos medicamentos, la lucha por revertir la situación es ahora y la calidad de la lucha debe ser decidida y consciente, además claro está de ser objetiva, por los derroteros que han demostrado ser los adecuados como lo está probando la terapia de la homeopatía, estimulando los mecanismos naturales de nuestro sistema inmune para la adecuada y satisfactoria competencia que necesitamos hacer.

Otra característica importante considerada por Darwin en su teoría que revolucionó las concepciones de la evolución natural, es la del instinto.

Bajo este conjunto de respuestas naturales para la preservación de cada especie microorgánica podemos incluir un sinnúmero de características dadas, como son la búsqueda de otras localizaciones orgánicas de nuestro ser obligándonos a reacondicionar nuestro organismo para preservarnos.

Darwin propuso "Todo el mundo admitirá que los instintos son tan importantes como las estructuras corporales para la prosperidad de cada especie en sus condiciones actuales de vida. Cambiando éstas es, por lo menos, posible que ligeras modificaciones del instinto puedan ser útiles a una especie, y si puede demostrarse que los instintos varían realmente, por poco que sea, entonces no sé ver dificultad alguna en que la selección natural conservase y acumulase continuamente variaciones del instinto hasta cualquier grado que le fuese provechoso. Así es, a mi parecer, como se han originado todos los instintos más complicados y maravillosos. No dudo que ha ocurrido con los instintos lo mismo que con las modificaciones de estructura o costumbre y disminuyen o se pierden por el desuso".

Es importante considerar que los microorganismos han desarrollado el instinto de la supervivencia con las múltiples y complejas habilidades desarrolladas, de las cuales las poquísimas que conocemos nos tienen asombrados e incapacitados para

competir con nuestras pueriles y temporales agresiones antimicrobianas, inapropiadas e inadecuadas, y que la sentencia es demasiado cara para proseguir por dicha derrota.
Aún cuando la razón nos obliga a reconsiderar las alternativas como recursos posibles, comprenderemos que de todas, la homeopatía ha demostrado su mejor calidad curativa, además de su superior seguridad medicamentosa.
Si ningún instinto complejo ha podido producirse mediante selección natural si no es por la acumulación lenta y gradual de numerosas variaciones ligeras pero provechosas, como lo son todas las que han demostrado usar tan brillantemente estos microorganismos que nos tienen en un jaque cada vez más cerca del mate en la lucha por la supervivencia, es menester reconsiderar las equivocadas políticas terapéuticas aplicadas.
Por otro lado, lo mismo que en el caso de las estructuras físicas desarrolladas y de acuerdo con la teoría de Darwin, el instinto de cada especie es bueno para ella misma y, hasta donde podemos juzgar, jamás ha sido producido para el exclusivo bien de otras especies, por lo cual en cuanto al FTR podemos pensar que es una muy antigua tendencia de todos los microorganismos que han demostrado así actuar, al transmitir segmentos de su ARN con la información genética, como también el obtener estos del ambiente y desarrollar los cambios estructurales consecuentes en sus cromosomas.
Si este instinto combinado con tan complejas relaciones se da, es de reconocer que tiene una intrincada evolución por lo cual sus cambios son al parecer fácilmente o con cierta dificultad pero exitosamente asimilados en la domesticidad por otras especies, y a la postre transformada esta agresión en su provecho, no así sucede con nuestras disímiles estructuras lesionadas cada vez

más y con tendencia hacia la irreversibilidad y nuestro consecuente y posterior exterminio.

Como la selección natural obra sólo por acumulación de pequeñas modificaciones de estructura o de instinto, útil cada una de ellas al individuo en ciertas condiciones de vida, podemos razonablemente preguntarnos, ¿cómo es posible que si hay todo este basamento tan elaborado y adquirido por millones de años por los microorganismos y en contrapartida nosotros los supuestos beneficiados por las terapias alópatas, tengamos siempre un resultado consecuencial tan negativo, que siempre termine a la postre beneficiando a los microorganismos que nos están acercando a la humana especie hacia la sepultura, o en el mejor de los casos hacia alteraciones disfuncionales con el mismo fin, nuestro exterminio, y así se sigan prescribiendo cómodamente?.

¿Cómo es posible que los hombres que practican las ciencias dedicadas a la preservación de la salud y consecuentemente a la preservación de la especie humana sean nuestros verdugos, al dedicarse como vulgares agentes de prescripción de venenos alópatas, los promotores de nuestro exterminio, sólo por servir a una zafia industria?.

Recordemos las conclusiones de Darwin en cuanto a que "la vida de cada especie depende más de la presencia de otras formas orgánicas ya definidas", como es nuestro caso en relación con nuestra indispensable e insoslayable flora normal, de la cual tenemos diez microorganismos por cada célula en nuestro organismo, y la cual para sobrevivir al inhóspito entorno que artificialmente le estamos creando con los antimicrobianos, obligándola así a que en su nueva adaptación cambie sensiblemente en relación con las características originales o anteriores a la tremenda agresión medicamentosa alópata, y con esto se capacite para que supere los controles de nuestro sistema inmune, con lo que nos está llevándonos a la extinción más espantosa.

Debemos entender que no hay diferencia esencial entre especies y variedades en el proceso de evolución, ni entre los especímenes de la flora normal que compone nuestro organismo ni entre los de los microorganismos que nos son patógenos; considerando dos especies cualesquiera, encontraremos difícil evitar imaginarnos formas directamente intermedias entre ellas; pero de acuerdo a la ley de la evolución de las especies esta es una opinión errónea; hemos de buscar siempre formas intermedias entre cada una de las especies y un anterior pasado común, que por lo general, habrá diferido en algunas características de todos sus descendientes modificados.

Dos especies microbiológicas sin embargo, han llegado a modificarse tanto, que si no tuviésemos ninguna prueba histórica o directa sobre su origen, no hubiera sido posible haber determinado, por la simple comparación de su conformación y funcionamiento su ascendencia, y los acercamientos que tienen para compartir sus estructuras a través del factor de transferencia de resistencias con las que se ayudan para superar los ataques que les aplicamos con los antimicrobianos y con sus genes alterados evolucionan para su preservación donde solo han quedado nuestras estructuras viables a su destrucción por las plagas que están con todo este trama desarrollando los antimicrobianos sin que nuestro sistema inmune evolucione para nada; así podemos comparar actualmente a las muchas cepas de microorganismos de la supuesta misma especie, unos sensibles y otros fármaco resistentes, como lo es la tuberculosis, el

paludismo, el cólera y otras muchas enfermedades infectantes más las cuales se han vuelto resistentes a los tratamientos antimicrobianos y actualmente son causantes de los muchos padecimientos, y estas cepas han aparecido a partir de otras que ya aparecen cada día altamente resistentes y han evolucionado a partir de cepas sensibles a las agresiones de los antimicrobianos.
Sabemos que las formas de vida nuevas y perfeccionadas de acuerdo a las nuevas condiciones de vida, tienden a suplantar las no perfeccionadas o viejas como son las cepas sensibles a las agresiones antimicrobianas, como también lo son todos los microorganismos de nuestra flora normal que no se adapten y superen a estas agresiones alópatas y si actualizamos nuestras conclusiones llegamos a la conclusión que nosotros los seres humanos tampoco hemos evolucionado a la par de estos microorganismos que en su domesticidad antimicrobiana los hemos hecho mucho más agresivos contra nuestra especie.
De ahí que la flora normal de antes del uso de los antimicrobianos, prácticamente ha desaparecido y con la aparición de las nuevas formas caracterizadas, han aparecido nuevas enfermedades aunque su sintomatología sea parecida a las anteriores en esa evolución sin cambios bruscos, ya que la aparición de las formas nuevas mejor adaptadas para superar la agresión antimicrobiana por su actual proliferación y predominio y consecuente mayor patogenicidad, está alterando peligrosamente nuestros mecanismos de control y equilibrio, amenazando nuestra existencia dentro de las funciones normales, o en un equilibrio logrado en millones de años de acuerdo a las necesidades evolutivas, pero también vemos los frentazos recibidos ante la experiencia alcanzada por los millones de pacientes con las múltiples enfermedades iatrogénicas.

Aunque es lógico suponer que nuestro organismo es capaz de evolucionar como cualquier otro de acuerdo a sus necesidades de supervivencia, y de acuerdo al necesario control de la flora normal como también la flora invasora; en lo tocante a la competitividad por la economía de nuestro organismo, debemos rendirnos a la evidencia que la capacidad de adaptación microbiana entre ellas por el FTR y las R, nos proporciona una carrera fatalmente perdida gracias a la superioridad de adaptación de estas especies en relación con la nuestra, por el sendero de las fatales prescripciones antimicrobianas.
Debemos recordar la experiencia que ha devenido en todas las especies de la naturaleza "El medio ambiente cambia a determinada velocidad y todos los individuos deben adaptarse a dichos cambios, cuando una especie no tiene la velocidad adecuada de adaptación, tarde o temprano termina por extinguirse." Y la nuestra cumple dado el uso abusivo de los antimicrobianos satisfactoriamente todas estas letales prerrogativas.
Así han variado adaptándose las especies patógenas y saprófitas de nuestro entorno por la domesticación antimicrobiana, con una velocidad variada, pero siempre superior a la capacidad de investigación de los científicos alópatas que en forma obnubilada han desarrollado cada vez más sus nuevos antimicrobianos, esta velocidad microbiana es también superior a la capacidad de adaptación de nuestros mecanismos defensivos, consecuentemente la adaptación humana a estos cambios en nuestro organismo ha sido más lenta que la necesaria y por lo tanto en dicha situación al igual que los microorganismos nos aproximan a la extinción como especie.

En condiciones normales, esto es, en las condiciones de control de una infección determinada en un individuo o aún en una comunidad en calidad de epidemia, como las que ocurren periódicamente tanto en las vías digestivas en tiempos de calor como en las vías aéreas en tiempo de frío, cuando son los mecanismos defensivos del huésped los que controlan ésta, sin la agresión que se acostumbra por los medicamentos antimicrobianos, las especies cambian con mayor lentitud en un mismo organismo o una misma zona solamente, a condición de no verse sometidos a la invasión de microorganismos tratados con antimicrobianos, que cambian las condiciones de existencia tanto del infectante como de la microbiosis indígena.
La lentitud de adaptación a través de los cambios en relación con los que se dan en la domesticidad antibacteriana, es consecuencia de que todos los habitantes de la misma zona u organismo, están ya tan bien adaptados entre sí, que en la economía del cuerpo o en la economía de la naturaleza no se presentan, sino a largos intervalos nuevos puestos, debidos a cambios físicos de alguna clase o a la inmigración de formas nuevas.
Además las variaciones o diferencias individuales que se desarrollan de naturaleza conveniente, mediante las que algunos de los habitantes pudieran estar mejor adaptados a sus nuevos puestos en las circunstancias modificadas en los organismos en que los antimicrobianos, son utilizados tan irresponsablemente, que van provocando tanto la muerte constante de las variedades o cepas sensibles como el desarrollo de las resistencias o nuevas variedades para que una vez iniciado el desarrollo o aparición de las primeras alteraciones de su evolución hacia la adaptación, las nuevas cepas puedan sustituir a las variedades madres o cepas

sensibles o bien desarrollen la capacidad creciente de resistencia a las agresiones antimicrobianas, resultado que va dejando enormes espacios al morir las cepas que no pudieron evolucionar a la velocidad de adaptación, acorde con la aparición de los fármacos antimicrobianos y estos espacios son aprovechados por las nuevas variedades resistentes y consecuentemente más mortíferas cepas microbiológicas, tanto saprófitas como infectantes, dejando a nuestro organismo más afectado que antes, pues a las sensibilidades creadas y manifiestas en enfermedades medicamentosas, se unen las nuevas potencialidades de los microorganismos alterados genéticamente.

En el mundo visible vemos las agudas observaciones de Darwin que se manifiestan en la naturaleza subvisible: "en animales y plantas que se propagan rápidamente y que no cambian mucho de lugar, hay razones para sospechar, como hemos visto anteriormente, que sus variedades generalmente son primero locales, y que estas variedades no se difunden mucho ni suplantan a sus formas madres hasta que se han modificado y perfeccionado mucho." Análogamente en el mundo subvisible la velocidad natural de evolución de un organismo es acorde con la del entorno; hay tiempo suficiente para que los mecanismos defensivos de los organismos huéspedes se adapten a las condiciones cambiantes, no así sucede cuando interviene la domesticación de éstos con los medicamentos antimicrobianos dirigida hacia nuevas resistencias y agresiones.

Cuando interviene la burda práctica alópata de la antibiosis es impresionante la velocidad de evolución o cambio en el mundo subvisible y cuando las especies infecciosas se han especializado lo suficiente desarrollando las resistencias adecuadas, como ocurre en las frecuentes infecciones intra hospitalarias por cepas altamente resistentes, éstas al predominar y desarrollarse en los organismos infectados van ocupando los espacios de sus ancestros extintos que son capaces de alcanzar, pero también ocurre en espacios asombrosamente grandes como son las epidemias internacionales dado que con los medios de transporte tan vastos, que nos permiten alcanzar cualquier parte del mundo en algunas horas por enormes masas humanas, el sistema de los controles se ve prácticamente pueril e insuficiente, de acuerdo a las conclusiones de la OMS.

Afortunadamente para mi "Teoría de la extinción de la Especie Humana" y desafortunadamente para la humanidad, la información que hay sobre las abundantes cepas o variedades de cada especie de microorganismos infecciosos y los que se han vuelto patógenos al predominar fácilmente en la economía corporal humana, va superando nuestra capacidad de control; nuestros deficitarios mecanismos defensivos nos llevan más rápido rumbo a la extinción de la especie, por nuestra mayor lentitud a la necesaria más veloz adaptación al cambiante mundo que estamos provocando.

Algunos de los saprófitos más conocidos no por otra cosa que por su célebre capacidad enfermante son: Staphylococus aureos (estafilococo dorado), variadas cepas de estafilococos entre las cuales se encuentran los estreptococos alfa destructores de la sangre y otros más como son las levaduras, etc.

Los temibles anaerobios entre los que cuentan los peligrosos Clostridium, que en condiciones normales algunos viven en nuestro organismo controlados por el sistema inmune para evitar crecimientos enfermantes, cuando superan los mecanismos de control por cualquier eventualidad, son capaces

de producir en el intestino la colitis pseudo membranosa la cual es potencialmente mortal, y cuyo poder letal es tan alto que unos cuantos kilogramos del veneno que producen estos microorganismos, es capaz de eliminar por envenenamiento a toda la especie humana.
Como estos, miles de variedades de microorganismos son controlados por nuestro sistema inmune con una eficacia tal, que en millones de años no han podido extinguirnos y sin embargo con el uso de los antimicrobianos pueden prosperar hasta hacerse predominantes en nuestras localidades en diferentes lugares de donde acostumbran vivir controlados en su relación numérica, y así pueden provocarnos enfermedades e incluso la muerte como lo puede promover el uso de la Lincomicina, Clindamicina y otros antibióticos más al alterar la ecología en el intestino desarrollando el predominio de los Clostridium.
También otros antimicrobianos lo hacen al provocar crecimientos como el del temible S. áureo el cual al superar las localidades orgánicas en las que vive normalmente controlado por nuestro sistema inmunológico, como es en la mucosa de la nariz, puede provocar muchas enfermedades que no puede controlar este sistema nuestro, provocando enfermedades como la fiebre reumática, la endocarditis infecciosa y muchas más.
Se pueden localizar éstos microorganismos tanto vivos como en los anales de los hospitales de cualquier ciudad del mundo, con los consecuentes cambios de costumbres o zonas de ataque, resistencias, formas de agresión, etc., lo que nos dice la gran velocidad evolutiva alcanzada para terminar con la especie humana.

Estos cambios se dan en un proceso lento en estado natural, permitiendo a nuestro sistema inmune también evolucionar, controlando las relaciones numéricas de los saprófitos, pero también la invasión de los infectantes.

La equivocada alternativa antimicrobiana manipula los genes de estos microorganismos, y ha producido un desarrollo o una evolución altamente veloz en el estado actual de domesticación, y los progenitores que tuvieron que cambiar lentamente en cada generación en los millones de años de coexistencia con nosotros, en estos últimos 60 años de estar dirigiendo los industriales de la farmacia la evolución de las especies patógenas y las saprófitas con los antimicrobianos, con una dirección científicamente dirigida contra la especie humana y ha provocado la voz de alarma lanzada por la OMS.

Para nuestro asombro y temor lo podemos comparar al incursionar en los resultados espectaculares que dieran los penicilánicos en sus inicios así como las sulfas, las tetraciclinas, las cefalosporinas, etc., incluido el temible Cloranfenicol de mortales efectos con sólo unos días de aplicación cuando el paciente es sensible a estas letales agresiones, lo cual no es infrecuente, y las actuales formidables resistencias alcanzadas por todos estos antimicrobianos, que han demostrado ampliamente poder llegar a ser nuestros sepultureros.

Los saprófitos indirectamente son parte de nuestro sistema inmune, pues mientras los miembros de la flora transitoria son generalmente de poca significancia infecciosa, en tanto que la flora residente normal permanece sin alterarse al estar controlada por el sistema inmune; si esta sufre alteraciones como son las provocadas por los antimicrobianos, los

microorganismos transitorios pueden colonizar, proliferar y producir enfermedades letales o de gran significancia.
El hecho de que los microorganismos residentes y transitorios prosperen en un área determinada depende de factores fisiológicos como la temperatura, la humedad y la presencia de determinados nutrimentos y sustancias inhibidoras del sistema inmune en condiciones normales, pero cuando interviene la domesticación antibiótica, todos van alcanzando tanto nuevas localizaciones como mayor virulencia contra nuestra especie, como mayor resistencia a los antimicrobianos utilizados.
Si bien su presencia aunque no es esencial para la vida, ya que pueden ser criados animales "libres de gérmenes" que carecen completamente de una flora microbiana normal, sin embargo la flora cumple en las situaciones normales de vida, con un control indirecto de las invasiones microorgánicas potencialmente infectantes.
Pero también la flora residente en algunos sitios desempeña una función definida en la conservación de la salud y de otras funciones normales. Algunos miembros residentes de la flora intestinal sintetizan vitamina K y ayudan a la absorción de los nutrimentos.
En las mucosas y la piel, la flora residente normal al estar ocupando los espacios de nuestra economía previenen la colonización por bacterias potencialmente enfermantes mediante el proceso de la "interferencia bacteriana".
Aunque el mecanismo de la interferencia bacteriana no está claro, como una infinidad de procesos que desconocemos pero que intervenimos peligrosamente como lo hacemos con todos los antimicrobianos; es posible que dicho proceso comprenda la competencia por los receptores o los sitios de fijación en las

células del huésped, así como la competencia por los nutrimentos, la inhibición mutua por los productos metabólicos o tóxicos u otros muchos mecanismos más.

Se ha reconocido plenamente que la supresión de la flora normal crea evidentemente un vacío local parcial, que tiende a ser llenado por microorganismos del ambiente o de otras partes del cuerpo, por esa natural competencia por la vida, donde estos microorganismos así se comportan como oportunistas y pueden provocar una determinada enfermedad.

El equilibrio de nuestra naturaleza es tan delicado, dinámico y sutil que nuestro sistema inmune tiene serias dificultades para recuperar su balance cuando es alterado por los antimicrobianos; su elasticidad para compensar estos desequilibrios con múltiples interfunciones, en las variadas partes de su economía es superada por estos, como por una agresión cualquiera.

Los miembros de la flora normal, pueden por sí mismos causar una enfermedad bajo ciertas condiciones cuando superan los controles del sistema inmune; estos microorganismos están adaptados al modo de vida y control por una incontable y casi desconocida cantidad de interacciones, por lo que no son invasivos; por las limitaciones que promueve este sistema así como las limitaciones del ambiente.

Pero si son removidos violentamente de las restricciones que el ambiente les impone o superan la capacidad limitadora del sistema inmunológico, como por ejemplo cuando son introducidos a la circulación sanguínea o a los tejidos, estos microorganismos pueden provocar una enfermedad si existen factores predisponentes, como los creados por los antimicrobianos, que dejan fuera del control directo o indirecto del sistema inmune; por esta razón, los miembros de la flora residente que se encuentran en los procesos enfermantes, son en ocasiones llamados "oportunistas".

Por ejemplo, los estreptococos del grupo viridans, son los microorganismos residentes más comunes del aparato respiratorio, pero cuando grandes números de ellos son introducidos a la circulación sanguínea como sucede a consecuencia de la extracción de un diente o una extirpación de anginas; estos gérmenes pueden depositarse sobre las válvulas cardiacas deformadas y pueden así producir endocarditis infecciosa.

Algunos gérmenes se presentan en forma transitoria en la circulación sanguínea por un traumatismo menor como puede ser el lavado vigoroso de los dientes o una extracción dentaria; esta situación también se presenta con una gran variedad de bacteroides que se encuentran en el intestino grueso como bacterias residentes comunes y el control del sistema inmune los mantiene completamente inocuos en tal localización; pero cuando son introducidos a la cavidad peritoneal libre o en los tejidos pélvicos, junto con otras bacterias como resultado de traumatismos, tales microorganismos provocan supuraciones que pueden dar lugar a peligrosos estados sépticos.

En toda boca normal existe una gran variedad de microorganismos inocuos en condiciones normales, pero en presencia de tejidos lesionados por algún traumatismo, por deficiencias nutricionales, o por alguna infección, tales microorganismos proliferan ampliamente en el tejido lastimado, produciendo una enfermedad infecciosa.

Existen muchos otros ejemplos, con los cuales podríamos llenar decenas de volúmenes del tamaño de esta obra pero el punto importante es que los microorganismos de la flora normal residente son innocuos y también son benéficos en su localización y cantidad normal en el huésped, y en ausencia de anormalidades coincidentes.

La piel es otra zona de constante exposición y contacto con el ambiente, por lo cual es particularmente capaz de albergar una gran cantidad de microorganismos transitorios, sin embargo el sistema inmune actúa a través de múltiples microorganismos de la flora residente, la cual es constante y bien definida, aunque modificada en diferentes sitios por las secreciones, el hábito de llevar ropa o la proximidad de las mucosas como son la boca, nariz y áreas perineales.

Entre los factores que pueden ser importantes en el control de los microorganismos no residentes de la piel se encuentra un pH bajo, los ácidos grasos, las secreciones sebáceas y la presencia de lisozima.

Ni la sudoración abundante, ni el lavado, ni el baño pueden eliminar o modificar significativamente la flora normal residente, aunque puede disminuirse el número de microorganismos superficiales restregando vigorosamente la piel todos los días con jabón, hexaclorofeno u otros desinfectantes; los mecanismos de control de la flora normal los reemplazan rápidamente a través de las glándulas sebáceas y sudoríparas, aun cuando se excluya por completo el contacto con otras áreas de la piel o con el ambiente.

Las alteraciones mecánicas también pueden provocar variaciones significativas en la flora normal, por ejemplo la colocación de un vendaje oclusivo sobre la piel tiende a producir un gran incremento en la población microbiana total y también puede provocar alteraciones significativas a la flora normal.

El mismo fenómeno ocurre en las vías respiratorias altas y bajas con las particularidades de cada zona.
Al nacer encontramos en el intestino una total esterilidad, pero pronto son introducidos los microorganismos con el alimento.
En niños amamantados, el intestino contiene gran número de estreptococos lácticos y lactobacilos, estos organismos inmóviles producen ácido de los carbohidratos y toleran un pH de 5.0; sin embargo en los niños alimentados con biberón existe una flora más mixta en el intestino y los lactobacilos son menos prominentes, cuando se desarrollan los hábitos alimenticios tendiendo al patrón adulto, donde la flora intestinal cambia de acuerdo a estos hábitos.
Podemos observar también que la dieta tiene una influencia marcada sobre la composición relativa de la flora intestinal y aún la fecal.
En las condiciones peligrosamente infectantes de los hospitales, el intestino de los recién nacidos tiende a ser infestado por microorganismos anormales como son Klebsiella, Citrobacter, Enterobacter entre otros, los cuales son potencialmente enfermantes.
Si nos remitimos al adulto normal, podemos ver que en el esófago contiene microorganismos que llegan con la saliva y con los alimentos.
La mucosa gástrica presenta particularidades propias de su tejido así como también de sus funciones, la acidez del estómago por ejemplo conserva en un mínimo el número de microorganismos de 1,000/g a 100,000/g de contenido; el pH ácido normal del estómago protege notablemente contra la infección de algunos microorganismos que viven normalmente en el intestino, por ejemplo el potencialmente mortal cólera, pero sin embargo la

administración de ciertas drogas alópatas como son los anti secretores gástricos del tipo de la cimetidina, la ranitidina y la famotidina recomendada ampliamente a través de la televisión como una alternativa eficaz contra la acidez, provocan un gran aumento de la flora microbiana en el estómago, incluyendo muchos microorganismos que generalmente prevalecen en las heces.

En el intestino superior predominan los lacto bacilos y entero cocos, pero en el íleon inferior y en el ciego, la flora es netamente fecal.

En el colon sigmoideo y en el recto, hay aproximadamente 100,000,000,000 bacterias por gramo de contenido, constituyendo del 10% al 30% de la masa fecal.

Cuando actúan los mecanismos de defensa contra las infecciones como por ejemplo en la diarrea, el contenido bacteriano puede disminuir grandemente, mientras que en la inmovilidad intestinal se eleva.

Podemos observar que el equilibrio orgánico con todo nuestro entorno es tan interactivo que podemos ver por ejemplo, en los animales de crianza como son los pollos jóvenes, los pavos y los cerdos el crecimiento se incrementa considerablemente con la adición de ciertos antibióticos a su dieta; aunque la naturaleza de este fenómeno es oscura, como lo es casi toda a nuestro incipiente conocimiento, pero probablemente no ocurre esta situación en el hombre ni en los rumiantes.

No obstante la ignorancia de las consecuencias de estos fenómenos y de que los animales criados con alimentos adicionados con antibióticos desarrollen una flora intestinal que hace resistente a estos y a otros antimicrobianos, la cual puede

ser transmitida hacia contactos humanos, se practica amplia e irresponsablemente sobretodo en la crianza sistemática.
También y gracias a dicha práctica estos animales son fuente de salmonellas resistentes a medicamentos y también de otros patógenos entéricos transmisibles al hombre, con lo que nos van encaminando temerariamente hacia la más espantosa extinción como especie.
La economía de la naturaleza es tan delicadamente equilibrada en sus incontables funciones, que el sistema inmune no escapa de este celoso control; la experiencia nos dice que en la vagina al igual que en otras partes corporales que ya comentamos, también se presenta un cuidadoso balance en las diferentes etapas de la vida.
Poco después del nacimiento aparecen en esta, lacto bacilos aerobios, los cuales persisten mientras el pH permanece ácido esto es durante varias semanas; después el pH se hace neutro permaneciendo así hasta la pubertad donde la flora está compuesta de una mezcla de cocos y bacilos.
En la pubertad los lactobacilos reaparecen en grandes cantidades y contribuyen a la conservación de un pH ácido mediante la producción de ácido a partir de carbonatos, especialmente el glucógeno.
Este parece ser un mecanismo importante en la prevención del establecimiento de otros microorganismos potencialmente perjudiciales en la vagina.
Sin embargo si los lacto bacilos son suprimidos por la sabia mano de la alopatía, a través de la administración de medicamentos antimicrobianos, las levaduras y diversas bacterias aumentan significativamente el número con la amenaza del implante infeccioso o invasivo.

Después de la menopausia sin embargo los lactobacilos nuevamente disminuyen de número en forma natural y la flora mixta reaparece; la flora normal de la vagina, con frecuencia incluye también estreptococos potencialmente destructores de la sangre y otros muchos microorganismos más, el moco cervical tiene actividad antibacteriana y contiene lisozima una sustancia que es moderadamente bactericida.

En algunas mujeres el introito vaginal tiene una intensa flora, que se parece a la del perineo y región perianal; cuando otros mecanismos de control inmune no funcionan adecuadamente esto puede ser factor predisponente en las infecciones urinarias recurrentes.

También podemos ver que en la conjuntiva del ojo la flora normal se conserva regulada por el flujo de las lágrimas que contienen lisozima la cual tiene un efecto antibacteriano.

Las rickettsias son otro tipo de microorganismos infectantes al hombre y éstas son capaces de producir enfermedades mortales como el Tifus exantemático que transmite la R. prowazekii y su huésped intermedio es un parásito de varios roedores, el piojo.

Se conocen diversos anticuerpos de nuestro organismo y estos actúan contra las rickettsias; todos ellos participan en varias reacciones; son los anticuerpos que se producen en el hombre después de aplicaciones homeopáticas como lo es la vacunación, por actuar estimulando la reactividad necesaria en el organismo a través de la agresión moderada para que levante los mecanismos necesarios de acuerdo a esta agresión provocada y son más específicos de tipo que los anticuerpos que se desarrollan a consecuencia de una infección natural.

Se ha demostrado por otra parte que los tratamientos del tipo de los antibióticos como son el Cloranfenicol y las tetraciclinas no liberan al organismo de rickettsias, pero suprimen su crecimiento; la recuperación depende del desarrollo de los mecanismos inmunitarios del paciente consecuentes a la agresión o también como sucede con los estimulados por el tratamiento homeopático de las vacunas.

Esto habla a las claras, que estamos desarrollando a través de la domesticidad -inconsciente claro está- la resistencia de los microorganismos con terapias equivocadas al darles los cambios estructurales necesarios para que alcancen su mayoría de edad y toda vez capacitados, nos devuelvan el favor exterminándonos.

Hemos visto que las condiciones externas de los microorganismos por medio de la domesticación ha sido de trascendental importancia, tal vez más de lo que consideró Darwin en su teoría de la evolución de las especies, cuando hemos obligado a los organismos a cambiar en su estructura y funcionalidad competitiva, y que dada la necesidad de supervivencia se han desarrollado a una velocidad asombrosa, prueba de ello es que los microorganismos infectantes no han sido eliminados del planeta ni siquiera de alguna zona de este, ni de una especie o peor aún todas las especies que conoció la humanidad, antes de los ataques antimicrobianos, han evolucionado a tal grado que superan considerablemente a sus progenitoras aumentando dramáticamente en sus relaciones numéricas con el hombre, el cual en contrapartida ha disminuido su capacidad inmune y consecuentemente su número en ese vital indicador de las relaciones numéricas, que decide nuestra trascendencia o extinción en el planeta y está disminuyendo considerablemente a cada momento.

En cuanto a la aparición de nuevas especies vemos de acuerdo a la teoría desarrollada por Darwin, que ha sido lenta y sucesiva

cuando es una evolución natural, dado que los accidentes que intervienen en una dirección determinada de evolución son casuales, temporales e interactúan unos con otros inhibiendo sus efectos sobre la evolución, no así cuando interviene la sabia mano del dios enano domesticando a especies dañinas y mortales dándoles una sistemática organización genética, tendiente a las resistencias y de superior capacidad agresiva.
Esta vida microorgánica como parte del abigarrado mosaico llamado naturaleza, no se ha podido excluir; vemos que en el predominio gradual de las especies microbiológicas como resultado final de las agresiones antimicrobianas, la especie humana va siendo cada vez más vulnerable y por consecuencia estos resultados que se manifiestan en las especies que luchan por los mismos lugares de la economía de la naturaleza de nuestro organismo, tanto por la consecuente evolución como por la expectativa de vida podemos concluir sin mucho esfuerzo que la proyección a la continuación de estas prácticas nos llevará a la extinción en forma irredimible; por lo que la ruta terapéutica alópata de la antibiosis ha demostrado que es inadecuada para la especie humana, dado entre otros aspectos a considerar que hay una menor velocidad de adaptación de nuestro organismo a los mecanismos alterados por los antimicrobianos así como por todos, absolutamente todos los medicamentos alópatas, que lejos de estimular a nuestro organismo para que supere la enfermedad cualquiera que sea, le proporciona la menor competencia de sus funciones para la necesaria adecuación a su entorno o curación, por lo cual las atrofia y de estas disminuciones de necesidad funcional va debilitándonos y vulnerabilizándonos a la postre, aunque al primer tratamiento

parezca lo contrario, devolviéndonos una aparente o tal vez una temporal salud.
La realidad es que el saber humano no ha alcanzado a conocer ni remotamente la naturaleza de las enfermedades y ni siquiera la naturaleza de una enfermedad cualquiera, salvo cuando se trata de afecciones de carácter mecánico o de origen traumático, consecuentemente de la mayor superficialidad y con la presunción egocéntrica que nos caracteriza, hemos querido con equivocadas manipulaciones en nuestra pretendida autosuficiencia, superar a la naturaleza que nos ha preservado a cada momento.
La alternativa que presenta la homeopatía es la de estimular los mecanismos funcionales normales cualesquiera que sean, a través de agresiones leves a moderadas y del mismo sentido de la enfermedad manifiesta en sus síntomas, pero de actividad altamente disipativa, para que alcance así el organismo a erradicar cualquier alteración provocada no sólo por los infectantes sino también estimulando la actividad de sus múltiples funciones vitales; cualquier desequilibrio del ser humano en la mente, sensorio y organismo tanto por deficiencia como pro exceso de irritabilidad orgánica, funcional o sensorial, por lo cual es la alternativa que puede dar la respuesta adecuada a diferentes alteraciones de la economía humana que en su defecto o exceso de respuesta a un estímulo dado, altera el equilibrio indispensable en estado de salud en cada organismo, incluyendo esas esferas controvertidas mental y espiritual o sensorial y orgánica.
El proceso de modificación como hemos visto en la teoría de la evolución de las especies ha sido lento cuando lo estimulan los procesos naturales de selección, no así cuando estos procesos

han sido estimulados a través de la domesticidad, los cuales se aceleran considerablemente por la orientación definida por medio de los fármacos antimicrobianos en el caso que nos ocupa; esta relación se ha guardado desgraciadamente en la evolución de los microorganismos infectantes, así como innumerables microorganismos saprófitos e indispensables en nuestra economía, los cuales en las condiciones anteriores al uso de estos venenos obtenidos de hongos, actinomicetos y bacterias que desarrollan para su defensa en la competencia natural por la supervivencia, la cual tenía una relación numérica muy diferente a la actual y de acuerdo a esta diferencia tan significativa, nuestra expectativa de supervivencia bien pudiera no alcanzar a concluir el próximo milenio.

El que estas variaciones o diferencias individuales que pueden surgir se acumulen mediante la selección natural en mayor o menor grado, produciendo así una mayor o menor modificación permanente y dependiente de circunstancias muy complejas, tanto en las especies microorgánicas como en la especie humana en general en cada zona donde vive, como de acuerdo a la estación, el tipo de cepa atacante así como las muchas variedades de microorganismos con los que tiene que competir en el medio en un momento dado así como los vectores de transmisión, las características de cada ser humano, el estado en el que se encuentra en ese momento tanto física como anímica y mentalmente, etc., la calidad funcional de sus mecanismos disímiles de control de invasores, infectantes, etc., hace que pensemos más en la compleja y desconocida naturaleza de la enfermedad y no en los simples parámetros a los que nos tiene acostumbrados la pueril mentalidad alópata.

También podemos analizar que cuando muchos de los microorganismos así como de seres humanos hayan llegado a modificarse en cualquier sentido, así como en la relación con los adversarios naturales al perfeccionarse en ese cambiante y cada vez más agresivo entorno artificialmente provocado por los medicamentos alópatas, podemos comprender, por el principio de la competencia y por las importantísimas relaciones entre organismo y organismo en la lucha por la vida, que toda forma que no llegase a modificarse o perfeccionarse en el grado adecuado, está expuesta a quedar exterminada; nuestra involución o disminución de capacidad competitiva en dicho sentido así como la dirección definida por los alópatas a los microorganismos nos señala el peor derrotero.
Según esta realidad demostrada hasta el cansancio en estos últimos sesenta años que ha incrementado brillantemente la agresión alópata a los organismos de los microbios y de nuestro organismo con sus terapias chapuceras, con los medicamentos tan poderosamente agresivos en relación con los mecanismos naturales utilizados en los últimos millones de años por la especie humana para su preservación, podemos arribar a la conclusión de que vamos por el camino equivocado y a pasos agigantados, donde nos espera nuestro fin como especie.
Cada formación en los individuos, no señala un acto nuevo y completo de creación, sino que sólo es una escena incidental, tomada casi al azar, de un drama que va cambiando siempre con lentitud cuando es la selección natural la protagonista y a mucho mayor velocidad cuando es la selección de los dioses enanos a través de la domesticidad antimicrobiana, tanto de nuestras funciones orgánicas como las de nuestros competidores por los

espacios de la economía de la naturaleza la que realiza esta actividad.

Podemos fácilmente deducir con toda seguridad que no tendremos una segunda oportunidad para alcanzar la preservación de nuestra especie, ya que una vez perdida nuestra existencia perderemos toda oportunidad ya que ninguna especie tiende a reaparecer nunca, aún en caso de que vuelvan exactamente las mismas condiciones orgánicas e inorgánicas de vida; pues aún cuando la descendencia de una especie podría adaptarse a llenar el lugar de otra en la economía de la naturaleza, suplantándola de este modo, sin embargo, las dos formas, la antigua y la nueva, no serían idénticamente iguales, y ambas heredarían, casi seguramente, caracteres diferentes de sus distintos antepasados y su relación con el medio ambiente, y los organismos diferentes tendrían que variar ya de un modo diferente.

Si nos remontamos hacia la década de los cuarenta cuando despegó ésta orgullosa carrera alópata de los antimicrobianos y se especializaron los múltiples fármacos antibióticos por poner el ejemplo más patente del tema que nos ocupa, podemos ver que las nuevas cepas (especies o variedades) más resistentes y agresivas de microorganismos patógenos se inició al poco tiempo de su nefasta aparición.

Este aumento gradual en el número de especies de un grupo está por completo conforme con la teoría de la evolución de Darwin, pues las especies del mismo género y los géneros de la misma familia en condiciones naturales sólo pueden aumentar lenta y progresivamente por el proceso de modificación, y la producción de numerosas formas afines necesariamente siendo esto un proceso lento y gradual, pues una especie da primero origen a dos o tres variedades, éstas se convierten lentamente en especies, que a su vez, producen por grados igualmente lentos otras variedades y especies, y así sucesivamente, como la ramificación de un gran árbol a partir de un solo tronco, hasta que el grupo llega a ser grande, evolución de muchos años en la era geológica.

Pero cuando tenemos la ventaja de la selección llamémosle artificial a través de la supervivencia por el uso de los antimicrobianos, así como la consecuente orientación evolutiva como la que estamos desarrollando con los organismos subvisibles, así como con nuestra cada vez más diezmada capacidad de supervivencia, estos cambios orgullosamente deformantes y generosamente aterradores nos ponen en el primer lugar en las plagas acaecidas en la naturaleza en todos los tiempos, pero también nos ponen en el único lugar de las especies capaces de autodestruirse.

Como vimos anteriormente según la teoría de la selección natural desarrollada por Darwin, la extinción de viejas formas y la producción de las formas nuevas y perfeccionadas están íntimamente enlazadas; también es importante destacar que más que el medio ambiente, el factor predominante en el macromundo son los depredadores de las cadenas alimenticias que controlan los crecimientos.

Nuestro sistema inmune -haciendo en los microorganismos el papel que desarrollan los depredadores en las cadenas alimenticias- controla cualquier crecimiento anómalo a nuestras necesidades vitales.

La tendencia de la medicina tradicional al desarrollo de cepas nuevas más resistentes y agresivas a través de la domesticación que proporciona el constante uso de antimicrobianos y otras drogas alópatas, ha ido disminuyendo la competitividad de nuestros mecanismos del sistema inmune, al grado de llegar a estar en franca desventaja en determinadas agresiones microbianas con lo cual la existencia del ser humano deficitario en esta resultante de equilibrios en la lucha por la vida, ha sido prueba de lo que nos acontecerá cuando el desequilibrio de la balanza sea el común denominador para la especie humana, ante las agresiones tan disímiles y cada vez más enérgicas que nos han puesto en la base de la cadena alimenticia de todos los depredadores que nos visitan en calidad de infectantes y -aún los de la casa- los saprófitos.

También es importante considerar que la inmensa complejidad del cuadro de íntimas relaciones de funciones así como también las interfunciones y cofunciones orgánicas de esta abigarrada trama de luchas por la existencia, nos haga pensar que ninguna ley fija, parece determinar el tiempo que resiste una especie o un género a la extinción.

Hay motivos para creer que la totalidad de un grupo entero de especies hacia la extinción, es generalmente un proceso más lento que su producción en estado natural, sin embargo en estado de domesticación como lo están demostrando las cada vez más agresivas enfermedades orgullosamente desarrolladas en la orientación genética de sus protagonistas gracias a sus múltiples adaptaciones por los sabios de la medicina antimicrobiana y de acuerdo al brutal desarrollo de sus resistencias y también a la aparición de nuevas variedades o cepas más resistentes que las anteriores, y mucho más que las originales o anteriores al uso de estos poderosos venenos que en nada corresponden a una terapia racional y humana, salvo en ese 10% de prescripciones adecuadas y apropiadas declarado por

los más respetables investigadores de estas aplicaciones terapéuticas, la velocidad es incuestionablemente altísima, fuera de toda proporción.
Todo este desarrollo en forma extensiva e intensiva, es preocupante, porque toda vez que alcancen estas variedades patógenas un grado de superioridad promedio en relación a nuestros cada vez más debilitados mecanismos de defensa, se iniciará la veloz extinción humana, extinción igual o mayor a la de infecciones controladas que tanto enorgullecieron a los dioses enanos en la década de los sesenta cuando se incrementó esta locura terapéutica de los antimicrobianos y las otras drogas que estimulan lenta pero inexorablemente nuestro fin.
Si nos preguntamos ¿en el mundo visible por qué esta o aquella especie es rara?, podemos entender que existe alguna cosa desfavorable en las condiciones de vida, pero sea cualquier cosa desfavorable a su desarrollo en las condiciones de vida, casi nunca podemos decirlo a ciencia cierta, porque poco, demasiado poco conocemos de la naturaleza y de sus místicas funciones y abigarradas relaciones.
En el caso de la especie humana, a despecho de estos sabios, también prevalece el arcano; mientras crecimos en el conocimiento de la agricultura, la domesticidad de animales de pastoreo y otras fuentes que nos proporcionaron una mejor dieta, desarrollamos varios conocimientos de higiene así como los incontables descubrimientos que nos dieron la estabilidad de la civilización actual, mejoramos nuestro entorno y crecimos tanto en número como en expectativa de vida en años; sin embargo cuando se inició esta lucha antimicrobiana y la variada actividad terapéutica alópata agresiva en las incontables entidades orgánicas, pero preponderantemente en el fatuo salto

de la muerte de microorganismos sensibles que diera tales supuestas presunciones de poder erradicar todas las especies microorgánicas dañinas a la especie humana, y que arrojara en esta portentosa cruzada millones de millones de tratamientos disímiles en toda la faz de la tierra, sólo detuvimos temporalmente a las invasiones infecciosas, sin que hasta la fecha se haya erradicado un solo grupo infectante.

En contrapartida estas especies agredidas en sus al parecer superiores capacidades defensivas, se sobrepusieran a nuestras agresiones y ahora casi alcanzan la meta contra nosotros que alguna vez nos propusimos contra ellos, esto es, acabar con la especie que les declaró la guerra innecesariamente, de acuerdo a los criterios alópatas, pero lo peor de todo esto es que en el 90% de las prescripciones inadecuadas e inapropiadas y de acuerdo a otros criterios, el porcentaje es aun mucho más elevado dado el cuestionable acierto en el 10% restante de las prescripciones antimicrobianas, por cuanto a los muchos parámetros no tomados en cuenta en el momento de la prescripción, y continúa peligrosamente la ignorancia del tremendo equívoco terapéutico alópata.

Darwin descubrió que: "La teoría de la selección natural se funda en la creencia de que cada nueva variedad, y, finalmente cada nueva especie está producida y mantenida por tener alguna ventaja sobre aquellas con quienes entra en competencia y de que casi inevitablemente sigue la extinción consiguiente de las formas menos favorecidas."

Igual ocurre con nuestras producciones domésticas: cuando se ha obtenido una variedad nueva y algo perfeccionada como nuestros orgullosos productos de terapias antimicrobianas, al principio suplanta las variedades menos perfeccionadas; cuando

a través del constante tratamiento antimicrobiano, ha alcanzado un cierto grado de perfección el microorganismo, es capaz de alcanzar espacios mucho mayores que sus ascendientes o especies progenitoras.
Así la aparición de formas nuevas y la desaparición de formas viejas, tanto las producidas naturalmente como las de producción artificial, están ligadas entre sí; en los grupos florecientes, el número de nuevas cepas producidas cuando han sido de producción natural, el tiempo útil ha sido mayor que el necesario en la producción doméstica, sabemos que las especies o variedades mejor conocidas por nosotros en el tema que nos ocupa, son las cepas más resistentes y han ido aumentando indefinidamente, por lo menos durante los últimos sesenta años, de modo que considerando esto, podemos creer que la producción de nuevas formas ha ocasionado la extinción de un número aproximadamente igual de formas viejas incluyendo las saprófitas e infectantes en la apocalíptica suplantación de microorganismos, estos son los beneficios últimos de la antibioticoterapia.
Podemos recordar dentro de los descubrimientos de Darwin, cómo alcanza a vislumbrar "una más tenaz lucha por la vida de acuerdo a la mayor competitividad en ambas especies en pugna", nuestra menor competitividad relativa para la defensa por los espacios de nuestro organismo contra los infectantes la que es absoluta debido a las constantes enfermedades iatrogénicas y sus consecuencias como la inmunodeficiencia, de origen medicamentoso; es un hecho de acuerdo a la voz de alarma de la OMS, y aunque esta situación se vino dando en una lenta evolución cuando se trataba de desarrollo natural a la cual alcanzamos con las compensaciones adecuadas, en la dolorosa

actual evolución más veloz, desequilibrada y negativa para nosotros y que estamos incrementando en las especies, tanto las tradicionalmente dañinas contra la humanidad como las saprófitas y necesarias a nuestra preservación, y que alteramos a través de la domesticación a base de antimicrobianos, así como nuestra cada vez más depauperada capacidad defensiva.

Darwin descubrió de acuerdo a la evolución natural "En general, la competencia será más severa, (como explicamos antes, ilustrándolo con ejemplos), entre formas que son más parecidas entre sí por todos conceptos. Por consiguiente, los descendientes modificados y perfeccionados de una especie producirán generalmente el exterminio de la especie primitiva (las cepas sensibles de infectantes y los saprófitos sensibles de nuestra flora normal) y si se han desarrollado muchas formas nuevas procedentes de una especie más próxima a ésta, es decir, las especies del mismo género, serán las más expuestas a ser exterminadas. De este modo creo yo que un cierto número de especies nuevas descendientes de una especie, esto es, un género nuevo, viene a suplantar a otro viejo perteneciente a la misma familia.

Pero tiene que haber ocurrido a menudo que una especie nueva perteneciente a un grupo que se haya apoderado del lugar ocupado por otra perteneciente a un grupo distinto, (como ocurre con las infecciones las cuales son cada vez más agresivas a consecuencia de las resistencias alcanzadas por el uso de los antimicrobianos) y, de este modo haya producido su exterminio. Si se desarrollan muchas formas afines descendientes del invasor afortunado, muchas tendrán que ceder su puesto, y, generalmente serán las formas afines las que padecerán, por efecto de cierta inferioridad común heredada.

Pero ya sean especies pertenecientes a la misma clase, o clases diferentes, las que hayan cedido su lugar a otras especies modificadas y perfeccionadas, algunas de las víctimas pueden muchas veces conservarse durante algún tiempo, por estar adaptadas a alguna clase particular de vida, o por habitar alguna estación distante y aislada, donde habrán escapado a una ruda competencia", como ocurre con las poblaciones humanas que por cualquier razón no usan los medicamentos alópatas o los usan demasiado poco en relación con las ciudades "civilizadas", pero además se encuentran lejos de los contagios de nuestros domesticados infectantes, estas poblaciones humanas que no son atacadas por antimicrobianos y que no tienen el peligro de las invasiones de cepas mejor adaptadas o capacitadas por los antimicrobianos para competir tanto con otras cepas como con nuestra normal flora, estas poblaciones humanas que se mantienen como islas separadas de influencias domesticadas de infectantes para alcanzar rápidamente nuestro exterminio, son las que podrán sobrevivir algún tiempo más al final del tiempo que laboriosamente nos están cultivando los sabios de la farmacopea alópata, aunque su susceptibilidad será mayor si alguna cepa los alcanzase como ocurrió con nuestros indígenas precolombinos tras la bárbara conquista tan llena de transmisiones infecciosas.

Como ocurrirá con esos grupos aislados de estas influencias de microorganismos cultivados y ajenos al temporal envenenamiento medicamentoso alópata y sin las defensas necesarias desarrolladas como ha ocurrido cuando las invasiones a poblaciones humanas se dan en zonas aisladas del contacto con los cultivos microbianos.

En estos últimos sesenta años en que el corrimiento en nuestra contra en las relaciones numéricas, va favoreciendo las variedades microbianas más resistentes y con costumbres diferentes y más agresivas para alcanzar localizaciones nuevas en nuestro organismo, éstas van eliminando las especies sobre las cuales nuestro sistema inmune ya había desarrollado hábitos de control determinados y estas nuevas cepas que son capaces de incursiones, posicionamientos y desarrollos más agresivos y peligrosos para nuestra existencia, destruyen las antiguas formas microorgánicas dada su inferioridad relativa al nuevo entorno creado, y son el fruto último y fatal que nos están legando los antimicrobianos.
Dado que en estos dos ejemplos las condiciones son diferentes debemos comprender que se están realizando o se realizarán exterminios con leyes adecuadas a cada caso.
En nuestras poblaciones humanas en que a consecuencia del abusivo uso de los antimicrobianos, el rápido desarrollo de la competencia por los espacios de nuestro organismo por nuestra normal flora alterada genéticamente, así como por los infectantes más resistentes, hay una evolución también de nuestros mecanismos defensivos buscando la compensación.
Aunque estos evolucionan muy lentamente en relación con la velocidad de adaptación de las cepas saprófitas y parásitas en sus variados mecanismos defensivos, la relación numérica nos desfavorece por llevarnos en el campo de la herencia amplia ventaja.
Así, todas las variedades de microorganismos tanto saprófitos como infectantes, están siendo desplazados continuamente por los que han desarrollado mecanismos de mayor competitividad, esta mayor capacidad para la competencia por la supervivencia

está destruyendo nuestro entorno por nuestra inferioridad competitiva consecuente.
Cada especie tiende a aumentar, y el que estén actuando causas que limitan este aumento, aún cuando por nuestros pobres conocimientos raras veces las veamos, debemos comprender esta ley natural sin la cual, toda la economía de la naturaleza estará completamente oscurecida, y aunque es aceptable pensar que nuestro sistema inmune está desesperadamente desarrollando la inmunidad consecuente a las agresiones microbianas, sin embargo su velocidad de desarrollo contra la inmunidad microbiana ha demostrado ser infinitamente menor.
A los microbiólogos, infectólogos, y en fin a toda esta diversidad de estudiosos del mundo microorgánico, así como a los estudiosos del sistema inmune con sus incontables y en su inmensa mayoría de fenómenos desconocidos, como lo son casi todos los que desarrolla nuestro organismo y su desconocida interrelación con los saprófitos para controlar las invasiones parásitas, así como todos los fenómenos de interacción de nuestro organismo con el estado emocional y mental al cual le prestan poca o ninguna importancia los alópatas, cabe en estos momentos recordar el genio de Darwin cuando expuso: "En el momento en que podamos decir exactamente por qué ésta especie es más abundante en individuos que aquella, por qué esta especie y no otra puede ser aclimatada en un país dado, entonces, podremos encontrarnos justamente sorprendidos de no poder explicar la extinción de una especie dada o de un grupo de especies." Dada la complejidad concatenada.
También es menester recordar que para tratar a una enfermedad cualquiera, es de gran importancia conocer su naturaleza, situación a la que nuestra inteligencia actual no ha

llegado y requerirá tal vez si trascendemos, de varios milenios, pero que la homeopatía trabaja en un sentido más cercano a la naturaleza del organismo nuestro, al estimular las partes más importantes y decisivas en la curación a través de los estímulos homeopáticos.
"La salud es el equilibrio de todas las funciones que nos dan la vida", en consecuencia nuestro organismo retorna al equilibrio de la salud estimulando el reequilibrado de las actividades que en exceso o deficiencia de sus capacidades alteraron el equilibrio emocional, mental u orgánico y con esto permitieron la aparición de una enfermedad cualquiera que sea, por lo tanto la terapia racional es estimular el equilibrio de estas funciones normales en las áreas que producen los síntomas del enfermo, como lo hace la homeopatía.
Como en el caso que nos ocupan las infecciones microbianas, actúa la homeopatía readecuando el enfermo al entorno y no pretendiendo adecuar al enfermo su entorno al estilo alópata, pretendiendo destruir microorganismos de los cuales ni siquiera ha demostrado conocer sus incontables recursos de supervivencia, equilibrio ecológico con nuestro organismo y desarrollo.
En el momento en que crucemos el umbral del conocimiento, umbral en el cual nos encontramos indecisos actuando acorde con nuestras pueriles presunciones, más como necios dioses enanos, pretendiendo que nuestro modesto saber es suficiente para decidir que estructuras orgánicas se pueden alterar sin consecuencias que afecten nuestra supervivencia, en lugar de actuar como seres pensantes y consecuentes con la naturaleza que nos da la vida, en ese momento y no antes, veremos con claridad que el camino no es desarrollar más a nuestros

competidores ecológicos, capacitándolos mejor por los espacios de la economía de nuestra naturaleza, desarrollando resistencias bacteriológicas, sino elevando la capacidad defensiva de nuestro organismo estimulando el mejor funcionamiento de nuestros mecanismos de defensa normales para garantizar nuestra supervivencia, dado que estos son los que garantizaron nuestra existencia en millones de años.

Por las más diferentes razones descubiertas y tal vez por las muchas más que desconocemos pero que podemos sentir de acuerdo a la concepción de Darwin y muchos científicos más, los cuales nos descorrieron muchos de los velos de la ignorancia sobre nuestros orígenes, así como el de la naturaleza y toda su evolución y el lamentable fin que nos depara de no corregir la derrota terapéutica alópata en tiempo y forma pera superar la contingencia acaecida.

Darwin se manifiesta así sobre este tema: "Pocos descubrimientos paleontológicos son más llamativos que el hecho de que las formas vivientes cambian casi simultáneamente en todo el mundo."

Aunque también es cierto que los cambios cualesquiera que sean, están determinados por las condiciones internas y las externas de cada especie, de cada individuo en su franca competencia por los espacios de la economía de la naturaleza y esto da origen a las variedades por las más diferentes necesidades de adaptación.

Consecuente a este principio, las mejoradas capacidades de agresión a todos los microorganismos por los mismos agentes alópatas, está dando dirección de evolución, y como respuesta de estos para lograr la supervivencia a cada vez mayor velocidad de adaptación, así como otras características propias de la domesticidad que han desarrollado, con una plataforma de parecidas condiciones y consecuentes necesidades de resistencias, pero también nuestra más lenta evolución como especie a la adaptación a estas agresiones, situación que nos acerca en el conjunto de todos estos factores, más fácilmente al exterminio como especie.

Pero no sólo fue de Darwin esta conclusión sobre los cambios de las formas orgánicas más o menos simultáneamente en la naturaleza, en ese orden extraño de sucesión; otros grandes observadores como fueron Verneuil y Archiac expusieron llenos de asombro "parecerá seguro que todas estas modificaciones de especies, su extinción y la introducción de las nuevas, no pueden ser los resultados de simples cambios en las corrientes marinas o de otras causas más o menos locales y temporales, sino que dependen de leyes generales que rigen todo el reino animal"; también es importante dejar establecido que este gran hecho de la sucesión paralela de las formas orgánicas en todo el mundo microorgánico es inexplicable por la teoría de la selección natural, si no introducimos elementos como las enfermedades infecciosas o cualquier acción microorgánica en el entorno mundial y de acuerdo a la situación que estamos viviendo la especie humana, acorde con el masivo uso de antimicrobianos, que bien pudieran haberse desarrollado estas situaciones en condiciones naturales claro está y condicionados a dicha velocidad evolutiva en el pasado, como por otros fenómenos ignorados por nuestros pobres alcances cognoscitivos.

Concluyamos la idea: si para explicar esta desaparición y la aparición de nuevas formas, introducimos en las consideraciones de la evolución de las especies de Darwin la actividad del mundo microbiológico a esa lucha, por todas y cada una de las

localizaciones vacantes o mal defendidas de la economía de la naturaleza, esta acción es entendible, pero además continúa prevaleciendo la ley de la selección natural.
Este mismo proceso se está dando en la extinción de la especie humana con las características de la microbiosis, aunque domesticada por los fármacos alópatas, por lo cual es mucho más veloz.
Sin embargo es importante hacer notar que los organismos superiores desarrollan mecanismos de defensa contra las agresiones microorgánicas, y los individuos que no han estado en contacto con dichas agresiones y consecuentemente no han desarrollado los mecanismos defensivos adecuados, son exterminados, como el ejemplo que ya mencionamos en que fueron victimados los indígenas americanos por plagas como la viruela traída por los zafios conquistadores en el medioevo.
Y aunque estos cambios se dan tanto en el medio natural como en el cultivado o de domesticación que estamos padeciendo toda la humanidad que usa antimicrobianos, la única diferencia es la velocidad en que se desarrollan los cambios de especies más competitivas por las menos competitivas.
Sobre este tema Darwin concluye "Las viejas especies, que son derrotadas y que ceden su lugar a formas nuevas y victoriosas, estarán generalmente, reunidas en grupos, por heredar en común cierta inferioridad y por consiguiente, cuando se extienden por la naturaleza grupos nuevos y perfeccionados, desaparecen de esta los grupos viejos, y en todas partes tiende a haber correspondencia en la sucesión de formas, tanto en su primera aparición como en su desaparición final."
En nuestro organismo, parece ser que esta inferioridad de las especies subvisibles que componen nuestra flora indígena en

decadencia, como su correspondiente sustitución por otros comensales comunes del hombre más competitivos, así como la superioridad de las especies infectantes domesticadas por las agresiones antimicrobianas, se puede explicar a través de la capacidad para dominar un entorno abigarrado de fuerzas y contra fuerzas que superan nuestro sistema inmune y que pudiera ser el símil de las especies en pugna por el predominio, y en el cual nuestra inmunodeficiencia nos quita puntos en la competitividad por los espacios naturales que defendemos.
Sin embargo es importante hacer hincapié sobre todo en puntos como este, en los cuales es difícil determinar solamente a través de análisis oculares o a través del microscopio los cambios ocurridos en el microorganismo modificado, ya que no debemos suponer que la divergencia de caracteres es una condición forzosa, esta depende predominantemente de que los descendientes de una especie sean capaces de este modo o de otro cualquiera de apoderarse de muchos y diferentes puestos del organismo tanto por desarrollo instintivo como por adaptaciones orgánicas ya que en el caso de las necesidades vitales para obtener un lugar en la economía de la naturaleza y de acuerdo a los nuevos requerimientos provocados así como la tendencia al crecimiento en forma geométrica es capaz de influir en forma determinante en estas situaciones.
Los microorganismos toda vez capacitados para la contienda así como disminuidos nuestros mecanismos de defensa por su atrofia por cualquier causa, cuando requiere el organismo defensas adecuadas, dado que parte de la respuesta de rechazo la dan los antimicrobianos alópatas, así como también por la inmunodeficiencia provocada por otros fármacos alópatas da este cuadro manifiesto y no hay razón para pensar que el

resultado mundial de enfermedades desarrolladas en estos últimos sesenta años hasta la catástrofe actual, hayan sido provocadas en su contexto principal de otra forma.
La medicina alópata al tratar las enfermedades infecciosas a base de antimicrobianos, en lugar de estimular los mecanismos necesarios de nuestra organización inmune sin posibilidad de la inmuno capacitación, sin necesidad de defendernos de estas agresiones cuando son en determinado grado erradicadas o controladas, nos están llevando a la atrofia de dichos mecanismos defensivos y sus complicadas relaciones de correspondencia necesariamente tenderán a modificarse, pero no a nuestro favor sino en nuestra contra como lo estamos experimentando en la inmunodeficiencia alcanzada.
Las nuevas especies si son prósperas llegan a ser superiores a sus predecesoras de un modo general, pues tienen que vencer en la lucha por la vida a todas las formas viejas, con las que entran en estrecha competencia y el crecimiento de las resistencias y de las nuevas enfermedades infecciosas, prueba nuestra constante disminución defensiva.
En esta lucha debemos incluir nuestra especie ya que en su actividad mantiene controlado el crecimiento de cualquier especie enfermante, como lo hacen los depredadores en las complejas cadenas alimenticias.
Este principio es valedero tanto para las especies microbiológicas que nos están enfermando como para nuestros comensales comunes, así como para nuestros variados y complejos como casi desconocidos mecanismos defensivos y toda nuestra estructura tanto orgánica como mental y espiritual, dada la intrincada concatenación alcanzada en todas estas funciones que nos dan la vida.

Cuando han llegado hasta un punto dado todos los microorganismos en estado natural sin la domesticación antimicrobiana y de acuerdo a que un establecimiento determinado sin posteriores cambios no es necesario, según la teoría de la selección natural, para que continúen progresando más, aunque, durante los tiempos sucesivos, tendrán que modificarse sólo un poco para conservar sus puestos en relación con los pequeños cambios de las condiciones de existencia dado que nosotros los seres vivos, evolucionamos entre otros factores por la necesidad de adecuarnos al medio ambiente, tanto orgánico como inorgánico y si no hay cambios sustanciales en el entorno nuestros cambios tampoco se darán.

Estos cambios se ha demostrado que vienen dados por las constantes necesidades de adaptación a las fluctuantes condiciones ambientales, de ahí que al estar alterando este ambiente y de acuerdo a la capacidad de adaptación de cada especie se va dando la evolución en un sentido determinado; si un organismo o una especie no se adapta a la velocidad de los cambios de la naturaleza, termina por fenecer.

Desgraciadamente las adaptaciones de las estructuras de los microorganismos tanto lesivos como participativos de nuestro bienestar, son mucho más veloces que las de nuestro organismo, y domesticados en ese medio tan definido escapan a la capacidad de control de nuestro sistema inmune, y en cuanto a nuestra adaptación a este medio antimicrobiano, somos más lerdos en adaptarnos a las agresiones medicamentosas, pero también si estudiamos la frontera que existe entre los niveles tóxicos y los terapéuticos, tan cambiantes en cada ser humano y en el mismo alcanzan a ser tan variables en las diferentes

condiciones de su vida, nuestra evolución y capacidad de resistencia a estas, son cada vez más drásticamente disminuidas.
De todo esto comprenderemos que en la compleja lucha por la vida es muy creíble que los microorganismos de acuerdo a la domesticidad dirigida tan selectivamente hacia su superior capacidad y nuestra inferioridad comparativa, nos lleven hacia nuestra destrucción, ya que aunque no cuenten con una organización muy elevada, estarán muy arriba en la relación natural que mantenemos inevitablemente si se juzgase por la más decisiva de todas las pruebas, "la ley de la lucha por la supervivencia".
Si bajo este prisma juzgamos los resultados alcanzados de los antimicrobianos, tan sólo con esto nos daríamos cuenta de la tendencia y expectativa para la especie humana, y esto apenas a poco más de medio siglo de la aparición de esta plaga, puesta en comparación con las eras geológicas de millones de años en la cual ha evolucionado nuestra especie, como todas las que habitan la tierra compartiendo el entorno con los microorganismos.
También podríamos desarrollar el análisis comparativo bajo una participación evolutiva paralela, entre animales vertebrados y microorganismos, si por ejemplo nos remontamos a Darwin, el plantea: "hoy en día existen cincuenta mil especies de animales vertebrados, y sabemos que en un periodo anterior existieron sólo diez mil, debemos considerar este aumento de número en la clase más elevada, que implica un gran desalojamiento de formas inferiores como un adelanto decisivo en la organización del mundo."
Este desarrollo análogo lo vemos en los microorganismos que estamos desarrollando en la domesticidad de una actividad más

violenta contra nuestra especie y contra todas las especies superiores, ya que debemos de tener en cuenta que esta domesticidad ha desarrollado una variedad de cepas o variedades resistentes a los antimicrobianos, con capacidad agresiva muy superior a las cepas originales anteriores al uso de estos "supuestos medicamentos" o sea anteriores a la década de los cuarenta; desde entonces las crecientes variedades de cepas más resistentes y con capacidad de ocupar más variados lugares de nuestra naturaleza, y si sabemos que en un periodo anterior al uso de estos existieron sólo variedades sensibles a determinados antimicrobianos y otros más a los nuevos que fueron desarrollando, y que el crecimiento de cepas resistentes fueron apareciendo en el curso de las lúcidas terapias alópatas, debemos considerar que este aumento de número en la clase más elevada, implica un gran desalojamiento de formas inferiores como un adelanto decisivo en la organización microbiana.

Esta situación también se ve en personas que usan otros "medicamentos" en tratamientos crónicos como son los corticoesteroides y varios genéricos alópatas más.

A la distancia esta terapia está perdiendo a la especie humana en el vicioso círculo del desarrollo de los antimicrobianos más agresivos y menos bien conocidos, bacterias nuevas más resistentes, sensibilidades mayores por parte de los humanos supuestamente beneficiados, y pérdida total de la capacidad de defensa de nuestros mecanismos inmunitarios contra los microorganismos patógenos, cada vez mayores en sus relaciones numéricas como en su variedad de cepas.

Este es el nuevo balance a todas luces desfavorable y alarmante que ha estado lanzando la OMS desde 1995.

La teoría del desarrollo embrionario de las formas vivientes concuerda admirablemente bien con la teoría de Darwin en la cual expone que "el adulto difiere de su embrión debido a que han sobrevenido variaciones a una edad no temprana que han sido heredadas en la edad correspondiente. Este proceso, aunque deja al embrión casi inalterado, añade continuamente, en el transcurso de generaciones sucesivas, cada vez más diferencias al adulto. De este modo, el embrión va a quedar como una especie de apéndice, conservado por la naturaleza, de la condición primitiva y menos modificada de la especie."
Respecto a las herencias, elementos de capital importancia en el tema que estamos desarrollando por ser las resistencias y nuevas capacidades agresivas de los microorganismos, el conducto sobre el cual los microorganismos nos tienen sentenciada la extinción, Darwin explica: "En estado natural, después de transcurrir muchísimo tiempo y de grandes cambios geográficos que permitan mucha emigración recíproca, los más débiles cederán su puesto a las formas predominantes y no habrá nada inmutable en la distribución de los seres orgánicos, sin embargo en estado de domesticidad los productos de elaboración se obtendrán más rápido por la insistencia de las condiciones que provocan los cambios cualesquiera que sean."
Cuando las condiciones exteriores son estables los grupos de cepas microbianos aumentan lentamente en número y variedad y resisten durante periodos desiguales de tiempo, pues el proceso de modificación es necesariamente lento y depende de muchas circunstancias complejas; no así en las modificaciones provocadas a través de la adaptación por medio de la domesticación de los antimicrobianos; aunque si somos dialécticos se podría controlar mejor el entorno si en lugar de

domesticar a estos microorganismos, domesticamos o desarrollamos nuestros mecanismos del sistema inmune con las naturales agresiones moderadas y adecuadas a las necesidades del individuo enfermo de acuerdo a sus carencias o respuestas deficitarias o excesivas que manifiestan la sintomatología de la enfermedad y esto solamente ha demostrado poderlo hacer la Homeopatía.

Como en estos casos sucede, las especies predominantes, son las que han demostrado superioridad de adaptación, las que pertenecen a grupos grandes y predominantes y que tienden a dejar muchos descendientes modificados o grupos más competitivos, tanto en resistencia como en agresividad para alcanzar los mejores lugares en nuestra naturaleza.

Los tratamientos antimicrobianos en su actividad de domesticidad sólo están destruyendo los microorganismos sensibles evolucionando las especies resistentes, haciéndonos creer que los estamos exterminando; pero en realidad sólo les estamos haciendo el trabajo de nuestra extinción por ellos mismos, a cambio de pálidos o temporales resultados terapéuticos, prueba de esta situación son los más grandes números por variedad y relación numérica contra nosotros y las alarmantes declaraciones de la OMS que desde 1995 está lanzando desesperadamente.

De acuerdo a Darwin sabemos que "Cuando un grupo alcanzara a desaparecer por completo jamás reaparecería, pues se habría roto el eslabón de las generaciones"; tal vez nos cabe a nosotros los humanos esta última significación de la ley de la extinción de las especies descubierta por Darwin de acuerdo a la experiencia antimicrobiana de estos últimos sesenta años.

En el caso de los microorganismos, podemos comprender cómo es que las formas predominantes de estos que se extienden mucho y producen el mayor número de variedades o cepas que tienden a infectar con más facilidad los organismos humanos con descendientes semejantes pero modificados, estos generalmente consiguen suplantar los grupos que les son inferiores en la lucha por la existencia, incluso nuestros semejantes menos preparados para la competencia, después de determinados espacios de tiempo cada vez más cortos, dando como situación aditiva la superresistencia que provocan los antimicrobianos.

En el desarrollo de la domesticidad que estamos estimulando, las producciones infecciosas del mundo parecerán haber cambiado simultáneamente en estos últimos sesenta años, como también lo parecen las producciones microscópicas saprófitas, aunque con una tremenda diferencia en el tiempo que transcurrió en lapsos bastante grandes, cuando fue una transformación natural, y que dio tiempo a nuestro organismo a las adaptaciones necesarias para la competencia, en relación con el fugaz tiempo de apenas sesenta años de uso de estos medicamentos llamados antimicrobianos, con que hemos domesticado a estas especies para que nos exterminen de la faz de la tierra, sin darnos tiempo de las consecuentes adaptaciones necesarias.

También debemos recordar que nuestros mecanismos defensivos así como el inconmensurable conjunto de funciones en equilibrio, desde los fenómenos físicos hasta los mentales y sensoriales, en su inter función son necesariamente alterados en sus interrelaciones y cofunciones por los científicos alópatas usuarios negligentes de los antimicrobianos, en ese 90% de prescripciones innecesarias e inadecuadas y que los está poniendo a la par de aquellos mujiks que para proteger a su pueblo de las epidemias ungían al yugo de labranza a varias viudas y las obligaban a rodear de un surco la población en que vivían para evitar así que la plaga los dañara, pero también recordemos a los científicos del horror que pensando a favor de la humanidad experimentaron en "Álamo Gordo" las pruebas que llevaron a la creación de la bomba atómica que nos está poniendo al borde de la extinción, por políticos réprobos y llenos de misantropía.

Pero volvamos al profundo análisis de Darwin en su brillante exposición de la evolución de las especies. "Por otra parte, todas las leyes principales de la paleontología proclaman claramente, a mi juicio, que las especies han sido producidas por generación ordinaria, por haber sido suplantadas las formas antiguas por formas orgánicas nuevas y perfeccionadas, producto de la variación y de la supervivencia de los más adecuados."

Así también en el mundo microorgánico estas nuevas generaciones cada día están suplantando a las anteriores ya de por sí agresivas y potencialmente mortales, y que en su desarrollo bien pueden alcanzar la capacidad de exterminio masivo contra nuestra especie, como lo han alcanzado diversos microorganismos cuando las condiciones domésticas a su actividad son suficientemente favorables; esto lo podemos corroborar con las necesidades crecientes de antimicrobianos muchos de los cuales son menos conocidos, y en bastantes casos ni siquiera llegan a tener el alcance terapéutico esperado, ni la seguridad necesaria para salvaguardar a nuestros semejantes fatales usuarios.

Esto sucede principalmente cuando los pacientes son infectados con cepas fármaco resistentes por la previa domesticación de

estos a través de antimicrobianos, para resistir, como las infecciones que anunciara la OMS de diferentes enfermedades, en las cuales la equivocada mentalidad alópata con tales tratamientos, sintió alguna vez el predominio y la posibilidad de su exterminio a través de esta nociva práctica.
Darwin nuevamente expone "La diferencia entre los habitantes de regiones distintas puede atribuirse a modificación mediante variación y selección natural, y probablemente, en grado menor, a la influencia directa de condiciones físicas diferentes. Los grados de diferencia dependerán de que haya sido impedida, con más o menos eficacia, la emigración de formas orgánicas predominantes de una región a otra; de la naturaleza y número de los primeros emigrantes y de la acción mutua de los habitantes, en cuanto conduzca a la conservación de las diferentes modificaciones; pues, como ya se ha hecho observar muchas veces, la relación entre los organismos en la lucha por la vida es la más importante de todas. De este modo, la gran importancia de las barreras, poniendo obstáculos a las migraciones, entra en juego, del mismo modo que el tiempo, en el lento proceso de modificación por selección natural."
Dentro de las diferentes leyes que conforman la teoría de la evolución de las especies, la relación entre los diferentes organismos en la lucha por la vida, es la más importante por ser la que determina más directamente la superioridad de cada especie, y bajo esta ley desarrollamos a través de la domesticación de las especies microorgánicas y en la forma más acelerada posible, todas las actividades que están a nuestro lamentable alcance para hacerlas más competitivas y así arribar con fatal desventura finalmente a nuestra extinción.

Los países que tienen los más sofisticados adelantos de control de plagas, desgraciadamente también entrarán en la ola de exterminio que día a día estamos elaborando con los medicamentos alópatas, y nuevamente Darwin nos recuerda a aquellos optimistas que piensan que tienen barreras infranqueables a estos microscópicos y poderosos enemigos. "Las especies muy extendidas, abundantes en individuos, que han triunfado ya de muchos competidores en sus dilatadas patrias, tendrán las mayores probabilidades de apoderarse de nuevos puestos cuando se extiendan a otros países. En su nueva casa estarán sometidas a nuevas condiciones, y con frecuencia experimentarán más modificaciones y perfeccionamiento, y de este modo llegarán a alcanzar nuevas victorias y producirán grupos de descendientes modificados, según este principio de herencia con modificación, podemos comprender el caso tan común y notorio de que secciones de géneros, géneros enteros y hasta familias estén confinados en las mismas zonas."

Conocer el pasado nos ayudará a conocer el futuro y conocer el inmediato pasado de evolución tan acelerada de resistencias y capacidad de ataque increíble desarrollado en apenas unos años, que ha dado el trágico balance que contamos en nuestras relaciones numéricas inevitables con los microorganismos, nos debe obligar a determinar un cambio de curso terapéutico o declarar nuestra pronta derrota de continuar por este mortal sendero terapéutico alópata, hasta perder la vida toda la especie humana.

Bien es cierto que en la evolución no hay rutas definidas en pormenorizados detalles, pero en rasgos generales sí alcanzamos sin temor a equivocarnos que estamos perdiendo la batalla por la vida, y ésta a pasos agigantados gracias a la selectiva dirección alópata hacia nuestro exterminio.

Esto también fue capaz de alcanzarlo a comprender el brillante naturalista C. Darwin y así nos lo hizo llegar: "No hay prueba alguna de la existencia de una ley de desarrollo necesario. Como la variabilidad de cada especie es una propiedad independiente, que será utilizada por la selección natural sólo hasta donde sea útil a cada individuo en su complicada lucha por la vida, la intensidad de la modificación en las diferentes especies no será uniforme." y más adelante concluye "Estas causas entran en juego sólo en cuanto colocan a los organismos en relaciones nuevas entre sí y también, aunque en menor grado, con las condiciones físicas ambientales."

Todos los efectos desarrollados en el ignoto mundo microorgánico del cual se descubren cinco especies diferentes cada mes, sin contar las innumerables nuevas variedades manifiestas con los tratamientos antibacterianos que han posicionado cepas nuevas resistentes, que se incluyen en los grupos de sus genitores y que laboriosamente hemos desarrollado y están formando variedades y hasta especies y grupos nuevos con la ayuda de nuestra domesticidad antimicrobiana, y todos son sólo para hincar los ijares del bíblico Caballo del Apocalipsis a cambio de pálidas y temporales curaciones alópatas, que tanto han enriquecido a esta fatal industria.

La suplantación de unas especies por otras fue dilucidado ya por Darwin en su momento cuando concluyó en sus estudios que: "Indudablemente, si una especie tiene cierta ventaja sobre otra (como las estamos estimulando con la domesticidad de muchos fármacos alópatas entre ellos los antimicrobianos), en brevísimo tiempo la suplantará en todo o en parte; pero si ambas son igualmente adecuadas para sus propias localidades, probablemente conservarán ambas sus puestos, separados durante tiempo casi ilimitado."

Esta conclusión la deberíamos observar como una irrevocable sentencia la cual carecería de importancia o no infundiría el terror que infunde a los conocedores de estos terribles deslizamientos de la relación numérica que nos particulariza con los microorganismos, si no estuviéramos haciendo con cada tratamiento medicamentoso antimicrobiano, adecuado o no, más competitivas a las cepas resistentes las cuales están suplantando velozmente a las especies anteriores tanto patógenas como saprófitas y que también tienen amenazada a la especie humana en su constante contienda.

Este hecho lo podemos considerar ya que la domesticidad en las más diferentes especies ha alcanzado que muchas naturalizadas, por la acción del hombre, se han difundido con pasmosa rapidez por extensas partes de nuestro organismo, y nos inclina a suponer que la mayor parte de las especies microbianas que ahora nos ocupan, tienden a difundiese de ese modo, en agravio a nuestra flora normal, así como a todo nuestro organismo; debemos recordar que las especies que se naturalizan en nuevos organismos no son generalmente muy afines de los habitantes primitivos que invaden los territorios de nuestra flora normal, por lo cual alteran sensiblemente dicha ecología.

Podemos ver así también en "La teoría de la evolución de las especies" de Darwin en que sin proponérselo alcanza a vislumbrar uno de los múltiples mecanismos indirectos de nuestro sistema inmune, el control de las diferentes especies invasoras como es la organización indígena planteando: "En un mismo continente la ocupación anterior ha representado, probablemente, un papel importante en impedir la mezcla de las especies que viven en distintas regiones que tienen casi las mismas condiciones físicas."

Ahora a través de los muchos descubrimientos que han dado categoría de ciencia a la inmunología, hemos podido comprender aunque sea veladamente, el inconmensurable complejo de funciones que la evolución ha desarrollado en nuestro organismo para su defensa, en estos millones de años de existencia que lleva como especie: por un lado un delicado control en el equilibrio de la flora normal, para contener las invasiones infecciosas, por otro lado para mantener el indispensable equilibrio de esta flora normal evitando los crecimientos de consecuente patogenicidad como de cualquier crecimiento celular de tendencia patológica, incluidos los crecimientos cancerígenos; sin embargo la lesiva antibiosis alópata al eliminar sustanciales grupos de especies así como al proporcionarles resistencias al control de nuestro sistema inmune, tanto la flora normal como las especies sensibles invasoras para que puedan ser sustituidas por cepas más resistentes, permite que éstas, tanto las indígenas que adquirieron resistencias como las infectantes ahora más resistentes y consecuentemente más competitivas en la lucha por las mejores posiciones en la economía de nuestro organismo, al disminuir nuestro control y nuestra consecuente competitividad, nos desplacen del lugar que hemos defendido en millones de años en la economía de la naturaleza; lo peor es que toda vez que ha sido alcanzado un nuevo nivel de agresión microbiana y sus consecuentes resistencias en la adaptación necesaria para la vida, los sabios de la alopatía desarrollan nuevos antimicrobianos, para desplazar a estas cepas resistentes con otra nueva escalada, hasta que lleguemos a ser incompetentes orgánicamente para defendernos de las agresiones, como lo declaran respetables instituciones entre las cuales contamos la de la OMS y con este pandemónium cabalgue el jinete del Apocalipsis degollando nuestra existencia.

Darwin puntualiza: "No se pretende que todas las especies de los géneros que se extienden mucho tengan una distribución geográfica grandísima, sino que algunas de ellas la tienen. Tampoco se pretende que las especies de estos géneros tengan por término medio una distribución muy grande, pues esto dependerá mucho de hasta dónde haya llegado el proceso de modificación."

En la domesticidad creada en los microorganismos por la antibioticoterapia, vemos que con el uso de los antimicrobianos la relación de las velocidades de modificación está cambiando drásticamente; así la relación numérica y la dispersión están manifestando a las claras que la disposición de los espacios de los cuales dependían otros microorganismos incluidos los saprófitos de nuestra economía están siendo ocupados por los infectantes cultivados con procedimientos de antibiosis y por ser cada vez más competitivas las cepas que transformamos con estos fármacos, nos están desplazando del entorno actual.

Para nuestra desgracia y de acuerdo a la experiencia de la domesticación de los microorganismos por medio de los antibióticos, las especies que más varían son las de vasta distribución, las comunes y difusas, esto es las especies predominantes las que pertenecen a los géneros mayores dentro de cada clase, y las que más nos han hecho daño.

Las variedades o especies incipientes, las cepas nuevas que estamos diariamente desarrollando y producidas así, se convierten al fin en cepas nuevas y distintas, y éstas, según el principio de la herencia también tienden a producir especies o cepas nuevas y predominantes capaces de superar los controles de nuestro sistema inmune más hábilmente; por consiguiente los grupos de microorganismos que actualmente son grandes, y que generalmente comprenden muchas especies o cepas predominantes, tienden a continuar aumentando en extensión de áreas donde desarrollan su supremacía, y como los descendientes que varían de cada especie procuran ocupar los más puestos posibles y los más diferentes en nuestra economía, tienden constantemente a divergir en sus caracteres, consecuentemente desarrollan una gran diversidad de adaptaciones que les permiten ser capaces de competir en las regiones en que entran en íntima competencia y en las consecuentes características de adecuación.

Estas formas están aumentando en variedad de cepas con su consecuente divergencia de características que les ha dado el predominio que conocemos, así como la tendencia a suplantar y exterminar a las formas precedentes menos divergentes y perfeccionadas, así como a superar la capacidad de control de nuestro sistema inmune y presentar enfermedades infecciosas más resistentes y agresivas, y en consecuencia con capacidad de mayor extensión y predominio contra nuestra existencia.

De esta forma hemos mejorado la velocidad de desarrollo de nuestros enemigos microorgánicos en relación con la velocidad que les diera la madre naturaleza dando contra la nuestra y para nuestra destrucción; muchas especies que descienden de un solo progenitor agrupadas en cepas y estas en los más disímiles criterios de clasificación y todos descendientes de una sola cepa original de un enemigo común; y como los descendientes modificados de las especies dominantes pertenecientes a los géneros mayores tienden a heredar las ventajas que hicieron grandes a los grupos a que ellas pertenecen y que hicieron predominantes a sus antepasados, es casi seguro que se extenderán mucho y que ocuparán cada vez más puestos en nuestra economía, hasta que superen nuestra inmunidad provocándonos la muerte masiva de origen infeccioso cada vez más común, frecuente y difícil de controlar a través de la infame antibioticoterapia, más nociva que benéfica a la postre al ser humano.

En la expectativa de la extinción de nuestra especie como hemos visto ha representado y es cada vez más representativo un papel importante el agrandar y definir los intervalos entre los diferentes grupos microorgánicos patógenos, dando marcada distinción en grupos de cepas enteras.

Bajo este ya probado principio de supervivencia por los mejor capacitados para competir por la economía toda de nuestro ser, sin la respuesta inmunitaria necesaria, podemos comprender que aunque fuimos la especie mejor capacitada para sobrevivir, del grupo del cual descendimos por estar vivos y ser predominantes, ahora es una lástima que seamos exterminados por los intereses más sucios de la zafia industria de la farmacia, que comercializa estos venenos, ocultando la realidad a los galenos y volviéndolos sus agentes de inadecuada e inapropiada venta y exterminio en 9 de cada 10 prescripciones antimicrobianas.

Gracias también a estos ineficaces gobernantes que permiten las políticas terapéuticas nocivas, sin que se monitoree esta realidad de los efectos de envenenamiento con sus consecuencias en sus más variadas formas, desde las innúmeras manifestaciones de

alergia hasta la muerte pero sobretodo las herencias y su creciente agresividad contra la especie humana.
Por todo esto estamos condenados a ser pronto un grupo en franca extinción de acuerdo a las conclusiones de la OMS, donde los microorganismos así mejor capacitados y más competitivos que nuestro sistema inmune, ocupan cada vez más espacios de nuestra economía ya que por derecho natural el de los mejor capacitados para la competencia, cada vez más les pertenece.
El problema no es tan sencillo pues ya en 1811 el doctor Hahnemann en su publicación "Esculapio en el platillo de la balanza" expone su inquietud como una gran decepción de la medicina tradicional. Este escrito es muy importante ya que contiene una explicación del por qué la alopatía fracasa en sus tratamientos y recuerda el pensamiento y los principios hipocráticos tan olvidados entonces como ahora.
En aquel entonces nacía la poderosa serpiente de la industria de la farmacia en el gremio de "los boticarios que amparados en la legislación convirtieron al médico en un simple expedidor de recetas, humillado además ya que recibía dinero de cada receta surtida."
Ahora con la especialización de los fármacos el problema se ha complicado astronómicamente pero además estos galenos reciben estudios médicos llenos de afeites lexicológicos y fementidas confianzas sobre los peligrosos efectos secundarios de los venenos que desplazan a través de sus recetas, y estas prácticas se dan tanto en las visitas periódicas de los representantes de la industria de la farmacia como en otros vehículos informativos desarrollados por estos únicos productores de fármacos alópatas y en consecuencia sus naturales surtidores.

Pero lo peor es que dada la especialización tan necesaria en el proceso de evolución del saber humano, es a todas luces imposible a cualquier médico producir sus medicamentos y deben apegarse en sus recetas a los fármacos de que disponen las farmacias o recetar naturismo u homeopatía la cual es detractada por la peligrosa competencia que tanto daño les hace, pero continuemos con el tema de nuestro libro.
Hemos visto que la selección natural que resulta de la lucha por la existencia, y que casi inevitablemente conduce a la extinción de un grupo y a la divergencia de caracteres en los descendientes de cualquier especie progenitora de otro u otros grupos, explica el gran rasgo característico general de las afinidades de todos los seres orgánicos, o sea la subordinación de unos grupos a otros; es una tremenda lástima que mientras no existió tal grado de desarrollo en la industria de la farmacia, el ser humano se sobreponía a las agresiones farmacológicas de esta rama de la medicina la alópata, con cierta facilidad o no, dependiendo de numerosas situaciones, pero ahora nuestra capacidad orgánica e inmune está por debajo de la posibilidad de respuesta anterior a las agresiones antimicrobianas y otras muchas más, producidas por medicamentos alópatas, condenando a la extinción, a la especie que superó en la evolución a toda su pródiga genealogía, en la subordinación más despiadada y absurda que haya conocido nuestra era.
En cuanto a las inextricables rutas de evolución que han tomado los microorganismos de todo tipo, consecuentes a las adaptaciones para superar las agresiones antimicrobianas, probablemente jamás desenredaremos su tejido de las afinidades que existen entre los miembros de cualquiera de estos complejísimos grupos de cepas que con ahínco y feroz

rapacidad nos está legando la industria de la farmacia a cambio de fabulosas fortunas, junto con ese sustancial grupo de médicos alópatas que prescriben nueve de cada diez recetas antimicrobianas en forma inapropiada e inadecuada colaborando conscientemente en nuestra irreparable destrucción como especie.

En microbiología estos lazos genéticos se hacen más entramados y complejos por las variadas formas de transmisión de genes incluso de una especie a otra muy diferente, y sería ingenuo pensar que no hay otros mecanismos que los van haciendo más competitivos por la vida, que nuestro sistema inmune tan deteriorado.

En el aspecto de la morfología Darwin expone: "Hemos visto que los miembros de una misma clase, independientemente de sus costumbres, se parecen en el plan general de su organización. Esta semejanza se expresa frecuentemente por unidad de tipo o diciendo que las diversas partes y órganos son homólogos en las distintas especies de la clase. Todo el asunto se comprende con denominación general de Morfología. Es esta una de las partes más interesantes de la historia natural, y casi puede decirse que es su verdadera esencia."

Darwin ahora recalcando el tremendo valor de la morfología así como todas las características que de este principio se derivan, manifiesta como una de las fundamentales de la supervivencia y la competencia por la vida.

La experiencia de los microorganismos con su veloz capacidad de transformación morfológica a través de su intercambio cromosomático y otros mecanismos más, va haciendo las incontables cadenas de cepas o variedades de especies nuevas

que hemos creado de un grupo de estos, con comunes partes homólogas a través del FTR.
En lugar de estimular su desarrollo en la forma que lo estamos haciendo con la domesticación por medio de los antimicrobianos, debemos para preservarnos buscar el estímulo de desarrollo de los naturales mecanismos defensivos de nuestro sistema inmune, estímulo que ha demostrado alcanzar con mejor capacidad la alternativa de la homeopatía ya que al estimular nuestra inmunidad y no las resistencias de los microorganismos, está orientando nuestra morfología hacia una mayor competitividad y no la de los microorganismos, en esas diferencias que nos capacitan para competir mejor en la lucha contra las agresiones microbianas.
Los microorganismos por el desarrollo veloz de adaptación a estos agresivos sistemas antimicrobianos, han incrementado el trasiego cromosomático en la absurda domesticación que nos está llevando cada vez más franca ventaja y que en apenas seis décadas ya se aprecia su evolución morfológica, en las cada vez mas grandes habilidades en conjunto contra la especie humana.
La explicación es sencilla, la evolución se desarrolla dentro de la selección de ligeras modificaciones sucesivas como las que produce el microorganismo para superar la agresión antimicrobiana, así como las modificaciones que le transmiten otros microorganismos de la misma especie y aún de otras especies muy diferentes, incluidas las saprófitas que cubren todo nuestro organismo, y que es asimilada por ser provechosa en algún modo a la forma modificada.
También hemos visto antes que las partes que vuelven a hacerse muchas veces como las que sujetamos a su interminable

repetición por la agresión antimicrobiana, están sumamente sujetas a variar, no sólo en número, sino también en forma.
En consecuencia, estas partes, existiendo ya en número considerable y siendo sumamente variables, proporcionarán tanto naturalmente como a través de nuestra absurda domesticación, los materiales para la adaptación a los más diferentes fines, y sin embargo conservan en general por la fuerza de la herencia, rasgos claros de su semejanza primitiva o fundamental como es la capacidad de la transmisión de resistencias, aunque tenemos que considerar que la morfología es un asunto mucho más complejo de lo que a primera vista parece, y en el que están interrelacionados un inconmensurable número de factores tanto del anfitrión como del microorganismo y de los incontables microorganismos que intervienen en un momento dado incluso en innumerables interacciones incomprensibles por el pobre adelanto cognoscitivo de la ciencia en general.
Ahora la sesuda intervención de la antibiosis a través de sus antimicrobianos, de sesenta años hacia acá, ha complicado el cuadro, domesticando a nuestros verdugos haciéndolos más competitivos en la lucha por la vida en lugar de mejorar nuestro sistema inmune.
También ha quedado demostrado a través de los descubrimientos de Darwin que "diversas partes del mismo individuo que son exactamente iguales durante un periodo embrionario temprano, se vuelven muy diferentes y sirven para usos muy diferentes en estado adulto de acuerdo a su subsecuente evolución".
No puede darse mejor prueba de este último hecho que la afirmación de Von Baer y plasmada por Darwin en su teoría de la

evolución de las especies de que "los embriones de mamíferos, aves, saurios y ofidios, y probablemente quelonios, son sumamente parecidos en sus estados más tempranos, tanto en conjunto como en el modo de desarrollo de sus partes; de modo que, de hecho, a menudo sólo por el tamaño podemos distinguir los embriones."

"Así también podemos observar que en los mamíferos, el timo es el único órgano linfoide conocido cuyo desarrollo se realiza independientemente de todo estímulo antigénico, por otra parte el peso y la actividad de las células del timo no se modifican con las inmunizaciones contrariamente a lo que se observa en el bazo y los ganglios".

Por otro lado vemos que "El timo tiene su origen en un esbozo proveniente de las tercera y cuarta bolsas endodérmicas faríngeas. Este esbozo pierde progresivamente sus conexiones con la faringe, y más adelante, desaparece la luz central.

En ese momento el timo está constituido por una pequeña masa densa de células epiteliales que migrarán en el cuello hasta alcanzar su sitio definitivo en la parte superior del tórax. En el hombre, el esbozo del timo y el de las paratiroides son comunes.

En el hombre, el timo termina su desarrollo en el curso mismo de la vida fetal y hacia la semana veinte de la gestación su espectro es el de un timo maduro. La tasa de crecimiento del timo valorada de acuerdo con el peso del cuerpo, alcanza una meseta a principios del tercer bimestre de la gestación, y luego decrece de allí en adelante.

Sin embargo, en el ratón, el timo termina su desarrollo completo hasta el periodo postnatal."

Toda esta diferencia manifestando una tendencia a la atrofia del timo y contra la comparación con el del ratón puede indicarnos

que nuestro sistema inmune ha caminado por distintos derroteros, pues debe haber desarrollado compensaciones inmunológicas o bien dicha atrofia puede deberse por las menores necesidades de requerimientos inmunológicos contra los del ratón y aún con esta tendencia y el desarrollo de los microorganismos contra nosotros, el timo así como otros muchos mecanismos inmunológicos crecerá más despacio que los de los organismos que nos están dando la batalla por la vida con cada vez más amplias ventajas.
El principio de la evolución es la adaptación de los organismos vivos para realizar cada vez mejor todas las actividades necesarias para competir por los espacios de la naturaleza, pero así como desarrollamos los órganos o partes de este para ser competitivos, también atrofiamos los órganos que no están realizando sus funciones o ha disminuido la necesidad de estos para una evolución más competitiva contra los organismos con los que tiene que ver en la lucha por la competencia por la vida.
Los órganos o partes en esta extraña condición, y que llevan claramente el sello de inutilidad, son sumamente frecuentes, y aún generales en toda la naturaleza. Sería imposible citar uno solo de los animales en el cual una parte u otra no se encuentre en estado rudimentario; por lo que vemos que nuestro sistema inmunológico al estar sustituido parcialmente por el tratamiento antimicrobiano, lo va volviendo en parte innecesario y por tanto susceptible a la atrofia, además de las alteraciones que proporcionan estos fármacos tendientes a la producción de las muchas enfermedades que de su aplicación se derivan, desviando la ruta que nos ha marcado la naturaleza para la necesaria competitividad con el feroz micro mundo, y

consecuentemente haciéndonos fácil presa de sus diarias acometidas.

Los órganos útiles, por muy desarrollados que estén, a menos que tengamos motivos para suponer que estuvieron anteriormente más desarrollados podemos pensar en la atrofia, como bien puede ser ahora que requerimos de los antimicrobianos para superar una invasión infecciosa, y la carga total se la dejamos a estos antinaturales tratamientos así como al actual distorsionado complejo sistema inmune del cual casi todo desconocemos y que sin embargo lo estamos evolucionando hacia la falta de desarrollo y esto lo vemos porque "Los órganos rudimentarios en los individuos de la misma especie son susceptibles de mucha variación en el grado de su desarrollo y por otros conceptos. En especies muy vinculadas difiere a veces mucho el grado a que el mismo órgano ha sido reducido".

También podemos ver que en el mundo microorgánico las direcciones genéticas dadas a través de los medicamentos antimicrobianos, van originando muchas variedades de nuevas cepas que consecuentemente desarrollarán nuevas enfermedades en esa lucha de las abigarradas contraposiciones por la supervivencia.

En los microorganismos los hechos principales relativos a los organelos, así como las sensibilidades, al reflexionar sobre ellos, podemos llenarnos de asombro y justificado terror, pues la misma razón que nos dice que las diferentes partes están adaptadas para ciertas sensibilidades también lo están al fácil desarrollo de nuevas capacidades como son las incontables resistencias, ya que nos dice con igual claridad que estas capacidades sólo son temporalmente rudimentarias o atrofiadas

o insensibles, pero con nuestra ávida domesticación los estamos hipertrofiando tanto a los organelos como a sus funciones derivadas de estas variadas necesidades.
Esta característica propia de los microorganismos ocurre por las particularidades propias a su naturaleza, y la transmisión de R, sólo es la información de ARN o ADN para estimular los mecanismos atrofiados por el desuso y que estimulamos con los antimicrobianos, para hacerlos más certeros en su capacidad para lograr así nuestro exterminio.
Por un principio de la evolución sabemos que "Todo cambio orgánico para que tenga importancia en la evolución de una especie debe ser heredable."
Sin embargo nuestro organismo en esa lentísima evolución en comparación con la de los microorganismos tiene consecuentemente herencias de adaptación al medio antimicrobiano, muy lentas e incompetentes con la veloz adaptación microbiana a estos, por lo cual no ha evolucionado a la velocidad y hacia un sentido adecuado que nos permitan la preservación humana, pues cada vez son más agresivos eficientes y virulentos tanto los microorganismos saprófitos como los infectantes que nos atacan.
Todo esto nos permite concluir que lo que es natural para los microorganismos como son dichas sustancias es antinatural para nosotros los seres más evolucionados del planeta, y en consecuencia, todo lo que es antinatural termina por fenecer.
Por un lado estamos atrofiando nuestro sistema inmune haciendo más competitivos a los microorganismos al grado que ya alcanzamos al no permitirle que actúe adecuadamente, de acuerdo a los mecanismos desarrollados para tal fin en el rechazo a la agresión microbiana; le estamos dando funciones

ajenas a su actividad inmunológica de asimilación y hábitos de función, ahora con el uso indiscriminado y exhaustivo de los antimicrobianos, por lo que lejos de permitir al organismo su actividad lo debilitamos llevándolo al desarrollo de nuevas enfermedades infecciosas más agresivas y distintas para las que fue diseñado antes del uso de los antimicrobianos.

Abundando sobre las herencias Darwin comenta: "el estudio de nuestras producciones domésticas nos enseña que el desuso de partes lleva a la reducción de su tamaño y que el resultado es hereditario. Parece probable que el desuso ha sido el agente principal en la atrofia de los órganos. Al principio conduciría poco a poco a la reducción cada vez mayor de una parte, hasta que al fin llegase ésta a ser rudimentaria."

Nuestro complejo intrincado e inmensamente desconocido sistema inmune comprometido con los más diversos interequilibrios aún entre el discutido estado sensorial o espiritual y el mental, es hipertrofiado en algunas áreas o atrofiado en algunas otras, como en el desarrollo de actividades consecuentes al uso de los medicamentos alópatas de la más diversa actividad, produciendo tal desequilibrio en este delicado sistema que ha llegado a crear la implantación de conceptos nuevos de enfermedades apenas unos años atrás desconocidas o incipientes, como el sicotismo medicamentoso y la inmunodeficiencia secundarios al uso de corticoesteroides y al uso de los antimicrobianos.

Está demostrado que son los mecanismos de defensa del anfitrión los que terminan por erradicar una infección cualquiera y los antimicrobianos están deteniendo la infección sólo en parte; se concluye que se trata del 20% y con su acción los mecanismos de sistema inmune, destruyen a los microorganismos enfermantes; también es de todos conocido que la torpe mano del hombre ha buscado controlar todas las agresiones microbianas que inciden en la salud en cualquier grado concebible; desde que Luis Pasteur descubrió como el origen de la enfermedad infecciosa la presencia de microorganismos causales y posteriormente Roberto Koch hiciera los más asombrosos descubrimientos con otros patógenos del microorgánico mundo, "se declaró puerilmente la humanidad curada de esta terrible plaga y sólo sería cuestión de tiempo."

Hoy sabemos que con todo el concurso de los más reputados científicos de la tierra dedicados tanto ellos como inmensos recursos de todo tipo a tal acción, no han logrado erradicar una sola especie de estos microorganismos y el desequilibrio de nuestro sistema inmune ha sido tal que estamos al borde de una crisis que fácilmente nos puede llevar a la extinción como especie.

Consecuentemente a esta situación debemos reconsiderar las pautas pues la vía alópata del tratamiento a las infecciones es un callejón sin salida al que nos tiene encaminada la industria de la farmacia con el concurso de sus antimicrobianos.

La naturaleza de la enfermedad fue vislumbrada en forma mucho más madura por el Doctor Hahnemann desde todo punto de análisis; incluso ahora apenas se está llegando a comprender la grandeza de sus enseñanzas y mientras el concepto de curar enfermos no enfermedades, tan manoseado en la teoría por los médicos alópatas pero olvidado en las consultas como un mero recurso docente o de oratoria, sin valor apenas en la praxis por partir de los principios más absurdos y probado en el 90% de las prescripciones antimicrobianas por ser inadecuado e inapropiado y el otro diez con mucho de discutible en cuanto a eficacia, dosis, seguridad, manejo y muchos aspectos más del enfermo y de la humanidad.

El principio de curar enfermos y no enfermedades bajo la concepción de la homeopatía conlleva a conocer cada síntoma individual su intensidad y variedades en el cómputo sintomatológico y de ahí partir para definir la ruta terapéutica, resultando de una eficacia muy superior.

Sin llegar a concebir los alópatas siquiera que en la relación de incontables interequilibrios de las esferas orgánica, mental y sensorial, así como estas con el mundo exterior del ser en cuestión, componen la naturaleza tanto de la salud como de la enfermedad, y que cuando hay un desequilibrio en cualquier dirección o sentido e intensidad y no son incapaces de ser controlados o compensados por esa fuerza vital que mantiene acordes los ya mencionados equilibrios, de las más diversas funciones con su fantástica elasticidad, es cuando comienza la enfermedad y consecuentemente donde debemos iniciar la terapia de acuerdo a los principios y los resultados terapéuticos insuperables de la buena homeopatía.

Los microorganismos sin tener los elefantes blancos tan ostentosos que han deslumbrado la obtusa cátedra, que pretende con sus métodos nocivos redimir a la humanidad enferma, con aquel derroche de sabiduría capaz de obnubilar la mediocridad reinante, han sabido aprovechar cada equívoco sacándole el máximo provecho al grado que ellos sí han hipertrofiado los segmentos necesarios de su ADN, tanto por su desarrollo individual como incluyendo sabiamente los segmentos de cordón necesarios para mantenerse cómodamente ocupando los espacios ganados a nuestra naturaleza y con capacidad

competitiva cada vez mayor y ahora francamente superior a la que conocieran inicialmente nuestras bellas universidades, fracasadas en todo el mundo, en este campo en que a diario aparecen las más descabelladas teorías para erradicar a estos humildes patógenos, que hemos sabido evolucionar para nuestro exterminio pretendiendo eliminarlos.
Y es que mientras no aprendan a respetar principios terapéuticos de curar enfermos y no enfermedades no alcanzarán a entender el profundo elemento cognoscitivo de este razonamiento.
Es indispensable antes de iniciar cualquier actividad para tratar un desequilibrio dado que se manifieste en los síntomas que nos acusan su patología, conocer el tratamiento necesario para sin dejar secuelas o alteraciones permanentes en esa ecología individual humana que es en su individualidad el primer elemento de la colectividad, cuales son los elementos verdaderamente afectados, si bien esto es imposible dados los pobres conocimientos de la naturaleza tanto de la salud como de la enfermedad, si debemos desarrollar terapias que actúen en la forma más cercana a esta realidad y sólo la homeopatía ha sido capaz de hacerlo considerando cada síntoma e intensidad del mismo y su relación con la patología a tratar.
Abundando sobre la plasticidad genética Darwin concluye: "Y es que tanto en los microorganismos como en nosotros todo cambio de estructura y función que pueda efectuarse por pequeños grados está bajo el poder de la selección natural; de manera que un órgano que por el cambio de costumbres se ha vuelto inútil o perjudicial para un objeto, puede modificarse y ser utilizado para otro."
En nuestro caso podemos comprobar tal situación en muchos de nuestros órganos, sólo mencionare que nuestros pulmones

actuales antes fueron vejigas natatorias y al cambiar de costumbres se transformaron en los órganos respiratorios que ahora conocemos.

Retomemos el tema de la domesticación de patógenos por ser el centro principal del libro como la base que estamos desarrollando para demostrar el camino de la extinción de la especie que representamos en la tierra, sin descontar por supuesto las incontables enfermedades iatrogénicas propias de los fármacos alópatas con capacidad de exterminio de la especie humana, por la degradación lenta pero inexorable hacia la alteración funcional y orgánica de nuestro ser y prueba de esta afirmación son los efectos de los corticoesteroides y muchos medicamentos alópatas más, que pueden llegar a una severidad tal que desencadenen la muerte en el paciente aunque también es importante reconocer que si estos efectos no son heredables tienen poca importancia en la preservación de la especie.

A corto plazo nunca vemos mucha variabilidad producida o por lo menos de significación, por el cambio de condiciones de vida; pero sin embargo este fenómeno se desarrolla tan a menudo de un modo tan poco tenido en cuenta que nos vemos tentados a considerar estas variaciones como espontaneas.

Exponía sobre este particular Darwin: "La variabilidad está regida por muchas leyes complejas: por correlación de crecimiento, compensación, aumento del uso y desuso de los órganos y acción definida de las condiciones ambientales."

Es muy difícil averiguar en qué medida se han modificado las producciones domésticas; nuestros milenarios compañeros saprófitos en la constante adaptación a las agresiones antimicrobianas, así como los agresivos infectantes que domesticamos diariamente, pero podemos admitir con seguridad que las modificaciones han sido grandes y proporcionales a las tremendas resistencias alcanzadas así como su incrementada agresividad y capacidades nuevas de todo tipo y que pueden heredarse durante largos periodos, peor aún debemos ser realistas y concluir que mientras continuemos por este sendero de prácticas antimicrobianas alópatas, en las cuales sólo domesticamos los hábitos agresivos y resistentes de estos microorganismos, la tendencia continuará hacia el desbalance de condiciones o relación de fuerzas que nos favorecían, o si lo prefieren de la relación numérica en la cual nuestra capacidad de supervivencia es cada día menor dada la disminuida competitividad por los espacios de la economía natural de nuestro propio organismo.

Darwin descubrió que "Mientras las condiciones de vida sigan siendo iguales, tenemos fundamento para creer que una modificación que ha sido ya heredada por muchas generaciones puede continuar siéndolo por un número casi ilimitado de éstas. Por el contrario, tenemos pruebas de que la variabilidad, una vez que ha entrado en juego, no cesa en estado doméstico durante un periodo larguísimo, y no sabemos si llega a cesar nunca, pues accidentalmente se producen todavía variedades nuevas en nuestras producciones domésticas más antiguas."

Pero en su imparcialidad científica -nos ubicó como los dioses enanos, aunque sin proponérselo- declaró sólo la parte que nos corresponde en la colaboración hacia las especies que escribirán nuestro epitafio. "La variabilidad no es realmente causada por el hombre; el hombre expone tan sólo sin intención, a los seres orgánicos a nuevas condiciones de vida, y entonces la naturaleza obra sobre los organismos y los hace variar."

Aunque sí nos corresponde el mérito de poder seleccionar y de hecho lo hacemos, de las variaciones que representan la naturaleza así como también las acumulamos en la forma más torpe, metódica e inconscientemente posible para adaptar a estos microorganismos a su propio beneficio y satisfacción en la conquista de la economía de la naturaleza corporal que ahora poseemos y paulatina pero que insistente e inexorablemente estamos deteriorando.
La tremenda distribución actual de cepas infectantes a sesenta años de la aparición de los antimicrobianos así como su aumentada capacidad competitiva, tiene su explicación en este enunciado de Darwin: "Es seguro que puede influir ampliamente en los caracteres de una casta seleccionando en cada una de las generaciones, sucesivas diferencias individuales tan pequeñas que sean inapreciables, excepto para una vista educada. Este proceso inconsciente de selección ha sido el agente principal en la formación de las razas domésticas más distintas y útiles."
Ahora, a unas décadas de nuestra extinción, poco importa si nuestra epopeya de alcanzar a erradicar con nosotros a la peor plaga que ha azotado a la naturaleza, lo hicimos creando nuevas especies o variedades incluso géneros nuevos, la tarea ha sido realizada por ese eficaz ejército de médicos alópatas, capaces de equivocarse en nueve de cada diez recetas antimicrobianas, recetándolas en forma inadecuada e inapropiada así como por la rapaz voracidad de la industria farmacéutica que los surte de estos necesarios venenos para la fatal tarea.
"En la supervivencia de los individuos y razas favorecidas durante la incesante lucha por la existencia vemos una forma poderosa y constante de selección. La lucha por la existencia resulta

inevitablemente de la elevada razón geométrica de propagación, que es común a todos los seres orgánicos."
"Un grano en la balanza puede determinar qué individuos hayan de vivir y cuáles hayan de morir, qué variedad o especie haya de aumentar en número de individuos y cual haya de disminuir o acabar por extinguirse. Como los individuos de una misma especie entran por todos conceptos en la competencia más rigurosa, la lucha será generalmente más severa entre las variedades de una misma especie, y seguirá en severidad entre las especies de un mismo género"... "La más pequeña ventaja en ciertos individuos, en cualquier edad o estación, sobre aquellos con quienes entran en competencia, o la mejor adaptación, por pequeño que sea el grado, a las condiciones físicas ambientales, harán a la larga inclinar la balanza a su favor."
De tener razón Darwin en su legendaria teoría de la evolución de las especies y de continuar con la tendencia de seleccionar mediante antimicrobianos a las cepas más resistentes y continuar debilitando al cada vez más endeble equilibrio de nuestra ecología, así como también de continuar alterando nuestro sistema inmune con las variadas formas de estos envenenamientos, pronto seremos desplazados por microorganismos del lugar que supo ganar el precursor de la especie humana en tantos millones de años y que supo mantener triunfalmente hasta las apariciones de estos "medicamentos"; esta teoría puede servir de epitafio a priori, pero tendrá también que ser considerada para recapitular nuestras nefastas terapias.
En la lucha por la existencia, unas especies ganan y otras pierden; en esta segunda mitad del siglo que fenece hemos sido muy precoces, la humana especie se ha preocupado por perder a

cambio de temporales batallas ganadas, al ir preparando el camino en el cual cederemos nuestros puestos a estos microorganismos, puestos que cada vez es más difícil recuperar y dada la ambición de la industria farmacéutica y del egocentrismo de los catedráticos alópatas, con todo el apoyo económico del gobierno de cada pueblo mal representado y con su favor hacia la extinción, afirma su voto dado al Apocalipsis al no establecerse las disímiles alternativas y controles que pudieran preservarnos.
Concretamente sobre este espinoso tema Darwin expuso: "Como cada especie, por la razón geométrica de su reproducción, tiende a aumentar extraordinariamente en número de individuos, y como los descendientes modificados de cada especie estarán capacitados para aumentar tanto más cuanto más se diversifiquen en costumbres y conformación, de manera que puedan ocupar muchos y muy diferentes puestos en la economía de la naturaleza, habrá una tendencia constante en la selección natural a conservar la descendencia más divergente de cualquiera especie. Por lo tanto durante un largo proceso de modificación, las pequeñas diferencias características de las variedades de una misma especie tenderán a aumentar hasta convertirse en las diferencias mayores características de un mismo género.
Sin embargo a través de la domesticación de los antimicrobianos en relación a los microorganismos vemos que así como "Las variedades nuevas o perfeccionadas, inevitablemente, suplantarán y exterminarán a las variedades más viejas, menos perfeccionadas e intermedias y así, las especies se convertirán, en cosas definidas y precisas. Las especies dominantes, que pertenecen a los grupos mayores dentro de toda clase, tienden a dar origen a formas nuevas y dominantes, de manera que cada

grupo grande tiende a hacerse todavía mayor y, al mismo tiempo, más divergente en caracteres. Pero como todos los grupos no pueden continuar de este modo aumentando de extensión, pues la Tierra no tendría capacidad para ellos, (ni los espacios de la economía humana) los grupos predominantes derrotan a los que no lo son. Esta tendencia de los grupos grandes a aumentar de extensión y divergiendo en caracteres, junto con una gran extinción, su consecuencia inevitable, explican la disposición de todas las formas orgánicas en grupos subordinados a otros grupos, todos ellos comprendidos en un corto número de grandes clases que han prevalecido a través del tiempo". Pero hablando de los crecimientos a través de la domesticación éstos microorganismos con tendencia a predominar en el ambiente ecológico de nuestro organismo están suplantando a los organismos más débiles a la acción de los antimicrobianos con lo que su predominio va socavando nuestra inmunidad y así vemos que "Como la selección natural actúa solamente por acumulación de variaciones favorables, pequeñas y sucesivas no puede producir modificaciones grandes o súbitas: puede obrar solamente a pasos cortos lentos." pero bien definidos dado que es la naturaleza la que determina cuales variaciones son verdaderamente favorables a cada organismo, especie y variedad que asimila estos cambios y "Podemos comprender por qué, en la naturaleza, el mismo fin general se consigue por una variedad casi infinita de medios, pues toda particularidad, una vez adquirida se hereda durante mucho tiempo, y conformaciones modificadas ya que de modos muy diferentes tienen que adaptarse a un mismo fin general."

Y en cuanto a la capacidad de explicar la ciencia una realidad como la que estamos viviendo conducente a nuestra extinción como cualquier otro fenómeno propio de conocimientos superiores a los actuales, para su dilucidación podemos decirle a esos detractores de la realidad objetiva que no es una objeción válida el que la ciencia, hasta el presente, no de luz sobre el problema, muy superior, de la esencia u origen de la vida; pero la causa principal de nuestra resistencia natural a admitir que una especie ha dado nacimiento a otra distinta es que siempre somos tardos en admitir grandes cambios cuyos grados no vemos, hasta que ya sea demasiado tarde.

La mente no puede comprender toda la significación ni siquiera de la expresión de un millón de años acelerado a tan solo las seis décadas que ha necesitado el hombre a través de la domesticación de los microorganismos para alcanzar dicha evolución de microbios exterminadores, no puede sumar y percibir todo el resultado de muchas pequeñas variaciones acumuladas durante un número casi infinito de generaciones, aunque haya sido capaz de acelerar el proceso por la domesticación más infame contra la existencia de la especie humana.

Es muy cómodo ocultar nuestra ignorancia a la tremenda alteración de nuestro entorno bajo la terapia antimicrobiana de temporal eficacia y nuestro empecinamiento a ella bajo las más diversas expresiones.

Por lo que debemos de asimilar las conclusiones de Carlos Darwin "Aquellos cuya disposición natural les lleve a dar más importancia a dificultades inexplicadas que a la explicación de un cierto número de hechos, rechazarán seguramente esta realidad."

Señores alópatas: "Vendrá el día en que esto se citará como un ejemplo de ceguera de la opinión preconcebida."

Pero directamente a la situación que nos inquieta sobre nuestra futura extinción podemos concluir que como las especies se producen y extinguen por causas que obran lentamente y que existen aún, y no por actos milagrosos de creación; y como la más importante de todas las causas de modificación orgánica es una que es casi independiente del cambio, y aún a veces del cambio brusco, de las condiciones físicas, o sea, la relación mutua de organismo a organismo, pues el perfeccionamiento de un organismo ocasiona el perfeccionamiento o la destrucción de otro.

Nuestro sistema inmune haciendo en los microorganismos el papel que desarrollan los depredadores en las cadenas alimenticias, controla cualquier crecimiento anómalo a nuestras necesidades vitales.

Los antimicrobianos, los corticoesteroides y muchos fármacos alópatas más, destruyen esta relación vital para la especie humana.

"Entre otras cosas la ciencia sirve para darnos cuenta de la extensión de nuestra ignorancia"

Lamenais

* Las argucias farmacéuticas que están envenenando a la humanidad

A un concepto filosófico sobre cuyo basamento se erige toda esta terapéutica se han desarrollado como parásitos los laboratorios de la industria farmacéutica y en su voracidad mercantilista lejos de proporcionar a los médicos de buena voluntad -a los muchos nobles terapeutas, que afortunadamente conforman la inmensa mayoría de conscientes profesionales- un soporte de fármacos cuidadosamente investigados y carentes de los venenosos efectos que tantas muertes provocan cada día, sobre todo en los países cuyos gobiernos negligentemente les dan la autorización de intoxicar a sus respectivos pueblos con la excusa de las inevitables hipersensibilidades que no son otra cosa que argucias semánticas para evadir responsabilidades por los envenenamientos causados y esta argucia no les funciona es Europa, Estados Unidos y otros países donde el monitoreo de los medicamentos que se usan detiene eficazmente este flagelo a la humanidad.

A nuestro pueblo flagelado por los rapaces laboratorios, médicos inconscientes y gobierno irresponsable; a este sinnúmero grupo de nobles galenos que afortunadamente les llama el escozor de la conciencia de tener que usar tales medicamentos para las supuestas curaciones que terminan siendo sólo alivios a los padecimientos de sus pacientes a los cuales a cambio de parte de su salud, en los nocivos tratamientos -que recuerdan a Shylock, del mercader de Venecia de Shakespeare donde a cambio de un préstamo pretende cobrar con unas libras de su propia carne-.

Dentro del grupo de medicamentos alópatas están los medicamentos antimicrobianos, analgésicos y corticoesteroides; estos medicamentos al tiempo, han sido usados tanto en sus tratamientos justificados como los injustificados, en cuanto a las curaciones medicamentosas, por las diferentes corrientes médicas de la alopatía.

El doctor Hahnemann doscientos años hace que desnudó la terrible realidad que presentan los alópatas en ese callejón sin salida en que se encuentran al querer curar a los pacientes contra la manifestación de los síntomas, desde que él hizo el señalamiento de la lucha por predominar en las políticas medicamentosas con una base filosófica que al parecer no les está sirviendo de nada. Actualmente esta lucha continúa con los mismos estériles resultados y prueba de ello es que todas estas corrientes se han manifestado con el mismo común denominador: un reinado efímero y lleno de fracasos.

En el campo de los medicamentos antimicrobianos tanto las prácticas preventivas como las curativas, han sido apoyadas por diferentes grupos alópatas como atacadas por otras corrientes también alópatas, así como han consecuentemente develado la terrible realidad de su doble filo por las consecuencias, en el campo de los efectos secundarios algunos son mortales, así como enfermedades medicamentosas, más peligrosas que las originales en muchos casos.

Con todo este campo de acción tan aterrador en el paciente de turno, no termina el cuadro, ya que los efectos alterantes de la economía y la ecología humana a nivel individual al destruir los mecanismos de nuestro sistema inmune son tales que las súper infecciones no se dejan esperar así como un interminable campo de lesiones que van dejando en toda la economía individual y no precisamente la monetaria, los mayores daños en toda la economía funcional, sicológica, mental y orgánica individual y consecuentemente también la social.

Al alterar tan peligrosamente el interequilibrio de los miles de especies de microorganismos con los cuales tenemos una franca interacción y de los que inter dependemos para mantener en equilibrio nuestra salud aparecen muchas enfermedades potencialmente nuevas en nuestra especie, pero también aparecen incontables disfunciones que se lesionan y son potencialmente mortales por estas agresiones.

En cuanto a los microorganismos saprófitos al alterar en forma permanente su estructura y con la capacidad que tienen de heredar estas alteraciones a sus hijos, estamos volviéndolos de compañeros tradicionales en peligrosos parásitos que pueden destruir nuestro equilibrio ecológico y así se vuelven depredadores consecuentes de este delicado equilibrio de la homeostasis o fuerza vital y coautores de las peligrosas transmisiones del factor de resistencias a los microorganismos tradicionalmente infectantes y consecuente a esto, cada vez más virulentos en su agresión; por todo esto, en lugar de sumar a favor de la trascendencia de la especie humana estamos restando, y los síntomas que esta especie autollamada superior, por las múltiples agresiones auto provocadas en este y otros campos, presenta cada vez más claramente el síndrome Darwiniano de especie en extinción.

El uso preventivo de antimicrobianos ha sido largamente usado en la prevención usualmente lo aplican para que el antibiótico bloquee el desarrollo de una infección de un microorganismo específico y lo erradique en corto tiempo después de estabilizado.

en otras circunstancias el objetivo de esta corriente alópata es prevenir la infección de los microorganismos definidos.

"Sin embargo pocas son las recomendaciones que dan los especialistas en esta práctica y cuando es mal aplicada, la prevención frecuentemente da por resultado el incremento incidental de otras infecciones, por el uso de antibióticos a los cuales los microorganismos no son sensibles.

La aparición de efectos intoxicantes de los más variados grados de peligrosidad y consecuencias ulteriores así como reacciones alérgicas sin una garantía hace que no haya un beneficio potencial."

(Louis. S. Goodman y Alfred Gilman. Bases farmacológicas de la terapéutica, quinta edición. Quimioterapia de las enfermedades microbianas.)

Por otra parte, en una encuesta en Estados Unidos, los especialistas estimaron que "más del 90% de las prescripciones de antibióticos son innecesarias e inapropiadas."

Y como colofón de estos tratamientos tan peligrosos tenemos:

"Los antibióticos son añadidos a la alimentación animal en pequeñas cantidades como profilaxis (prevención de infecciones) y para incrementar su crecimiento.

Para evitar el problema de resistencias cruzadas, muchos países restringen su uso a antibióticos que no son prescritos a humanos. (?)"
(Louis. S. Goodman y Alfred Gilman. Bases farmacológicas de la terapéutica, quinta edición. Quimioterapia de las enfermedades microbianas.)
Sin embargo las transmisiones de resistencias de los animales patógenos al hombre no pueden ser controlados.
Y contra estas corrientes usuarias de los antimicrobianos en forma preventiva, es para otros especialistas alópatas innecesaria e inadecuada, favorecedora de las políticas mercadológicas de los grandes emporios de la industria de la farmacia, que no consideran o desestiman la importancia que tiene que las bacterias pueden desarrollar resistencia hasta a nueve antibióticos distintos y con esto lograr ser resistentes a los antimicrobianos que usa la especie humana, dando por todo resultado las superinfecciones así como las superresistencias que han llevado a la muerte a incontables semejantes y alterado el equilibrio necesario para la vida, en cofunción con los saprófitos que comparten la relación de la vida con el ser humano.
Además si se dan estos antibióticos a los animales de consumo humano que por su calidad venenosa producen altos riesgos de toxicidad, las dosis residuales que no alcanzan a eliminar los animales antes de su sacrificio, o que son acumulativas y que tienen el potencial morbífico o letal, sólo se está poniendo la hoja de parra al problema para ocultar sus estragos, pero el daño de intoxicación está presente, más aún al darse a estos animales, por su frecuencia están acondicionando los peligrosos desequilibrios a la ecología de cada ser humano sea o no consumidor de estos animales. Aunque es cierto que en algunos

casos se presume tener a raya a los microorganismos a base de antimicrobianos esto es muy relativo, es sólo temporal a cambio de las resistencias que les están procurando a éstos y a la postre ha sido más perjudicial, llegando el día en que las dosis curativas necesarias superan a las tóxicas como ha sucedido con todos los antimicrobianos usados hasta la fecha y consecuentemente, los daños que provocan los antimicrobianos en general, son cada vez mayores que el beneficio que logran al ser humano los médicos alópatas y demás paramédicos que practican la prescripción o recomendación de antimicrobianos, en su gran mayoría, lo hacen casi en su totalidad manifestando una peligrosa confianza en el uso de estos venenos en una población a la que al estilo alópata tratan a sus pacientes sin considerar que los efectos toxicológicos no se presentarán hasta que ya sea tarde para remediar el equívoco; además como práctica peligrosa, no se le informa regularmente al paciente de los síntomas de alarma, para que si se da el caso cuando se presenten en la fase temprana de envenenamiento medicamentoso produciendo las lamentables alteraciones de sangre, hígado, riñones y órganos de la audición entre otros efectos adversos algunas veces mortales, se puedan tomar las medidas correctivas adecuadas para salvar de estas lesiones y si hay posibilidad evitar que sean indelebles, y si responde todavía salvar al paciente como evitar las enfermedades producidas por los medicamentos; además del desconocimiento fundamental de las señales de alarma, el paciente tiene en contra de su tratamiento, el elevado precio que presentan los laboratorios clínicos para controlar los signos de alarma secundarios a la intoxicación medicamentosa a los cuales no alcanzan a llegar más que un ridículo porcentaje de los enfermos, incluyendo los

hospitalizados y ambulatorios, pero lo más lamentable de todo este sórdido panorama, es que no hay expectativas de control de esta situación ya que: No hay seguimiento gubernamental de los pacientes que desarrollan enfermedades producidas por el tratamiento con antimicrobianos, analgésicos, corticoesteroides, ni de ningún otro medicamento por no existir o no cumplir con las funciones propias de su existencia en México, de una comisión de monitoreo de drogas farmacológicas, ni siquiera para el consumo humano y consecuentemente no son reportados a las instituciones científicas ni legales como en los países en los cuales las leyes para este grupo de practicantes de la salud humana son más responsables del papel que juegan ante el rol social que les han encomendado como funcionarios públicos, para dar el seguimiento adecuado y obrar en consecuencia contra los laboratorios farmacéuticos; en cuanto a los efectos toxicológicos así como cuándo y cómo recomiendan sus mercaderías, y ni los médicos forenses dan a estos casos los seguimientos estadísticos y de otros contextos necesarios.
No se cuenta en la práctica, en el sistema forense de los países como México, con estadísticas y ni siquiera se analizan las causas de defunción medicamentosa, a los múltiples pacientes que fueron víctimas de los tratamientos farmacológicos vendidos por estos laboratorios en los países a donde destinan sus fármacos; venenos que por su nocividad tienen prohibiciones o restricciones en los países de gobiernos con mayor respeto a la vida humana.
Considerando los incontables pacientes que mueren cada año a causa de los tóxicos que venden los laboratorios sin otro objetivo que el enriquecimiento intérlope a que desde sus inicios los hemos acostumbrado, les ha permitido el criterio desarrollado

para los médicos usuarios de estos venenos, de la cobertura moral necesaria que algunos profesionales pudieran necesitar de que son los inevitables "riesgos del tratamiento medicamentoso."

El gobierno no da seguimiento a estos casos pues no hay siquiera un departamento que revise las autopsias de estas víctimas en los campos de envenenamiento medicamentoso, ni estadísticas de morbilidad secundaria a estos mismos orígenes.

Y pongo un ejemplo de los miles que hay en nuestro país; el gobierno de los Estados Unidos desde 1938 restringió la venta de metampirona así como de muchos fármacos más y en posteriores eventos legislativos el senado desarrolló toda una política de controles encaminada a preservar la salud de los usuarios de fármacos de riesgos considerables; sin embargo en México han pasado más de diez sexenios desde esta fecha y aún no hay tiempo suficiente para poner coto a los mercaderes de morbilidades y mortalidades disfrazadas de tratamientos medicamentosos.

Una muerte por cualquier manifestación de envenenamiento por estas drogas puede muy bien ser declarada como cualquier otro el origen, así como las múltiples descomposiciones sanguíneas o los múltiples problemas desarrollados en el funcionamiento normal de los riñones así como otras entidades orgánicas al estar eliminando estos poderosos venenos, por ejemplificar sólo unos de los incontables peligros de la práctica de distribución y consumo, que se dan en México a consecuencia de estos venenos de reconocida peligrosidad en todo el mundo médico alópata, sin que haya una dependencia de gobierno que monitoree estas defunciones y ponga fin a tan lesiva actividad más propia de traficantes de drogas ilegales que terapéuticas.

En los últimos cincuenta años la farmacopea alopática en cuanto a antimicrobianos se trata, sólo ha dado al mundo derivados de los penicilánicos, aminoglucósidos y otras moléculas a las cuales les han alterado algún radical para obtener su derecho de patente, como consecuencia de las semejanzas moleculares, los microorganismos infectantes así como los que se han vuelto enfermantes al alterar el interequilibrio en nuestro organismo y transformarlos de comensales en parásitos con estos antimicrobianos al volverlos predominantes en nuestra flora normal, por lo cual nuestro sistema inmune cada vez tiene más resistencia a vencer de los microorganismos por lo que cada vez la vida útil de estos antimicrobianos es más reducida así como peligrosa para nuestra especie. Pero además y para poner a nuestros semejantes en una mayor desventaja contra el uso abusivo de los antimicrobianos, dadas las condiciones estructurales hospitalarias y de los laboratorios clínicos, sólo hay capacidad en nuestro país para poder dar seguimiento y control a tiempo a un pequeño sector de la población usuaria de estos fármacos, a diferencia de los países en que el seguimiento obedece a leyes más estrictas.

De realizarse estas prácticas en México de dar a los pacientes la salvaguarda de un seguimiento de su salud cuando los efectos secundarios tan lamentables suelen darse, tanto investigando el historial del paciente para saber si tiene la predisposición que eleva significativamente el riesgo como el seguimiento durante el tratamiento así como después de éste para evitar los funestos resultados que pueden proporcionar al paciente usuario de los fármacos potencialmente venenosos, tanto por el uso y abuso de cualquiera de estos medicamentos trátese de antimicrobianos, analgésicos, corticoesteroides, etc., es necesario aumentar por varias veces su costo por tratamiento, más aún tratándose de dosis masivas o tratamientos de varios meses, y en muchos medicamentos el riesgo se potencializa con tan sólo unas semanas y aún unos cuantos días de uso o siendo una segunda aplicación, y teniendo dichos controles clínicos económicamente prohibitivos, está quedando para esta gran mayoría únicamente el uso del venenoso fármaco sin el control clínico que garantice la salvaguarda de su salud, o visto en otra forma, que sea el tratamiento farmacológico el causante de enfermedades medicamentosas tanto o más graves que la enfermedad natural original ya que este beneficio de los controles clínicos, es viable sólo a un segmento pequeño de la población.

Peor aún es que muchos de los médicos alópatas ni siquiera toman en cuenta la necesidad de informar al paciente de los síntomas de alarma para controlar la enfermedad medicamentosa (y al parecer no está tipificado por la ley dicha exigencia a los laboratorios farmacéuticos ni se les obliga a poner salvo algunas pocas reacciones, la totalidad del dantesco posible resultado a la administración) haciendo con esto que pase precioso tiempo y la lesión, disfunción o defunción sean el resultado de la victimación medicamentosa.

De acuerdo a la infraestructura, la estructura y superestructura nacional actual, la capacidad de los laboratorios clínicos para cuidar la salud del pueblo y de acuerdo a los diferentes análisis necesarios para minimizar los riesgos de los tratamientos con muchos peligrosos medicamentos es insuficiente, así como su personal calificado.

De llevarse un control estricto como se exige en otros países a los pacientes usuarios de estos fármacos, los costos de tratamiento se elevarían en porcentajes que harían incosteable su uso en la casi totalidad de la población enferma, quedando sólo para los pacientes de recursos suficientes los cuales no alcanzan más que un ridículo porcentaje.

Por todo esto, la homeopatía es una adecuada alternativa ya que además de su mayor seguridad ofrece mejor calidad terapéutica y costos reales muy inferiores a los alópatas.

El gobierno está permitiendo con las políticas de autorizaciones de comercialización así como el método abusivo de estos laboratorios de la industria de la farmacia, solo la importación de la tecnología farmacológica que a los laboratorios les interesa desde el punto de vista exclusivamente de rentabilidad (para los trust farmacéuticos) sin que en ningún momento propicien el necesario apoyo a las estructuras clínicas para el seguimiento adecuado que requieren los pacientes que son tratados con sus medicamentos con toxicidad tal a las dosis terapéuticas, y cada vez en más pacientes con los desenlaces lamentables mencionados, pero tampoco tienen o cumplen con obligaciones legales de insertar todo el paquete de efectos venenosos así como de los síntomas clínicos de alarma, para que acudan al médico para tener un control adecuado que los salve de estos envenenamientos.

La realidad hace que dichos fármacos sean más útiles en los países donde los controles clínicos son más estrictos así como altamente nocivos en los países que no se aplica suficientemente la tecnología clínica y/o la masividad de su práctica como lo es en México.

Pero lo más peligroso de todo este panorama es que la rapidez con que las bacterias adquieren resistencia a los antibióticos por el abusivo uso de la mayoría de los alópatas, de lo cual mucha culpa tiene la industria de la farmacia con sus promociones

castradas de la total realidad en el plano ético, que se hace necesaria la continuación del descubrimiento de nuevos antimicrobianos en esa loca carrera que nos está llevando a la extinción de la tierra a toda la especie humana.
"La industria farmacéutica está encargada de descubrir, desarrollar, producir y comerciar drogas, mismas que son usadas por profesionales para curar algunas enfermedades así como aliviar los síntomas de otras."
A través de los siglos que lleva la alopatía se han descubierto y usado múltiples drogas en dicha farmacopea; especialmente en la década de 1940 esta industria descubrió nuevas drogas antimicrobianas con iniciales espectaculares resultados curativos, a cambio de ciertas enfermedades medicamentosas, pero a la larga las resistencias bacterianas dada su rápida adaptación al medio hostil antimicrobiano han revertido el término, haciéndonos las víctimas por los envenenamientos produciendo muchas enfermedades medicamentosas y dado a los microorganismos una mayor capacidad de ataque y resistencia antimicrobiana, poniendo en los dos fuegos tradicionales al paciente de turno, el microbiano cada vez más virulento y el fuego medicamentoso cada vez más agresivo entre otras cosas por las dosis cada vez necesariamente mayores, así como también mayores tiempos de exposición.
El problema de su fracaso como terapia al decursar los años, es que lejos de estar estimulando los mecanismos de defensa normales en la especie humana y deficitarios en el enfermo como lo hace la homeopatía, para mantenernos adaptados al medio, la política (absurdamente ego centrista) consiste en querer dominar el entorno y adaptarlo a nosotros; el resultado ha sido que con todas las millaradas de toneladas de

antimicrobianos que la industria farmacéutica ha arrojado contra los microorganismos enfermantes, no ha logrado erradicar del planeta una sola especie, sin embargo éstas son cada vez más agresivas, variadas y peligrosas a nosotros.

Cada nueva droga cuesta a la industria farmacéutica alrededor de $100,000,000 de dólares entre su descubrimiento y desarrollo, y toma un mínimo de diez años de estudio, siete para investigación y experimentación preclínica y tres de trámites burocráticos. (en los Estados Unidos.) En los países escasamente desarrollados como el nuestro parece ser que la casi imposición del uso de estos genéricos, tanto por las autoridades que permiten su comercialización así como su metodología, como los profesionales responsables en las disímiles terapias y en forma tan irresponsable, da como resultado que seamos nosotros los que tengamos que pagar los costos de investigación lo cual sería correcto si nos estuvieran vendiendo medicamentos útiles en toda la extensión de la palabra, pero que tengamos que cubrir los costos de investigaciones no autorizadas en otros países o en el mejor de los casos usar en nuestro pueblo medicamentos tan altamente peligrosos, riesgosos y prohibidos o restringidos por sus respectivos gobiernos como en los Estados Unidos por sus altos niveles de amenaza a la salud y que por ética allá las autoridades sí se niegan a dar ninguna cabida para no exponer a su respectivo pueblo a tratamientos sin los controles adecuados, hay serias diferencias.

Y como colofón, la sensibilidad humana a los antimicrobianos en relación con la de los microorganismos patógenos es cada vez mayor, pues nuestra capacidad para desarrollar alguna tolerancia se da en millones de veces menor que las de los microorganismos a los que innecesariamente les hemos

declarado la guerra con estos venenos, guerra que se nos está revertiendo, exponiéndonos a la sepultura como especie.
Los microorganismos nacieron hace cientos de millones de años, por lo menos cien veces antes de tiempo que nosotros como especie, que los seres llamados inteligentes por algunos, y por otros como los dioses enanos, como la peor plaga que haya jamás azotado a la naturaleza y por el camino que vamos tan sólo con el uso de estos mal llamados medicamentos, estamos en riesgo de ser una especie en extinción de acuerdo a las tendencias descubiertas en todo el planeta.
El ser humano ha estado confrontando desde que apareció en el planeta una lucha cruzada contra los microorganismos infectantes, a los cuales les ha ganado la batalla desde hace varios millones de años sin la necesidad de los antibióticos, así como también ha compartido con otros como comensales comunes la natural vida asociada sin perjuicio o con utilidad mutua, sin que por esto hayamos ni ellos ni nosotros estado en peligro de ser extinguidos.
Sin embargo desde que se inició este peligroso proceso parece ser que los métodos antimicrobianos (tan propios de la filosofía alópata) que estamos utilizando, nos están restando capacidad de resistencia y dando mayor capacidad de respuesta, adaptación, virulencia, etc., a los microorganismos supuestamente responsables de las infecciones, logrando a la humana especie como todo resultado una irremediable guerra perdida.
Ante esta perspectiva sólo podemos, o cambiar las alternativas terapéuticas medicamentosas o de continuar con estas prácticas, resignarnos a dejar de ser la especie que somos en el contexto de la naturaleza del planeta.

De todo esto se desprende la necesidad de cambiar el derrotero de las políticas alopáticas contra la humanidad, pero más importancia tiene el dar apoyo a las medicinas alternativas que han demostrado mayor eficacia, para que cumplan con sus objetivos en el alcance de preservar la salud (y pueda trascender la especie humana) de las cuales la homeopatía es la alternativa más alcanzable por:

1.- Tener en su farmacopea medicamentos tanto eficaces, útiles, económicos, estables, pero sobre todo seguros y fácilmente manejables en la práctica tanto de consultorio como hospitalaria para los padecimientos que requieren medicamentos así como la seguridad de una alternativa terapéutica sin los riesgos de la peligrosa alternativa nociva de la alopatía.

Los mecanismos de acción de los medicamentos homeopáticos en el campo de las terapias antiinfecciosas actúan en una forma verdaderamente racional, esto es estimulando los mecanismos de defensa deficitarios en el equilibrio de la fuerza vital y al estar normalizados éstos actúan eliminando la infección de acuerdo a la forma en que lo ha hecho nuestra naturaleza en cuatro millones de años sin el uso de los antimicrobianos y consecuentemente sin provocar una alteración genética a los microorganismos por lo cual no habrá riesgo de resistencias de ninguna especie y la curación es suave, pronta y duradera.

La medicina homeopática en contraposición con la alopatía ha demostrado que los pacientes tratados a través del principio Hanemanniano de similia similibus curantur es capaz de dar una calidad de curación real e incomparable que con cualquiera de las prácticas alópatas.

En esta consideración no se está incluyendo a las prácticas necesariamente quirúrgicas, sólo a las medicamentosas de ambas corrientes terapéuticas.
Además de la mejor calidad curativa la homeopatía tiene la ventaja de que financieramente hablando es incomparablemente más barata, es decir con cien millones de dólares, la homeopatía daría tratamiento a todos los países del planeta dada la fácil producción de los medicamentos que utiliza.
Mientras la farmacopea alópata se preocupa por desarrollar moléculas de altos costos de producción para lograr patentes rentables, (aunque claro es que quisieran desarrollar a la vez medicamentos que fueran realmente curativos, lo que se ha dado en llamar medicamentos ideales que nunca ha alcanzado, y a los cuales los más cercanos son los homeopáticos) pero desgraciadamente (para la humanidad) por el camino que llevan, esta fórmula no se ha dado ni se dará jamás en el contexto alópata por ser antinatural, y lo que va contra la naturaleza tiene que fenecer.
La homeopatía se preocupa por estudiar los síntomas que produce y cura cada uno de los medicamentos de su farmacopea síntoma por síntoma, pero además tiene en su dosificación cantidades que por ser astronómicamente ínfimas como extraordinariamente activas y de duración altamente disipativa, por lo cual curarán al paciente y no proporcionarán los efectos nocivos acostumbrados como con cualquier medicamento de la terapia alópata, así está logrando con esto ser más realista y más apegado a las necesidades de la humanidad.
La anatomía y el funcionamiento de la naturaleza humana es casi en su totalidad desconocido, aún así los pocos parámetros que conocemos, son suficientes para que los alópatas necesiten en el

desarrollo de cada uno de sus medicamentos diez años de estudio quedando todos ellos incompletos pues los efectos secundarios se hacen sentir una vez puestos en el mercado sus fármacos, con la consecuente práctica masiva que en muchas ocasiones los ha obligado a retirarlos, y como prueba entre los muchos medicamentos que han sufrido esta situación tenemos a la tristemente célebre Talidomida así como las restricciones a la metampirona y a casi todos los fármacos alópatas en los países de mayor sentimiento de responsabilidad y consecuentemente de mayor control de estos venenos.
Hasta ahora, además de la mejor calidad curativa de los medicamentos homeopáticos, éstos, si son bien aplicados carecen de efectos secundarios indeseables y esto es por una sencilla razón, los síntomas que presenta un paciente deben coincidir con los síntomas fundamentales que cura el medicamento para que sea eficaz.
Las dosis infinitesimales o hasta solamente conceptuales (aunque altamente activas) hacen que de no ser útil el medicamento en el tratamiento para el cual se recetó en cuanto a la producción y curación de síntomas, esto no afecte al paciente dado su efecto disipativo.
La curación es definitiva si el paciente es curado de acuerdo a los síntomas patológicos o sea dicho de otra manera:
Si la armonía que debe existir en el ecosistema que comprende cada ser humano en su íntima relación: espíritu (estado sensorial o forma de percibir en sus sensaciones y sus sentimientos del mundo exterior), mente (en la cual se pueden comprender los estadios de inteligencia con la capacidad de inteligencia en estado normal) y cuerpo (en las relaciones anatómicas y funcionales normales) es tratada de acuerdo a los principios

homeopáticos, al estimular al organismo desarrollando los síntomas que éste presenta y que consecuentemente son los del desbalance en el equilibrio del ecosistema que comprende el enfermo en cuestión, la fuerza vital de este sistema reacciona promoviendo el equilibrio funcional del paciente como toda respuesta, pero además el equilibrio es en la infinita gama de funciones en interrelación de cada célula, de cada parte física, mental y espiritual por lo cual el retorno a la salud se hará en forma real y no en solamente los desequilibrios últimos de la enfermedad que son los que estamos viendo tratados a través de los conceptos alópatas, los que se nos dan a la percepción humana en la forma más burda o gruesa posible de captar por los sentidos o en los aparatos de medición que ha diseñado el ser humano y que permiten el análisis, pero de acuerdo a las concepciones alópatas sin llegar a la síntesis de la patología o por el escalpelo en la cirugía, o en las autopsias.
Pero dados múltiples intereses de todo tipo, desde los grandes intereses de la industria de la farmacia así como los de las corrientes médicas que operan en todas las universidades, han bloqueado el ingreso adecuado de la corriente terapéutica homeopática.
Consecuentemente con la falta en muchos casos de práctica de una buena homeopatía, la falta de un control docente adecuado, ha permitido la proliferación de escuelas homeópatas algunas de ellas deficitarias en cuanto a la formación necesaria, haciendo de su preparación a semejanza de un híbrido de alópata-homeópata de lamentables resultados, por lo que es indispensable el concurso del gobierno con: reconocimiento de esta disciplina para desarrollar verdaderas escuelas formadoras de homeópatas bien capacitados en dicha docencia, que den los recursos

económicos necesarios así como las instalaciones, sin que esto lo utilicen para desarrollar una caza de brujas, y otorguen los necesarios recursos para mantener actualizada a ésta (no la caza sino la docencia) y estímulos para la praxis de simposios y concursos de actualización en todo el planeta con la participación de las autoridades más competentes del extranjero, en definitiva que le dan la posibilidad de participación académica con la cual mejorarán la atención médica a que tanto derecho tiene la humanidad.

En cuanto a las prácticas alópatas de la farmacia, los medicamentos una vez en el mercado, ya autorizados por los funcionarios, es cuando pasan a una fase experimental masiva aún más importante que en la etapa preclínica, ya que es aquí donde se han detectado los efectos indeseables más peligrosos y donde hacen todo el daño posible.

En los países altamente conscientes de los peligros de estas prácticas no reglamentadas legalmente, esta situación no se presenta, por lo cual está no sólo legalmente tipificada para dar el seguimiento adecuado sino también retirar del mercado toda la droga si se presentan los efectos lesivos en cualquier fase del curso de

la administración al pueblo, con esto se reducen en número significativo las potenciales víctimas del tratamiento medicamentoso en cuestión, pero en los países que nos encontramos con enormes lagunas legales para el desarrollo de la comercialización y administración de estas drogas venenosas y además no contamos con una ética adecuada, estas prácticas hacen que los laboratorios de la farmacia tengan un paraíso de mercado para sus inhumanas comercializaciones ya que aunque las autorizaciones se dan con relativa rapidez sin embrago el

seguimiento a estos efectos secundarios, apenas si se toma en cuenta y se refuta con una simplicidad que cae en la infamia y se han dado casos como los de la Talidomida en que cinco años después de retirado el fármaco en los países altamente industrializados se continuaba comercializando en muchos países de recursos modestos, incluidos los morales sin importar a los industriales de la farmacia, y aún más, los nombres comerciales con que se designa a la misma droga pueden ser hasta varias decenas con lo cual a la gente corriente o aún a los médicos se les va de la mano el uso de dichos tóxicos.
Pero el ejemplo más angustiante está en la práctica comercial sin las restricciones adecuadas de todos los fármacos, de los cuales la inmensa mayoría tiene efectos venenosos y se expenden hasta en las tiendas de esquina de cualquier barrio como son los analgésicos del tipo de la metampirona y el paracetamol, así como de cualquier otro medicamento descontando los psicotrópicos que no se pueden conseguir legalmente sin la prescripción adecuada de un facultativo.
Podemos observar como aún en los analgésicos calificados de seguros como el paracetamol aparecen muertes por anafilaxia así como necrosis hepática mortal por el uso indiscriminado en pacientes con dolores persistentes o función deficitaria del hígado y de esto no se advierte a los usuarios de dicho fármaco ni en las etiquetas del medicamento ni por los médicos alópatas, pero sí se estimula su abuso con una descomunal aparición tendenciosa en los medios masivos de comunicación, sin prohibiciones ni adecuadas restricciones gubernamentales.
La metampirona con sus terribles secuelas de alteraciones sanguíneas o hasta la anemia aplásica mortal así como los riesgos más variados, cuya venta estimulada por los laboratorios

con la consigna de que no produce irritación gástrica, se expenden en la misma forma que el paracetamol hasta en los tianguis, como si se tratara de fármacos verdaderamente seguros.
Otro ejemplo de la lamentable práctica llevada a cabo por estos prósperos industriales y de la cual sólo los especialistas se alarman por la peligrosa carrera de uso de estos tóxicos es el campo de los antigripales, mismos que aún en las farmacias se recomienda sin ética alguna así como por muchos médicos y hasta la publicidad se hace sin ninguna limitación gubernamental ni ética por éstos abusivos laboratorios de la farmacia.
Los descongestivos nasales salvo en contadísimos casos son recomendados por los especialistas (otorrinolaringólogos) ya que son ellos los que tienen que tratar a los pacientes afectados en variadas enfermedades medicamentosas aumentadas por la masiva recomendación, por la irresponsabilidad de los laboratorios así como de los médicos que a sabiendas de su peligrosidad los recetan inescrupulosamente, desarrollando una gran cantidad de efectos secundarios indeseables a cambio de muy temporales y cada vez más reducidos alivios.
Este fenómeno desgraciadamente se desarrolla en una incontable variedad de fármacos para casi todas las terapias alópatas.
Al descubrimiento de la penicilina iniciaba la carrera loca de los antibióticos, y a su explotación que dio a los laboratorios dueños de la patente de dicho descubrimiento y desarrollo de la síntesis, los ingresos multimillonarios consecuentes, más aún estando en pleno desarrollo la segunda guerra mundial, vinieron las investigaciones de otras moléculas que aunque tuvieran una estructura semejante sin embargo tenía las diferencias

necesarias para poder pasar el examen en la investigación de la patente necesaria y así aparecieron: la penicilina procaínica, la penicilina benzatínica, la penicilina potásica, la penicilina sódica, la ampicilina, la amoxicilina, etc., las cuales tienen parecidas indicaciones terapéuticas así como semejantes y peligrosos efectos secundarios.
Algunos dirán que la ampicilina tiene un espectro de acción bactericida mayor que las penicilinas lo cual es cierto, aunque ésta última es igual en efectos que la amoxicilina y sólo difiere terapéuticamente hablando en una eliminación más retardada en el sistema corporal. También podrán decir que las penicilinas tienen un campo dado a cada molécula expuesta pero sin embargo en la práctica médica diaria los criterios para uso no difieren gran cosa.
En cuanto al enorme grupo de los corticoesteroides, a partir de la cortisona salieron moléculas de un promedio de síntomas semejantes así como de múltiples efectos llamados terapéuticos por razones en su mayoría de tipo comercial, y otros muy abundantes así como peligrosos efectos nocivos llamados eufémicamente secundarios indeseables, por mencionar sólo algunos de los grupos de medicamentos alópatas que más daño han hecho a la especie humana.
Todo este uso de fármacos con los beneficios que reputan los laboratorios a sus tóxicos, que a la postre sólo han dado a la humanidad nuevas y más agresivas enfermedades como son las de las infecciones más resistentes, anemias, alteraciones sanguíneas de muy variados tipos, toxicidades en los órganos encargados de la metabolización y eliminación de la masa muscular y ósea, alteración del delicado equilibrio hormonal, hasta las peligrosas manifestaciones sicóticas, y consecuente a

esto el organismo humano se ha vuelto más sensible a la acción nociva de dichos fármacos y esto sin contar las secuelas que están apareciendo en lo que algunos reconocidos homeópatas han llamado nuevos miasmas (y que los alópatas les llaman a dichos envenenamientos eufémicamente enfermedades medicamentosas) para los cuales se están fabricando medicamentos homeopáticos mismos que son capaces de curar en buena medida, cuando la fuerza vital del paciente no está suficientemente deteriorada por los efectos nocivos de los penicilánicos, los esteroides y otros muchos venenos más.
La dificultad que experimentan los laboratorios farmacéuticos alópatas es tan grande debido a la necedad de curar contra los supuestos síntomas que presenta un paciente con una enfermedad determinada, que en los últimos cincuenta años y a pesar de las multimillonarias inversiones en este ramo, apenas han logrado sacar alguna novedad siendo la inmensa mayoría copias de otras moléculas sólo que alteradas en alguna parte; de esta situación podemos comprender el interés de explotar las moléculas patentizadas y si éstas no son autorizadas en los países donde la presión legal les obliga al retiro del fármaco, si éste ya había sido autorizado o rechaza su lanzamiento al mercado si estuviera en su fase de autorización, o las restricciones legales detienen la venta descomunal y despiadada que se desarrolla en un país, la venta se puede desarrollar en otros lugares donde las autoridades que hacen valer la ley o peor aún las autoridades que deben salvaguardar la población de tan peligrosas prácticas, elaborando las leyes que definan un control y seguridad adecuados a la situación imperante o hace valer las leyes ya establecidas, les otorga inhumanas canogías contra los intereses más elementales de la población que los sustenta.

Contra estas infames prácticas hay científicos de reputado reconocimiento que han llegado a exponer con angustia e indignación que "la industria farmacéutica debía hacerse cargo de determinadas obligaciones éticas, independientemente de si están o no reguladas por la ley."
(Louis S. Goodman y Alfred Gilman, bases farmacológicas de la terapéutica, quinta edición.)
¿Acaso esto no nos acercaría a reconocer la autoridad moral antes que la legal en nuestro interior y en nuestras relaciones, haciendo extensivo el razonamiento a toda actividad humana?
Tal parece que los principios todos que esgrimiera Nicolás Maquiavelo en "El príncipe" para sustentar el pensamiento "en política lo importante es ganar", tienen no sólo una vigencia a toda prueba sino también la práctica más desafortunada en el comercio de fármacos alópatas.
Para sobrevivir, la industria farmacéutica ha estado comercializando drogas muy peligrosas que han dejado huellas tan profundas en la humanidad, que todos hemos adquirido gran sensibilidad a enfermedades otrora benignas o inexistentes.
A causa de los analgésicos, corticoesteroides, y muchos medicamentos más de los cuales el ejemplo de los antibióticos es el más patente no por ser el peor pero sí el más conocido por su masiva difusión, y consecuente resistencia alcanzada por parte de las bacterias, resistencia lograda por la misma razón con lo cual están produciendo el jinete que ya cabalga en el Bíblico Apocalipsis a cambio de criminales fortunas amasadas.
Los laboratorios farmacéuticos desarrollando su defensa han creado la conciencia de la relación de "beneficio contra riesgo". Sin embargo la práctica nos está dando el término invertido: posible beneficio (terapéutico) contra el riesgo ya que es lo más

frecuente y seguro como lo acabamos de apuntar en cuanto a los desastres ecológicos que están provocando a la humanidad con sus peligrosas prácticas.
Esto es extensivo no sólo a los laboratorios que comercializan medicamentos nocivos y prohibidos en países que se manejan sin los controles adecuados para preservar la vida del paciente, expuesto a la agresividad venenosa de estos medicamentos sino también a los médicos que indiscriminadamente recetan los fármacos sin el cuidado que requieren tanto antes de su uso en los pacientes con predisposiciones que no investigan, como mientras se está usando y después de la terapia el tiempo necesario para garantizarle la salud y evitarle las enfermedades iatrogénicas, para controlar los efectos secundarios que llegan a tener desenlaces fatales o lesiones indelebles aún varios años después del tratamiento, o la muerte consecuente a estos infames envenenamientos.
Sin embargo estos medicamentos, forman una parte importante en el diseño de las recetas, y el consecuente detrimento de la salud poblacional así como de la economía orgánica de cada paciente tratado.
Y en cuanto al uso de antibióticos en el tratamiento de la prevención infecciosa tenemos fatales las conclusiones: "la profilaxis frecuentemente da por resultado el incremento incidental de infecciones y superinfecciones, por el uso de antibióticos a los cuales no son sensibles los microorganismos" y esto sucede sin contar con la aparición de los efectos de envenenamiento (llamados eufémicamente efectos secundarios indeseables).
La historia es la misma con el uso de los corticoesteroides, los analgésicos, antigripales, laxantes y muchos, muchos géneros

medicamentosos más, pero para dar un esbozo sobre todo este pandemónium debemos de ser prudentes por lo cual les mostraré algunos de los genéricos más importantes.

"Hay momentos en que he pensado que
el lenguaje no sirve todavía absolutamente
para nada. !no nos entendemos"
Ludwin Van Beethoven

* Los Antimicrobianos

Al decursar por la historia y en las distintas culturas podemos encontrar elementos de búsqueda constante y aún de uso de diferentes sustancias de variados orígenes tanto vegetal, animal y diferentes compuestos minerales para atacar las infecciones que tanto daño han hecho a la humanidad a lo largo de su historia.

La idea y aun la práctica de curar con sustancias derivadas de un microorganismo vivo para matar a otro en esa práctica conocida ahora como antibiosis es casi tan vieja como la ciencia misma de la microbiología y en la historia de la humanidad se han desarrollado incontables prácticas de estas sustancias; de hecho, la aplicación de la curación antibiótica es mucho más antigua que la desarrollada en este siglo; si incursionamos en las diferentes culturas orientales encontraremos vestigios que nos hablan del uso del moho de la soja por las diferentes tribus de chinos hace más de 2500 años, con fines curativos; ellos la usaban para tratar varias infecciones de la piel entre las que podemos enumerar a los furúnculos y dicho microorganismo era el tratamiento básico.

Los aborígenes de las culturas precolombinas ya usaban el moho de la masa del maíz para curar infecciones producidas en la piel, además de otras infecciones.

La historia de la humanidad está llena de estas citas en que las pretensiones de los curanderos, médicos, brujos, sacerdotes y

toda la gente dedicada a la salud, tenía entre sus actividades, la búsqueda de sustancias con propiedades antibióticas de las cuales se obtenían resultados favorables en el tratamiento de ciertas infecciones localizadas, con la aplicación de plantas, frutos y tierras de las cuales muchas bien podrían ser fuentes de mohos así como también de bacterias productoras de antibióticos.
Sin embargo la humanidad vivió sin esta llamarada de parcial curación y fue hasta fines del siglo pasado y principios del actual en que se demostró la presencia en los cultivos bacterianos, de varias sustancias antibacterianas; algunas fueron probadas clínicamente, pero afortunadamente su uso fue abandonado por su elevada actividad tóxica.
Los investigadores continuaron con la búsqueda de sustancias que lograran erradicar del paciente los supuestos microorganismos enfermantes.
Los diferentes estudios realizados en este campo dieron sus frutos con las investigaciones llevadas a cabo en el campo de los derivados del azufre de los cuales con la aplicación curativa de las sulfamidas en 1936 dio principio el uso de los antimicrobianos y con esto se inició la época moderna de dichos tratamientos.
Sin embargo debieron pasar cinco años más para que se iniciara lo que se conoce como la época de oro de la curación antimicrobiana.
Época que cada vez más está lamentando la humanidad por los inenarrables efectos secundarios por envenenamiento en las muy diferentes partes de la economía corporal, desde la erupción cutánea hasta la anemia aplásica mortal, además de las cada vez más poderosas capacidades de defensa de los microorganismos contra dichos antimicrobianos que gracias a la

información genética que les hemos dado con las agresiones proporcionadas por estos antimicrobianos tanto a los microorganismos infectantes así como a los que nos acompañan tradicionalmente en calidad de saprófitos, los cuales los estamos transformando con estas alteraciones genéticas estables y heredables de generación en generación, con una resistencia cada vez mayor, de partes útiles de nuestra flora indígena en peligrosos enemigos, capaces de alterar los ecosistemas que conformamos con éstos antes saprófitos, de los cuales depende buena parte de nuestra asimilación alimentaria así como de otras necesidades no menos importantes como es el apoyo al sistema inmune; dicha información genética la han sabido excelentemente aprovechar los microorganismos al grado de ser resistentes hasta a nueve antibióticos distintos una sola cepa y con esto ser prácticamente invulnerables a los tratamientos antimicrobianos, o dicho de otra manera, estamos peor que en 1936 en que a bombo y platillos la humanidad se dijo que acabaría con todos los microorganismos patógenos del planeta y con esto daría a nuestros semejantes la merecida salud tan añorada.

Con apenas siete décadas de tan calamitoso uso de este descubrimiento, la humanidad sólo ha logrado que se murieran las bacterias sensibles a los fármacos vorazmente explotados por los laboratorios farmacéuticos en innecesarias como extenuantes curas medicamentosas, dando la facilidad a las bacterias resistentes, a su desarrollo y combinación de resistencias con toda la información necesaria para que la tan elogiada curación antimicrobiana se transformara en un flagelo que nos amenaza con la extinción de la especie humana dada la superioridad alcanzada por éstos patógenos.

Lo peor del caso es que esta información se está transmitiendo de madres a hijas bacterias con lo cual las resistencias continuarán indefinidamente a pesar de los múltiples esfuerzos de los científicos por cambiar estos funestos resultados que se incrementan fatalmente a cada aplicación antimicrobiana llevándonos a la extinción.
La especie humana continúa con la necedad del egocentrismo del universo y de las funciones naturales, y en este caso es claro que la realidad ha sido más terca que nosotros.
La ciencia de la alopatía ha estado queriendo modificar el entorno humano al tratar de eliminar las bacterias patógenas para permitir a la especie humana un paraíso pero a despecho de esta noble ciencia, las bacterias lejos de querer morirse o manifestar la mas pálida disminución de su existencia con todas las millaradas de toneladas de antimicrobianos arrojadas "científicamente" contra ellas no han podido eliminar una sola especie y sin embargo las cepas bacterianas cada vez son más resistentes a los tratamientos antibacterianos más virulentas con sus agresiones y más variadas las especies que nos amenazan.
Si los experimentados en el conocimiento y desarrollo de las terapias antimicrobianas hubieran seguido la línea de investigación del padre de la homeopatía, el Dr. Samuel Hahnemann esto es, de mejorar los mecanismos de defensa del cuerpo humano cuando una cepa cualquiera se asienta en nuestro organismo causando la infección, o sea si en lugar de querer cambiar el entorno microbiano que ocupa el planeta cientos de veces más viejo que la existencia del hombre en él, sin que nos haya éste extinguido como especie, al continuar con las investigaciones Hahnemannianas hubieran mejorado las condiciones defensivas de la economía corporal humana dado

que es así como actúan los medicamentos homeopáticos dando una real curación al paciente, y no sólo el alivio alópata al erradicar una infección sin mejorar los mecanismos defensivos de nuestra especie, y por lo tanto dejar expuesto al recién curado paciente a una nueva agresión microbiana.

En 1543 el astrónomo polaco Nicolás Copérnico fue llevado a la hoguera por su terrible herejía de declarar hipótesis contrarias al egocentrismo que ha envenenado todo el saber humano desde sus albores.

El saber humano tuvo una vez más que doblegar su soberbia a la terca realidad y recordarnos que sólo somos una ínfima parte del universo con el cual estamos inexorablemente concatenados, y que por muchos científicos que satanizáramos no cambiaríamos un ápice de esta realidad.

En 1936 los científicos al servicio de la industria farmacéutica iniciaron la trágica carrera antibacteriana dentro del contexto ego centrista, queriendo cambiar el entorno microbiano del ser humano logrando solamente hacerlo más virulento y feroz contra nuestra raza.

En contrapartida nosotros la especie supuestamente beneficiada con éstas genocidas prácticas somos los victimados por las terribles consecuencias de los efectos llamados secundarios alcanzados, entre los más peligrosos están las terribles resistencias bacterianas que han alterado la ecología de todos los ecosistemas de los que depende la humanidad, así como también ha fortalecido a nuestros victimarios.

El elevado precio que hemos pagado a sólo siete décadas de lanzada esta práctica se nos ha vuelto a la cara como el salivazo lanzado al cielo.

Hoy Nicolás Copérnico después de haber sido arrastrado por el dolor y la muerte más espantosa por recordarnos como especie el lugar que nos corresponde en el universo ha sido puesto en el insigne lugar que le corresponde muy por encima de las aberraciones de un clero maldito.
Doscientos años ha que tal vez sin proponérselo, el padre de la homeopatía desarrolló para la humanidad un método terapéutico que lejos de ser ego centrista, nos reivindica como seres pensantes al darnos ante el universo biológico el lugar que nos corresponde, buscando mejorar los mecanismos deficitarios y consecuentemente por esta deficiencia, ser la primera causa de las invasiones infecciosas a nuestro organismo.
Así como el papado abusando de la autoridad eclesiástica quiso tapar el sol con un dedo, la industria farmacéutica ha querido por el mundano afán de la codicia ocultar una realidad del genocidio que aprovecha para enriquecerse y la cual se está cada vez mas peligrosamente irguiendo contra nuestra ya endeble existencia en el planeta.
¿Cuánto tiempo más hemos de necesitar para reivindicar los alcances de los descubrimientos del Doctor Samuel Hahnemann con su doctrina filosófica, de sus valiosas enseñanzas antes de que sea demasiado tarde?, ¿Cuánto tiempo más hemos de continuar con las espuelas de la industria farmacéutica hincando los ijares de los apocalípticos caballos?.
Esta época del deslumbramiento de "la panacea antimicrobiana" realmente se inició con la producción y aplicación en masa de la penicilina.
De nueva cuenta la necedad alópata nos presentó de su sombrero prestidigitador la solución a todas nuestras enfermedades, ahora las de turno son las infecciones.

Aunque el asombroso compuesto que ya había sido descubierto desde 1929 como también la realización de los primeros ensayos clínicos, fue hasta algunos años después que se pudo usar en escala masiva.
Aunque fue una verdadera casualidad la que llevó al doctor Fleming al descubrimiento de la penicilina y se ha procurado seguir por caminos más cuidadosos y cautelosos planeados, trazando para la investigación científica de sustancias de este tipo, sin embargo también hay antimicrobianos menos estudiados y con efectos secundarios mucho más agresivos que los anteriores, digamos que la ciencia va caminando como cangrejo, al revés.
Mas sin embargo las consecuencias resultantes a largo plazo no han sido siquiera investigadas, menos aún denunciadas por la industria de la farmacia ni por los estudiosos de ellas, ni siquiera por las universidades afanadas en estas investigaciones.
Si la ruta terapéutica trazada fuera la correcta, lejos de tener los descalabros que se han venido dando cada vez más frecuentes y agresivos, tanto por las recaídas como por las sensibilidades de los envenenamientos de los pacientes tratados con los antimicrobianos, así como por las resistencias alcanzadas gracias a la adaptación tan rápida de los múltiples microorganismos, ya habríamos eliminado a las especies supuestamente dañinas.
Cada vez es más remota la solución que pudiera brindar esta ruta curativa y sin embargo cada vez es más abundante el número de pacientes que presentan envenenamiento por dichos fármacos, así como mayor resistencia y virulencia, de nuestros tradicionales y crecientes infectantes.
Los antibióticos son sustancias producidas por microorganismos de diversas especies para con ellas defenderse de sus enemigos

entre las que destacan las bacterias, los mohos y los actinomicetos principalmente.
En dichos microorganismos la existencia de las sustancias antibióticas no representa una actividad antinatural, esto es, por ser ellos quienes producen estas sustancias en cuestión como parte de su sistema inmune, pero en nosotros, en nuestro organismo, si representa una sustancia contranatural y todo lo que es antinatural termina por fenecer, por lo cual nuestra especie ha sido puesta en la lista del exterminio por la fatal antibiosis.
El hecho podría representar a las mentes profanas un desajuste fácil de resolver como si se tratare de ajustar una pieza de rompecabezas a otro de diferentes dimensiones, pero en el caso de los seres vivos el ajuste en cuestión representa una adaptación que nos obligaría prácticamente a cambiar toda nuestra estructura y funcionamiento, y si desconocemos la anatomía, funciones específicas e interfunciones celulares, tanto fisiológicas como funcionales de las cuales la síntesis del antimicrobiano en cuestión, es sólo la punta de un iceberg pero de cientos de miles de veces más grande que los que conocemos, la tarea es a todas luces imposible realizar con la tecnología actual, y tal vez, también imposible con la tecnología de cien años posteriores al año dos mil, por ser éste un proceso antinatural.
Estas sustancias antibióticas actúan reprimiendo la proliferación de otros organismos con los cuales tienen que compartir su medio ambiente los organismos que las producen, y en muchos casos también los destruyen.
En el campo de la medicina y concretamente en el campo del control de las invasiones microorgánicas, dada su incesante

demanda por el cuerpo médico para el tratamiento de las innúmeras enfermedades de tipo infeccioso que atacan al hombre, los laboratorios farmacéuticos se han dedicado a la investigación y producción de antibióticos por su lucrativo atractivo ya que es el mercado más productivo de esta industria.
Actualmente se han investigado centenares de antibióticos, y más de sesenta sancionados como útiles son utilizados en el abusivo tratamiento de las enfermedades infecciosas.
Si el proceso preclínico tanto en tiempo que abarca un mínimo de siete años así como el capital invertido que es de alrededor de cien millones de dólares y los tres años que utiliza el gobierno de los Estados Unidos para la tramitación de la licencia de producción y comercialización de cada fármaco y todo esto sin contar los centenares de fármacos que ya sea en el período preclínico de autorización, o en el período de explotación clínica se tienen que retirar del mercado por su calidad tóxica de peligrosos efectos secundarios, etc., provocando pérdidas de muchos miles de millones de dólares a dicha industria sin afectar su elevada rentabilidad y siendo el área más poderosa y por mucho la que producen los antibióticos, fácilmente podrán darse una idea de la participación que tienen y los beneficios adquiridos así como los intereses para continuar con este plan de investigación, desarrollo y explotación de dichos medicamentos que tanto daño más que bien, están haciendo a la humanidad empantanándonos en el fango de la extinción.
Estos fármacos presentan diferencias considerables en sus propiedades químicas, físicas y farmacológicas, en el espectro antibacteriano y en el mecanismo de acción.
De todos estos medicamentos la mayoría han sido identificados químicamente y otros, los menos, son obtenidos por síntesis.

La deslumbrante carrera que protagonizó el mundo de los antimicrobianos en sus albores, ha devenido en la pesadilla que nos aterra cada vez que abrimos la Biblia en el libro del Apocalipsis, recordándonos las resistencias bacterianas cada vez más difíciles de controlar así como consecuente a estas, la existencia de una mayor variedad bacteriana de cepas resistentes entre ellas las de la tuberculosis, pero sobre todo una mayor alteración a la ecología de la flora normal con la cual los tradicionales saprófitos al tener alteraciones en sus resistencias, estables, heredables de generación en generación y transmisibles a otras especies, están alterando toda la ecología normal del ser humano con impredecibles consecuencias.
En los primeros años de la aparición de tan controvertidos medicamentos, se escuchaban los comentarios más concluyentes sobre el paraíso que nos esperaba como especie al desarrollar si no un híbrido nuevo a nuestro ser, sí las adaptaciones necesarias para poder controlar el entorno microbiano a total voluntad, pero sólo duró la confianza a esta nobel terapia algunos años, pues las críticas inquietantes por los funestos resultados, no se hicieron esperar en todo el mundo.
Sabemos bien que es difícil estimar los aspectos médico-sanitario y económico de los antibióticos, pues a partir de su introducción en la terapéutica asistimos a una reducción extraordinaria aunque cada vez mas temporal en su morbilidad y mortalidad, por un gran número de enfermos infectados; tampoco es difícil alcanzar a comprender el irreparable trauma ecológico que ha producido en el campo de los microorganismos por haber dado a estos, una resistencia tan importante que el saldo alcanzado en su capacidad agresiva contra la especie humana, está cada día superando las temerosas apreciaciones que hicieran los

científicos más experimentados en este campo, llegando a transformar a nuestra flora normal en peligrosos patógenos los cuales se están sumando a los microorganismos infectantes tradicionales, que llegan a poner en peligro la vida del hombre.

Esta relación tan optimista en un principio y que llegara a desarrollar las conjeturas más apasionadas en favor de la humanidad, está cayendo en las consideraciones más angustiosas desde que se ha ido descubriendo que estos microorganismos a cambio de una tregua temporal por el masivo ataque de que los hemos hecho objeto, están a través del desarrollo de sus resistencias que transmiten a la misma y a otras especies en diferentes formas, la reprogramación genética para que estos agentes antimicrobianos y consecuentemente mortíferos para ellos; pero los microbios dejaron de serlo y les permitieron ser todo lo responsables de las infecciones que protagonizaran antes de la aparición de estos medicamentos, sólo que ahora con mayor virulencia y resistencias que antes.

En contrapartida el ser humano con una capacidad astronómicamente menor para desarrollar mecanismos del orden genético para poder defendernos de la agresión desarrollada cada vez más importante, tanto por la variedad de drogas antibióticas como por las sensibilidades de que ya somos objeto en múltiples formas de intoxicación, estamos perdiendo la batalla por la supervivencia en un espacio que necesariamente tenemos que compartir con estos microorganismos aun sin la necesidad de la alternativa irresponsable de los antimicrobianos.

Pero regresemos al punto en que nos quedamos, en la década de oro de los antibióticos, en general.

Además de estos, nuestro arsenal terapéutico ha adquirido gran número de fármacos elaborados por investigadores en el dominio de la síntesis química.
La tuberculosis dejó en aquella bella época de ser tan terrible flagelo gracias a la isoniacida, el ácido para-aminosalicílico y el etambutol.
Enfermedad que toda vez vencidas las agresiones de estos medicamentos está resurgiendo con mucho mayores resistencias que antes, superando peligrosamente el lugar temible que antes tuviera.
Dada la impresionante explosión que diera la industria farmacéutica en la producción de antimicrobianos, las peligrosas reinfecciones pero también por no contar el paciente con mecanismos de defensa lo suficientemente desarrollados como para hacer frente a las nuevas agresiones microbianas, así como a las superinfecciones desarrolladas por los diferentes antimicrobianos las no menos peligrosas e incluso mortales agresiones provocadas por estos medicamentos, en medio de la necedad "científica alópata" se desarrolló la búsqueda del antibiótico ideal y a través de estas experiencias se llegó a la siguiente conclusión: "la sustancia antibiótica ideal debe tener las siguientes propiedades: Habrá de tener actividad antimicrobiana selectiva y eficaz, y debe ser bactericida y no bacteriostática. Esto es ser capaz de matar los microorganismos en lugar de sólo detener su desarrollo, Si bien pudiera ser conveniente que el antibiótico matara una amplia variedad de microorganismos, a menudo intervienen los problemas de súper infección o sobreinfección. Las bacterias no deber adquirir resistencia contra el medicamento o sea no deben aprender a

defenderse de este. Su eficacia antimicrobiana no debe reducirse notablemente por la acción de los líquidos orgánicos.
La absorción, distribución, destino y eliminación deben ser tales que permitan alcanzar rápidamente y mantener por largo tiempo concentraciones bactericidas en sangre, tejidos y líquidos orgánicos. Entre ellos el líquido cefalorraquídeo. La eliminación urinaria del antibiótico, la excreción no debe provocar lesiones renales.
Por último, lo cual es patente, también debe tener los muchos caracteres convenientes en cualquier agente farmacológico."
Este planteamiento salido de las mentes más turbadas que de costumbre en las exposiciones de la ciencia ficción, no ha prosperado hacia su materialización.
Hasta la fecha sabemos de cierto que no se ha logrado ni uno de estos objetivos de todo el paquete expuesto o se ha logrado pálidamente algún adelanto; en contrapartida los efectos indeseables son abundantes y las lesiones, las resistencias, las superinfecciones, las hipersensibilidades y las muertes por estos fármacos ha ido en aumento, más en los países en que no hay control gubernamental adecuado de la explotación comercial ética, o de venta sin receta de estos poderosos venenos, como en México, en donde la auto receta o recomendación en la farmacia o por algún paramédico es frecuente, pero lo peor es que al no haber una institución gubernamental que monitoree las morbilidades y mortalidades medicamentosas en forma adecuada, los laboratorios, al no tener un control real para el desempeño comercial de sus fármacos, éstos se venden sin ninguna protección para el pueblo y ni siquiera se llevan estadísticas de las lesiones, disfunciones, y aun defunciones

provocadas, menos aun se ponen restricciones adecuadas para el desplazamiento por los conductos profesionales necesarios.

Los laboratorios farmacéuticos y la alopatía en general a través de todos estos años queriendo ser más tercos que la realidad, no han podido lograr los avances exigidos por las necesidades de supervivencia del ser humano; los muchos dolores de cabeza que han producido innecesariamente con esta amenaza a la trascendencia de la humanidad, sigue en consecuencia en aumento.

Después de cursar por más de media centuria el uso de los antimicrobianos en la cual las firmas farmacéuticas más acreditadas así como las más acreditadas corrientes universitarias que se han dado a la tarea de alcanzar este fármaco hipotético, sólo han logrado medicamentos que contengan en sus cualidades alguna parte de las buscadas propiedades y sin embargo al tiempo sus cualidades en un principio tan alabadas han venido decayendo presentando el daño ecológico tan temido por la humanidad al grado que ahora se están convirtiendo los microorganismos patógenos y aun los saprófitos en los enemigos más temibles y ya llevan la tendencia de ser nuestros sepultureros.

Cada antibiótico posee cierto campo de eficacia, cuyo principal factor determinante se suponía era el mecanismo de acción del medicamento.

Además del mecanismo de acción están los efectos alergenizantes, las lesiones de riñones al oído e hígado (que en la práctica, en nuestro país poco valor se les da en la prescripción pues ni análisis clínicos se les practican a los pacientes para saber su posibilidad de resistencia al antimicrobiano en cuestión) dentro del factor determinante para la prescripción.

Otro fenómeno que está preocupando al mundo médico alópata y del cual cada vez tienen menos control, es la producción de resistencias del microorganismo; esta acción no es un fenómeno general entre los microorganismos ni entre los medicamentos y es mucho más complejo que la resistencia natural.

Las investigaciones que desde los muchos lugares del mundo están dedicadas a los microorganismos nos da la aterradora información que cada día pone más preocupados a todos los estudiosos de este campo; en cuanto a los resultados más importantes de estos estudios con los diferentes microorganismos concluyen: "la adquisición de resistencia a un antibiótico entraña un cambio genético estable y heredable de generación a generación. puede actuar en su adquisición cualquiera de los mecanismos que resultan en modificación de la composición genética bacteriana, y de esta manera las bacterias pueden tornarse resistentes a los antimicrobianos.

Pero sea cual sea el mecanismo genético que interviene en la adquisición de la resistencia, las alteraciones básicas de susceptibilidad guardan complejas relaciones."

Es harto conocido que los microorganismos deben su existencia en gran medida a la enorme capacidad mutante que tienen para adaptarse al medio tan cambiante para ellos en relación con los animales superiores y ésta la desarrollan por variados métodos, pero también es conocido que esa propiedad mutante disminuye con la evolución de las especies, tal vez por la especialización celular; así los animales superiores estamos en desventaja en cuanto a esta capacidad con el casi desconocido y cada vez más peligroso y agresivo mundo microorgánico.

En la década de los cuarentas cuando apareció la temporal esperanza de los antimicrobianos, el mundo se lanzó

desesperadamente a la búsqueda de innúmeros antibióticos que a través de todos los procedimientos posibles, destruyera las infecciones que azotan a la humanidad desde lejanos tiempos, sin con esto afectar la salud del paciente.
Para este análisis sería aconsejable tomar de los chinos la sabia consigna "la historia se cuenta en siglos" y así podremos apreciar que antes que concluya un siglo desde que se descubrieron los antimicrobianos, esta práctica será arrojada al tiradero de la historia por nociva más que útil a la humanidad.
El doctor Samuel Hahnemann ya desde dos siglos antes estuvo manifestando la necesidad de restaurar la salud del enfermo y en el caso particular de las infecciones en lo que podemos conocer cómo elevar los mecanismos de defensa del hombre al equilibrar su funcionamiento ecológico, en lugar de atacar externamente a estas infecciones pues en sus experiencias de resultados curativos tan espectaculares como lo fue el control de la primera epidemia de cólera asiático que azotó a Europa, en su criterio eran los seres que carecían de suficientes defensas a los que atacaban los microorganismos patógenos y por lo tanto para restablecer el equilibrio ecológico de cada enfermo hay que mejorar la calidad y/o cantidad de los mecanismos defensivos deficitarios o sea restablecer el equilibrio ecológico, el equilibrio de la fuerza vital indispensable, adecuada para el armónico funcionamiento del ser en cuestión.
Pero la necedad del ser humano de pretender que el mundo gire en torno a él y no querer aceptar que nosotros sólo tenemos un lugar en el espacio y debemos de actuar en consecuencia a la realidad que tenemos y mientras no aceptemos este lugar en nuestra consciencia, estaremos cayendo en el error de nuestra megalomanía con las diferentes consecuencias que en este caso

estamos peligrosamente padeciendo; por otra parte si se capacita al organismo humano a defenderse de la agresión infecciosa, los agentes que acechaban el ser, toda vez levantadas sus defensas en ese prodigioso equilibrio de la fuerza vital u homeostasis, que nos capacita para vivir en concordancia con el entorno en cuestión, controlará a los microorganismos sin merma de su salud ni de su entorno.

Hasta aquí todo el planteamiento del doctor Hahnemann era teoría, pero al demostrar sus habilidades, como fue a principios del siglo diez y nueve al erradicar la primera epidemia de cólera asiática en Europa con los medicamentos de su investigación y desarrollo como fueron: Camphora, Veratrum album y Cuprum con las acostumbradas dosis infinitesimales, según los síntomas que presentaban los diferentes infectados y esto sin los nefastos efectos secundarios que tienen todos los venenosos antimicrobianos, se convirtió en la ley que tanto han tratado de ocultar los detractores de la homeopatía, y estos principios son los que continúan funcionando en el manejo de esta ciencia, porque los resultados que nos presenta la práctica de dicha disciplina sólo nos ha dado la satisfacción de su veracidad en curaciones de calidad inmejorable y en forma suave, pronta y duradera.

Pero la industria farmacéutica no tiene interés económico en la producción de fármacos de tan fácil elaboración como los de uso homeopático y por lo tanto de escaso valor económico y en consecuencia escasas utilidades.

Tampoco tienen interés los industriales de la farmacia ni las corrientes políticas alópatas, en cambiar de consideraciones sobre esta peligrosa situación que lejos de importarles entender los procedimientos y principios que Hahnemann estableció en su

práctica, han dejado para cuando, a fuerza de chocar contra la realidad, consecuentemente, vayan cayendo en el desuso y la desconfianza.
Ha quedado para estos tiempos en que los antibióticos cada vez son menos eficaces por las cada vez mayores resistencias de los microorganismos infectantes, así como su cada vez mayor virulencia en las enfermedades provocadas por estos seres, así como también las cada vez más abundantes sensibilidades humanas a sus efectos tóxicos, que van desde la posibilidad de provocar otras enfermedades hasta la muerte misma.
Analicemos los mecanismos de desarrollo de resistencias: "No hay datos de que las mutaciones que originan resistencia microbiana sean causadas por exposición al fármaco particular. Por ejemplo, se ha descubierto que algunas especies bacterianas que fueron aisladas mucho antes del advenimiento de algunos antibacterianos los cuales son muy insensibles a ellos, también vemos que estas mutaciones parecen ser fenómenos aleatorios o al azar, y la aparición de las temibles resistencias en un microorganismo durante el tratamiento sencillamente representa multiplicación selectiva de los mutantes resistentes que han estado presentes desde el comienzo de la infección, o de una cepa resistente introducida desde el medio externo" y lo más trascendental contra la especie humana es que ya nos encontramos en un desequilibrio tal de nuestro sistema inmune que los microorganismos nos llevan catastrófica ventaja en la lucha por la vida.
Esto se explica, porque la naturaleza no dio estos mecanismos de resistencia para la capacitación a la vida de estos microorganismos sólo para los antimicrobianos producidos por el hombre y sería temerario que así lo pensáramos.

Pero sí podemos considerar que el "extenso y prolongado uso de un agente antimicrobiano, que elimina la enorme mayoría de los microorganismos sensibles, selecciona con ello a los resistentes, que así se hacen predominantes a través de la selección natural." Pero sea cualquiera el camino que escoja la selección natural del desarrollo del ser más fuerte y en detrimento de los más débiles que morirán, y apegados a la teoría de Darwin, con el uso de los antibióticos, los seres más débiles en esta lucha tan innecesaria como necia que hace seis décadas les declaramos al micromundo orgánico, están siendo los seres humanos los más vulnerables y consecuentemente los perdedores finales.

Dada la menor capacidad para adaptarnos a la agresión medicamentosa antimicrobiana así como la mayor virulencia demostrada por los microorganismos, y su consecuente resistencia desarrollada a la agresión de estos agentes, estamos en franca desventaja contra los microorganismos, patógenos o no, teniendo necesariamente que decidirnos no por cambiar nuestro entorno pretendiendo eliminar a seres que a pesar de los miles de toneladas de antimicrobianos usados para su erradicación, no hemos logrado terminar siquiera con una sola especie y sin embargo ahora son más resistentes a los antimicrobianos y en contrapartida ahora nosotros somos más sensibles a la agresión bacteriana y también a la medicamentosa, quedando a los dos fuegos que han aparecido como consecuencia de la codicia de los laboratorios de la farmacia y de la obnubilación de los médicos afanados en esta infame tarea.

El camino adecuado y cada vez más claramente delimitado, es el que establece la homeopatía al mejorar la capacidad inmunológica del ser humano a la agresión que nos hacen estos infectantes para sin alterar sus resistencias, haciéndolos más virulentos para las generaciones venideras, lograr tenerlos a raya, al mejorar el funcionamiento de la homeostasis o fuerza vital en el campo de nuestros mecanismos de defensa y así viviremos en un mismo medio sin afectarnos mutuamente como ha sucedido los pocos millones de años que lleva la especie humana y sus ascendientes sin que dichos microorganismos nos hayan puesto en el peligro de la extinción, como sí están cada vez más cerca de hacerlo ahora, gracias a la necia política curativa alópata de los antimicrobianos.

En contrapartida al uso tan peligroso de los antibióticos y cada vez de mayor riesgo, nos encontramos con los comentarios de varios científicos que lejos de estar satisfechos con los resultados presentan sus inquietudes.

"Cuando la concentración de un antimicrobiano es lo suficientemente elevada, algunos antibióticos matan las bacterias tanto in vivo como in vitro, sin embargo, debemos recalcar que los agentes antimicrobianos, aun los más poderosos, no curan, salvo en casos excepcionales la infección simplemente en virtud de su actividad en contra del microorganismo causante, y tal vez los compuestos bactericidas necesitan también la intervención de los mecanismos de defensa humoral y celular del huésped."

Dichos mecanismos los que estimula la homeopatía pero sin esos riesgos de volver más agresivos los microorganismos.

Y hablando de las diferentes formas de adquisición de resistencias de los microorganismos a los fármacos son concluyentes los resultados de las investigaciones realizadas:

"En muchos países está aumentando el número de infecciones causadas por microorganismos resistentes. En algunos casos, la resistencia es múltiple en tal grado que el médico ha de recurrir al uso de medicamentos menos bien conocidos y más peligrosos y aun puede carecer de un medicamento eficaz para el tratamiento de un enfermo."

"Actualmente tenemos reconocido que la adquisición de resistencia a los antimicrobianos por los diferentes microorganismos sigue distintos cuadros cronológicos. Con algunos agentes, los microorganismos se tornan resistentes a concentraciones crecientes del fármaco de manera gradual o en escalera. Parecen necesitarse muchos cambios, cada uno de las cuales confiere grados adicionales de resistencia, El peligro que entrañan estos medicamentos es que las dosis crecientes fácilmente llegan a superar las dosis tóxicas en esa frontera tan variada en cada persona y en la misma persona de acuerdo a determinadas condiciones cambiantes."

"En otros casos la resistencia a altas concentraciones del medicamento se adquiere como fenómeno mutacional único; este cuadro causa mayores dificultades para el clínico."

En este fenómeno de la adquisición de resistencias por el microorganismo y la consecuente necesidad mayor de nuevos antibióticos, aumenta en proporción directa el riesgo del enfermo a la exposición al fármaco pero con un nivel astronómicamente menor a desarrollar resistencias a éste en comparación con los microorganismos, dándonos un balance peligrosamente negativo.

"Hay otra forma de desarrollar resistencias por los microorganismos y por este proceso, la célula bacteriana incorpora de su ambiente uno o más genes formados por otra bacteria."

Nosotros en cambio lo único que incorporamos de nuestro ambiente son los tóxicos farmacológicos que lejos curarnos o hacernos más resistentes a los microorganismos o a los antimicrobianos estamos expuestos a los dos fuegos el bacteriano y el antibacteriano pero también estamos totalmente desarmados y por este camino contando con mecanismos defensivos cada vez más deficitarios en esta terapia antinatural estamos acercándonos a la extinción como especie.

Estos son los logros reales alcanzados por la alopatía en el tratamiento de las infecciones microbianas.

"Un mecanismo más de transferencia de resistencias entre los microorganismos es la conjugación y este es un importante mecanismo para la adquisición de resistencia a un fármaco y consiste en el paso de los factores de resistencia de un organismo a otro. Este mecanismo requiere de la intervención de un factor de resistencia (R) y el factor de transferencia de resistencia (FTR). La presencia del factor R puede causar la modificación de los componentes del microorganismo de los cuales depende la susceptibilidad al antibiótico o la producción de enzimas que inactivan agentes antibacterianos." "Como podrán comprender tiene gran importancia que el factor R puede contener información para la resistencia a muchos fármacos, y estos datos pueden adquirirse por una bacteria susceptible como un acontecimiento único."

De manera principal, se ha comprobado que los bacilos gramnegativos (causantes del 80% de las infecciones del tracto digestivo así como del genitourinario) se tornan resistentes a los fármacos por este mecanismo.

El otro 20% también desarrolla resistencias gracias a lo cual aun los contamos entre nosotros.

"Entre los agentes antimicrobianos contra los cuales se produce resistencia por este método están las sulfonamidas, estreptomicina, tetraciclinas, Cloranfenicol y penicilinas. En la clínica tiene mucha importancia la frecuencia con que los factores R pasan de especies bacterianas no patógenas a otras que sí lo son; estos pases son muy frecuentes en el intestino donde habitan generalmente los microorganismos gramnegativos"

De esta manera, microorganismos de nuestra flora normal gracias a los medicamentos antimicrobianos diseñados por la alopatía están alterando peligrosamente el equilibrio de los ecosistemas que los comprenden, dañándonos en forma irreversible pero también los hemos sumado al bando de nuestros enemigos.

"Contactos de esta índole pueden producir la súbita adquisición de resistencias para dos o más de los fármacos antibacterianos empleados en el tratamiento. La propagación del factor R en el intestino se produce por transferencias sucesivas. Los antibióticos tienen un gran poder selectivo. El grado de resistencia conferido en los factores R difiere de una célula bacteriana a otra y de un factor R a otro."

"Esta forma de adquisición de resistencia a los fármacos, tiene actualmente gran importancia en el tratamiento de las enfermedades infecciosas. En muchos países está aumentando el número de infecciones causadas por microorganismos resistentes. La solución mediante el empleo de un nuevo y eficaz agente antimicrobiano suele resolver el problema sólo temporalmente".

Todos los índices nos llevan a la conclusión que estamos perdiendo la más peligrosa de las guerras, dejando en nuestra contra cada vez más muertes por los diferentes problemas derivados de dicha derrota terapéutica alópata, desde las múltiples enfermedades provocadas por la sensibilidad a estos tóxicos, las muertes provocadas por superinfecciones que provocan los microorganismos resistentes cuando se aplican antibióticos a los cuales ha superado la etapa de las sensibilidades, hasta la agresión cada vez más virulenta de los microorganismos a los cuales les hemos enseñado el camino de las resistencias aun cuando no estemos usando un antibiótico determinado y que sólo seamos víctimas de una infección que remita sola como ocurre generalmente en las infecciones de origen viral.

El resultado de todo esto es el que hubiera dejado una guerra bacteriológica de alcance mundial.

Ahora se han encontrado resistencias bacterianas hasta a nueve antibióticos distintos. Aunque las conclusiones a que hemos arribado los seguidores de la medicina homeópata en base a nuestra experiencias, es que el equilibrio de todas las funciones normales del ser humano y éstas en las tres partes que lo componen tanto en el cuerpo como la mente y el espíritu así como sus elaboradas interacciones, nos darán la capacidad para defendernos de las agresiones ambientales, cualesquiera que sean en nuestro entorno. Si bien una persona sana es susceptible a ser contagiada de cualquier infección por estar bajas sus defensas, también es cierto que alcanzando el equilibrio en las áreas deficitarias retorna la salud y el cuerpo sin más complicación expulsa o mata a los invasores infectantes. Los alópatas después de darse muchos topes con la realidad sólo alcanzan a comprender algunos elementos de esta verdad:

"Lo que finalmente decide la curación en muchos casos de enfermedad infecciosa es el estado de los mecanismos de defensa en el organismo del paciente."

Si los laboratorios farmacéuticos no fueran afectados en sus intereses de desplazamiento de medicamentos como lo son en el caso de los tratamientos homeópatas, alternativa que deja sin el consumo de sus fármacos y tratándose de estos, homeopáticos, en los cuales sólo se debe de dar un medicamento, peor aún, que los medicamentos homeópatas son muy económicos por su fácil preparación e infinitésimas cantidades de ingrediente activo o aún en concentraciones puramente conceptuales, situación que abarata los costos al grado de estar al alcance de cualquier persona o en el mejor de los casos no afectar prácticamente la economía del médico, si éste se decidiera a regalarlos a algunos pacientes; no tendríamos las imponentes trabas en el desarrollo de la disciplina homeópata ni la salud humana.
"Hoy los antibióticos son la clase de medicamentos más empleados en la práctica privada y en los hospitales, y el costo total de estos agentes llega a ser una de las mayores partidas del presupuesto de un hospital y del tratamiento del cliente en particular."
De ahí que la propaganda hacia los fármacos alópatas así como su consumo consecuente sea de un rango desastroso para la economía y la salud del paciente. Desde que se inició el camino de los antibióticos, los laboratorios de la industria de la farmacia, pensando tener la solución al tratamiento de las infecciones desarrollaron una febril lucha con estos nuevos medicamentos sin considerar los peligros a los que estaban arrastrando a la humanidad; de nueva cuenta perdieron el rumbo por sus equivocadas consideraciones de la relación que guarda la especie humana con el entorno, y por no querer entender que esta relación interviene en un equilibrio sumamente delicado y sensible a cualquier fuerza que influya en esta. De nueva cuenta

actuamos como los dioses enanos que con estar en el umbral, pero sólo en el umbral del universo del saber, tenemos el conocimiento todo para sacar del sombrero las soluciones que se nos antojen.
En México hay un gastado refrán que reza "echando a perder se aprende", y si nos apegamos a él como lo hemos hecho desde que la especie humana se desarrolló como plaga en el mundo, llegaremos a dañar a tal grado los infinitos ecosistemas que forman la vida que no quedará posibilidad de sobrevivir a nuestra experiencia con estos y otros nefastos fármacos.
Prueba de la gran irresponsabilidad de los alópatas es el uso indiscriminado de las mezclas medicamentosas y esto se manifiesta desde que "la terapéutica antibiótica mixta empezó sólo cuando fue posible encontrar en el mercado dos antibióticos."
Sabemos que los resultados desastrosos se presentaron cuando poco después del descubrimiento de la estreptomicina, ésta fue mezclada con la penicilina, y se recomendó el uso de esta combinación en la clínica, especialmente en los casos cuyo origen no era fácilmente diagnosticable.
A la fecha ya casi no hay preocupación por el diagnóstico del microorganismo invasor. Las prescripciones de antibióticos se realizan sólo con los síntomas expuestos por el paciente y los signos que pudiera detectar el médico en el consultorio haciendo prácticamente un innecesario apéndice al laboratorio clínico, salvo contadísimas excepciones; esta política la han estado estimulando los laboratorios con el argumento de contar ellos para sus prescripciones facultativas, con "el antibiótico de primera elección", cuando los síntomas sean tales, y otras

argucias que parecieran ser sacadas de vendedores de pócimas en alguna feria o cantina por mercaderes ambulantes.
Con los tratamientos homeópatas no sucede dicha situación ya que por el camino terapéutico que se practica, de acuerdo a lo que refiere el paciente aunque se necesita de estudios clínicos bacterianos damos el medicamento de acuerdo a los síntomas que está presentando el paciente de acuerdo a los desequilibrios de la fuerza vital, de su salud. Cabe hacer la aclaración que hay grandes diferencias entre el diagnóstico alópata y el homeópata.
El medicamento homeópata ha de curar en forma suave, pronta y duradera si es el simillimum y además no está exponiendo al paciente a los trágicos efectos secundarios existentes como sucede con todas las terapias a base de todos los medicamentos alópatas.
"Con el advenimiento de cada nuevo agente antimicrobiano, con la aparición consecuente de cepas resistentes y con las observaciones del aumento in vitro de la actividad antibacteriana de algunas combinaciones de compuestos antimicrobianos, se registró un aumento extraordinario en el número de los que se mezclaban en preparados de dosis fijas, sin embargo se ha observado que existe muy poca relación entre las pruebas in vitro y los resultados clínicos, y que sólo raras veces la mezcla de antibióticos pudo demostrar su superioridad sobre un agente antimicrobiano empleado sólo".
Dentro de la terapia antibiótica en el tratamiento de infecciones bacterianas, se da con demasiada frecuencia el uso del famoso escopetazo el cual consiste en tratamientos antibióticos mixtos para acabar la infección sin apenas considerar las peligrosas consecuencias al paciente y a la sociedad, recordándonos a aquellos infelices epilépticos medievales que mientras se

encontraban en el clímax de su crisis, acudían fervientes cristianos a molerlos a palos para sacarles el diablo que les estaba en primer lugar provocando tan desatinados desfiguros. siendo que: "esta terapia sólo está aceptada cuando no hay respuesta antibacteriana adecuada o para la intensificación de la actividad terapéutica y tratamiento de procesos infecciosos graves cuya etiología específica no pudo ser diagnosticada, por estar la vida del paciente en peligro."

Más adelante expondremos el error de querer tratar a bacterias que sin estar desarrollando procesos infecciosos se encuentran en calidad de inofensivos y necesarios saprófitos de nuestro organismo, que guardan una enorme importancia en el equilibrio de nuestra economía corporal, emocional y espiritual al mantener el cuerpo sano, y que producto de los tratamientos antibacterianos mal empleados que con frecuencia se dan, y desarrollan el crecimiento anormal de estos necesarios microorganismos antes colaboradores de nuestro equilibrio ecológico por ser parte de los ecosistemas que formamos, y por las constantes agresiones antibióticas mismas que los han vuelto contra le especie humana, obligándolos a desarrollar resistencias que les transmiten a otros microorganismos que son patógenos y con esta actitud en lugar de sumar están restando la posibilidad de sobrevivir como especie a la humanidad misma.

También y desde el nacimiento de estos tratamientos se ha desarrollado el concepto de las combinaciones de dos o más de estos medicamentos sin que por ello se obtengan resultados satisfactorios y sí aumenten el riesgo de desarrollo de superinfecciones así como de efectos indeseables varios.

"En ciertas infecciones, las bacterias causantes, aunque de especies diferentes, son susceptibles a un solo antibiótico, en

tanto que en otras infecciones tienen grados distintos de susceptibilidad para el mismo agente antimicrobiano.
Esto subraya la necesidad de determinar la susceptibilidad que tiene para el medicamento cada uno de los componentes de la flora bacteriana mixta."
Esta recomendación ha sido dejada de lado casi desde sus inicios en países como México, probablemente por los costos de los laboratorios de análisis clínicos y sin importarles el consecuente detrimento de la salud del paciente.
"Siempre que sea posible debe disponerse de esta información antes de iniciar el tratamiento. Debemos recalcar que cada microorganismo ha de estudiarse por separado, porque las pruebas realizadas con cultivos mixtos suelen llevar a conclusiones erróneas."
Desgraciadamente donde la economía de nuestros pueblos apenas alcanza para comprar los antibióticos y si a los ya mermados ingresos gravamos también el costo de los análisis clínicos, la población que queda con capacidad de cubrir estos costos se reduce a tal grado que haría casi imposible el tratamiento; debido a esta situación y a las políticas mercantilistas de los laboratorios farmacéuticos que recomiendan sus fármacos correspondientes como "de primera elección sin aun tener los resultados del antibiograma", situación que sólo se justifica cuando está la vida del paciente en peligro y una demora del tratamiento puede poner en juego la vida de éste han cambiado la imagen de la terapia en el médico.
Los especialistas nos recuerdan que los antibióticos se elegirán basándose en dichos estudios y de acuerdo al resultado del antibiograma se administrarán en dosis completas.

En algunos casos es superfluo y aun peligroso retrasar la iniciación del tratamiento mientras se espera el informe bacteriológico definitivo.
Así en la peritonitis, que es un ejemplo típico de estos casos, se debe iniciar el tratamiento inmediatamente dando dosis máximas de aquellos antibióticos que se sabe son más eficaces contra bacilos que generalmente operan en combinación como causa de la enfermedad, donde retardar el tratamiento podría causar un desenlace rápidamente mortal.
En cambio, en la inflamación del oído medio crónica e infecciones del aparato urinario no es necesario empezar el tratamiento antes de obtener el resultado de los exámenes bacteriológicos, puesto que son infecciones que llevan tiempo en el paciente, y una demora de dos o tres días influye poco o nada en el efecto del tratamiento.
Y aquí nuevamente se pone de manifiesto la superioridad de los tratamientos homeópatas por no necesitar de tiempo para decidir el remedio adecuado ya que los síntomas nos darán la pauta del medicamento a prescribir con un elevado porcentaje de eficacia y por supuesto sin los lamentables efectos secundarios ni las recaídas cada vez más frecuentes, provocadas por los medicamentos alópatas, ya que éstos no alteran los mecanismos de defensa indispensables para la curación del paciente.
Cada vez son más los científicos que se unen al criterio de mejorar los mecanismos defensivos deficitarios y las experiencias científicas concluyen: "Sin embargo, debemos recalcar que los agentes antimicrobianos, aun los más poderosos, no curan, salvo en casos excepcionales, la infección simplemente en virtud de su actividad contra el microorganismo causante, y tal vez los

compuestos bactericidas necesitan también la intervención de los mecanismos de defensa humoral y celular del huésped."

las combinaciones de antibióticos aunque estén bien seleccionados no siempre conducen a la curación de un proceso infeccioso, no obstante que los microorganismos causantes sean sensibles a cada uno de los antibióticos empleados simultáneamente; por ejemplo, en las infecciones crónicas del aparato urinario; el tratamiento mixto no mejora las expectativas de la curación.

Sin embargo en algunos problemas infecciosos en el concepto alópata es el único camino terapéutico y para darle una salida llegan a utilizar las peligrosas y poco estudiadas combinaciones.

"Estudios efectuados in vitro han mostrado que, cuando un microorganismo se encuentra en contacto al mismo tiempo con dos antibióticos, la aparición de resistencias para cualquiera de los dos se retrasa notablemente, pero no es evitada por completo".

Lejos de acercar la relación antibacteriana al antibiótico ideal se alejan de él por los riesgos aumentados, como por las sensibilidades del huésped expuesto a los dos fuegos de ataque el bacteriano y el antibacteriano.

"Actualmente se considera que la administración de una combinación de antibióticos produce en ciertas infecciones, aunque no en todas, aumento de la actividad antibacteriana y de eficacia clínica.

Pero en muchas infecciones puede observarse también una falta de intensificación y aun la disminución de la eficacia terapéutica cuando se emplean estas asociaciones."

Todo este estado conflictivo sobre el uso de los antimicrobianos se da por los crecientes intereses en pugna de los poseedores de las patentes de los antimicrobianos en cuestión, donde han crecido los intereses de las corrientes médicas las cuales aparecen en significativos conflictos y poco se habla de los intereses de la humanidad misma puesta en el banquillo de la extinción, es solo codicia injustificable.

Las diferentes corrientes médicas alópatas en el campo de los medicamentos antiinfecciosos no terminan en ponerse de acuerdo. Mientras unas corrientes médicas apoyan el uso del uso abusivo de los antimicrobianos, otro criterio médico de reconocido prestigio plantea.

"Ocurre con frecuencia que la acción terapéutica de dos o más agentes antimicrobianos administrados juntamente es imprescindible." y poco después es refutado con otro criterio de médicos de paralelo prestigio y respetabilidad:

"Tal tratamiento no es en muchos casos tan bueno como él que se hace con sólo el más eficaz de los fármacos".

Y en calidad de enseñanza a los estudiosos de esta medicina se les da el siguiente consejo:

"Hasta ahora no se ha encontrado ninguna combinación de antibióticos que cure toda clase de infecciones, sea cual sea el número de sustancias incluidas en la mezcla; probablemente nunca dispondremos de tal panacea.

El uso simultáneo de tres o cuatro antibióticos en infecciones de etiología obscura es un procedimiento terapéutico que tiene por fuerza que evitarse".

Otro campo que han desarrollado sin un adecuado control científico y con los lamentables resultados que van desde las superinfecciones y consecuentes súper resistencias antibióticas, es el tratamiento preventivo de las infecciones.

Como siempre ha sucedido con casi todas las teorías alópatas, el tratamiento de las prevenciones tuvo como la corriente más socorrida para favorecer a las posiciones mercantilistas de los grandes laboratorios de la farmacia, el consumo indiscriminado de antimicrobianos con la finalidad de eliminar toda posibilidad de desarrollo de infecciones tanto en el proceso quirúrgico como en las epidemias periódicas y sus resultados pronto se dejaron ver como un nuevo frentazo de la humanidad ante la voracidad de estos emporios más preocupados en sus utilidades que en el bien a la humanidad.

Los criterios que sin fundamento objetivo se difundieron en el medio alópata desde que se iniciaron las terapias antimicrobianas, aun sin haber estudiado los incontables problemas que estaban causando en el sensible y extraordinariamente complejo equilibrio ecológico del ser humano, continúan brotando de las más prolíficas mentalidades, son como setas después de la lluvia, pero también están apareciendo dentro de ese recuadro científico, corrientes opuestas dados los funestos resultados.

"las sustancias antimicrobianas se vienen usando para prevenir las infecciones en situaciones diversas porque se supone que si un medicamento es bueno para destruir los microbios que han invadido un organismo, también servirá para impedir la invasión."

Las consideraciones de estos precursores de los diferentes tratamientos antibióticos se encuentran en una lucha tenaz en la búsqueda de una razón, sin llegar con esto a ponerse de acuerdo.

"Con este criterio, se emplean, no siempre con prudencia, para estos cuatro fines:

1.- Proteger personas sanas, aisladas o en grupos, contra la invasión de microorganismos específicos a los que estuvieron expuestas.
2.- Prevenir una infección bacteriana secundaria en pacientes con enfermedad aguda, provocada con frecuencia por virus, que no responden a medicamentos antiinfecciosos.
3.- Disminuir el peligro de infección en sujetos con padecimiento crónico.
4.- Inhibir la propagación de infección localizada, o prevenir la infección en general, en enfermos que sufrieron un traumatismo accidental o quirúrgico".
"Diferentes estudios clínicos han señalado que, en algunos casos, la quimioprofilaxis (o terapia preventiva) es muy eficaz, pero en otros no sólo carece totalmente de valor, sino que puede asociarse con aumento de frecuencia de la infección o bien con infección de microorganismos resistentes."
Una respetable opinión médica ha estado manifestando su parecer en el campo del uso de los tratamientos medicamentosos antibióticos de los usos más frecuentemente practicados:
En 1954 el doctor Weinstein: señaló las siguientes generalizaciones válidas cuando se administran antibióticos con fines preventivos de infecciones:
"1.- Si se utiliza un solo medicamento poderoso para evitar la implantación de un microorganismo determinado o para erradicarlo inmediatamente o poco después de su fijación, entonces la prevención infecciosa es, salvo excepciones, muy útil.
2.- Si la finalidad de la terapia preventiva es prevenir la colonización o la infección o ambas cosas todos y cada uno de los

microorganismos que puede haber en el medio interno o externo del enfermo, entonces el fracaso será la regla."

Parece ser que los mecanismos de defensa del ser humano operan de diferente manera a la que conocen estos científicos que tanto abogaron por los tratamientos antinaturales, y los medicamentos antimicrobianos lejos de otorgar la consabida inmunidad que a cambio de su abundante venta que tanto dinero les ha dejado a los laboratorios de la farmacia con las ventas astronómicas de sus venenos, sólo ha dejado a los pacientes sensibilidades, riesgos toxicológicos y en otros, reales superinfecciones recordándonos que todo proceso antinatural tiene por destino el fracaso.

De la experiencia acumulada por el cuerpo médico en todo el mundo y como una advertencia al desengaño que obtuvieron los que hicieron de la prevención de infecciones con antimicrobianos la total esperanza de sus tratamientos, sin importarles o tal vez sin siquiera conocer la importancia del equilibrio de la homeostasis como precursora del equilibrio ecológico del sistema que compone cada ser humano se expusieron los siguientes planteamientos.

Como siempre pasa "La práctica es el criterio de la verdad" y aquí es la práctica la que a base de su criterio inmisericorde a unos les ha sonreído con la razón y a otros los ha dejado en una situación difícil al desarrollar tales actividades al haber pasado por el tamiz de la experiencia sus teorías:

"No está comprobado que la medicina antiinfecciosa preventiva en pacientes con enfermedad pulmonar obstructiva crónica o durante el cateterismo de las vías urinarias sea eficaz.

La administración preventiva durante una semana o más en pacientes sometidos a técnicas quirúrgicas de corazón, intestino, pulmones y otros lugares, intentando evitar la invasión por cualquiera o todos los microorganismos, resulta de eficacia dudosa. Además hay el peligro de infección sobreañadida, cuya frecuencia guarda proporción directa con el tipo de exposición al antibiótico."

Si ustedes revisan el libro de especialidades farmacéuticas, el cual debe tener cada farmacia y sin duda se los facilitará para leerlo en el mostrador, ahí podrán ver el complejo lenguaje, y no me refiero al técnico que indispensablemente usan los industriales de la farmacia, me refiero a los interminables afeites terminológicos con que necesitan presentar los efectos venenosos de sus "medicamentos" para darles una imagen menos peligrosa; así también encontrarán toda la abigarrada acumulación de términos más propios de la diplomacia para exponer "las bondades" medicamentosas de sus respectivos intoxicantes.

Para exponer un criterio meridiano sobre los efectos medicamentosos ha aparecido un incontable número de insertos, desplegados y tesis médicas exponiendo tal situación de la que para muestras con un botón basta:

El doctor Weinstein resume los efectos adversos por el uso de productos antibióticos en general.

"Las reacciones producidas por drogas antiinfecciosas son de tres tipos generales. No hay diferencia de concepto entre efectos tóxicos y reacciones de hipersensibilidad causadas por antimicrobianos y otras clases de drogas.

Sin embargo son más distintivas las alteraciones biológicas y metabólicas en el huésped. Incluyendo alteraciones en la flora microbiana normal, infecciones sobreañadidas, e interferencia con la nutrición.

Estos efectos pueden provocarse en grados variables por la administración de cualquiera de los antimicrobianos."

Si los ecologistas tuvieran conocimiento real del problema tan inconmensurable que están provocando los antibióticos sobre todo por su uso tan inmoderado, inapropiado e inadecuado tendrían en cuenta las conclusiones a que arriban cada día más especialistas en las diferentes disciplinas médicas.

Si además tuvieran conciencia de que realmente hay una alternativa eficaz, segura, sin efectos secundarios y capaz de dar mejor calidad de tratamiento, al grado de desaparecer las recaídas, si el tratamiento es bien llevado, se volcarían de lleno por la Homeopatía, ya que es la única forma de acercarse al medicamento ideal no sólo antibiótico sino de cualquier terapia.

Los estudios sobre el uso de estos medicamentos han arrojado dentro de sus lamentables efectos una alteración tal de la ecología microbiana del huésped y de los microbios en cuestión, que puede llegar a ser desde productora de efectos leves y reversibles hasta graves e incluso mortales solamente por sobreinfección o infección agregada sin contar las múltiples alteraciones de la economía en lugares tan vitales como son la médula ósea, los riñones y el hígado donde las alteraciones pueden llevar a la muerte al paciente; esto es lo que bien podríamos llamar enfermedades medicamentosas o iatrogénicas, así como el desarrollo de microorganismos altamente resistentes y de acción más virulenta que sus antecesores al uso de los antimicrobianos, pero vayamos a las conclusiones médicas:

"Aunque virtualmente todos los pacientes que reciben dosis terapéuticas de agentes antimicrobianos sufren alteraciones en la población microbiana normal del intestino, vías respiratorias

superiores y aparato genitourinario, unos presentan signos de infección agregada, como resultado de estos cambios.
Este fenómeno es la manifestación bacteriológica o clínica de una nueva infección aparecida en el curso del tratamiento medicamentoso de la enfermedad original".
Pero la cosa no termina ahí, lejos de realizar una curación eficaz como se pretende con los llamados medicamentos antimicrobianos, se producen otras enfermedades medicamentosas o consecuentes a estos fármacos como son las infecciones que provocan al alterar la flora normal ya de por sí fuera del equilibrio en que viven en condiciones normales.
"Es más frecuente y potencialmente muy peligrosa porque los microorganismos causantes de la nueva enfermedad suelen ser cepas de Proteus, Estafilococos resistentes, Pseudomonas, Cándida y hongos, a veces muy difíciles de eliminar con los fármacos antiinfecciosos actuales.
Los factores que intervienen en el desarrollo de la sobreinfección son los siguientes:
1.- niños menores de tres años de edad.
2.- presencia de una enfermedad pulmonar crónica o aguda, distinta de la tuberculosis y
3.- la amplitud de la actividad antimicrobiana del medicamento usado solo o en mezcla.
Cuanto mayor es esa amplitud, más probabilidades hay de que un componente de la microflora normal se vuelva predominante, propagándose y provocando la superinfección."
En su momento se pretendió que el uso de los antibióticos específicos era la mejor opción para evitar tales sobreinfecciones y los laboratorios que recibieron de los científicos este oportuno comentario y eran dueños de patente de estos fármacos, lo

llevaron a los médicos de todo el mundo como lo harían los juglares en las ferias en sus mejores momentos.
"Por lo tanto la frecuencia de infecciones agregadas es más baja con la penicilina G y más elevada con las tetraciclinas y el Cloranfenicol y con la mezcla de antibióticos de amplio espectro."
Consecuentemente con estos resultados de estudio y análisis sobre la supuesta panacea que entregan a diario y por toneladas los laboratorios farmacéuticos en todo el mundo se desarrolló la siguiente conclusión mostrando las cualidades y los múltiples defectos de dicha terapia así como los peligros de un mal uso de ésta, aunque claro está los recursos promocionales han desvirtuado totalmente este criterio, esta realidad.
"El hecho de que efectos nocivos pueden ser la consecuencia del uso curativo o preventivo de los antibióticos no debe desalentar nunca al médico, quien seguirá administrándolos en los casos donde su empleo está claramente indicado; pero los utilizará con cautela, y dudará mucho en emplearlos cuando faltan las indicaciones para su aplicación o sean sólo sugerencias.
Obrar de otro modo es correr el riesgo de convertir una enfermedad benigna y de curación espontanea en una más peligrosa y posiblemente mortal."
El comportamiento de los antibióticos fuera de ser la panacea que esperaban los especialistas en la época de los cuarentas, al decursar el tiempo fue desdibujando su esplendor por los muchos dolores de cabeza que produjo en sus primeros pasos al recetario y peor aun en la naturaleza de infinidad de pacientes y en definitiva en la humanidad toda al alterar el entorno con agentes microbianos más agresivos, otorgando a los microorganismos mejor capacidad para atacarnos provocando

innumerables muertes e incontables estados morbosos secundarios a su uso.
En el transcurso de la administración de los antimicrobianos fueron apareciendo múltiples factores que deben ser tenidos en cuenta en la prescripción ya que de esta práctica puede aparecer y con frecuencia se presenta el riesgo de complicaciones que van desde los aparentemente leves efectos llamados secundarios indeseables, hasta la muerte.
Es de capital importancia considerar la situación real del paciente en cuanto a su capacidad de resistencia a una agresión antibiótica determinada para garantizar la involución adecuada, minimizar los peligrosos efectos secundarios a la administración de estos fármacos y el control de la infección cualquiera que ésta sea.
Las consideraciones a que han arribado los diferentes científicos en los correspondientes simposios en que han presentado sus conclusiones, son tenidas en cuenta sólo esporádicamente por los médicos alópatas. Tienen una esquematizada forma de recetar, siendo más evidente en las instituciones, dejando de lado el tratamiento individualizado incluso tratándose de medicamentos en que puede ir la vida del paciente o en el mejor de los casos complicaciones sobrepuestas a la enfermedad inicial.
Dichas conclusiones son: "Los factores propios del huésped (paciente) que determinan la reacción a los agentes antimicrobianos deben tenerse en cuenta aun antes de las consideraciones del microorganismo.
(lo primero es no dañar). Aunque la naturaleza de la infección determina en gran medida la clase del tratamiento antimicrobiano, hay factores propios del huésped,

completamente ajenos a la enfermedad, que a veces son determinantes primarios no sólo del tipo de fármacos que conviene emplear, sino también de la dosis, vía de administración, riesgo y carácter de los efectos adversos y resultado terapéutico.

Entre tales factores están la edad, el fondo genético, el embarazo, la enfermedad concurrente, la alergia, las anormalidades del sistema nervioso, la flora microbiana residente, las funciones hepática y renal, el balance electrolítico y los mecanismos de defensa del huésped."

Para conocer esa situación del paciente es necesario el análisis clínico y el control subsecuente, pero en México no se lleva a cabo en la inmensa mayoría de los pacientes.

"Entre los factores propios del huésped que determinan la reacción a los agentes antimicrobianos se encuentran los factores genéticos (cosa curiosa que esta situación no es tenida apenas en cuenta por el cuerpo médico alópata en su inmensa mayoría pues no se cuestiona sobre este tópico al paciente o ¿acaso son adivinos?.)

"El embarazo por su cualidades propias entraña un sinnúmero de riesgos a los fármacos, siendo los antibióticos en su carácter destructor de microorganismos y por su mecanismo de acción algunos de los medicamentos más peligrosos durante la gestación"; (aunque se usan con ligereza, apoyándose moralmente con la consigna de los laboratorios como si fuera un slogan promocional en esos casos en que está justificada) "cuando está comprometida la salud de la madre se justifica el riesgo del tratamiento".

En homeopatía sin embargo, tratamos las diferentes eventualidades infecciosas sin con esto comprometer ni a la madre ni mucho menos al producto, por actuar estimulando los mecanismos del sistema inmune del o de los pacientes y estos controlarán la infección y los tratamientos son de una calidad incomparablemente superior por cuanto no se presentan los peligrosos efectos secundarios y sí se logra un retorno al equilibrio anatómico-funcional de ambos logrando que sean ellos los que en su equilibrio fisiológico erradiquen la enfermedad infecciosa o de cualquier otro origen.

"El embarazo entraña un aumentado riesgo de reacciones a algunos medicamentos en la madre y en el feto. La mayoría de estos medicamentos atraviesan la barrera placentaria. En el embrión hay riesgo de que la estreptomicina así como todos sus derivados originen la pérdida de la audición en la criatura. Las sulfonamidas y la isoniacida han producido lesiones en el feto.

Las tetraciclinas, cuando se administran en la segunda mitad del embarazo, (período en que se forma la corona de los dientes) causan daño en estos órganos.

Si la embarazada padece inflamación de la pelvis renal y de otras de sus estructuras y es tratada con una tetraciclina, puede sufrir toxicidad hepática mortal; en estos casos también se ha observado inflamación del páncreas."

Una de las afecciones derivadas del uso de los antimicrobianos que ha provocado más muertes es la anafilaxia medicamentosa, sin que por ello se haya dejado de utilizar uno solo de estos venenos, sin los controles clínicos adecuados, y que además de eliminar la vida de los microorganismos terminan con la del paciente como cualquier otro vulgar veneno pudiera hacerlo.

"Las personas que tienen antecedentes de alergia sin importar a qué sustancias fueran expuestos para desarrollar el cuadro de ésta, son muy propensos a contraer hipersensibilidad a los medicamentos antibacterianos, hayan o no hayan sido expuestos anteriormente a ellos."

El estado mental y espiritual mismos que por estar en los niveles más profundos del ser humano, cuando son atacados y dicho ataque está lejos de la capacidad de restablecimiento del equilibrio de la fuerza vital se presentan síntomas profundos de enfermedad muchas veces indelebles; el sistema nervioso, desgraciadamente no escapa tampoco al flagelo de tratamientos con antimicrobianos, hasta la fecha los contraproducentes avances que ha desarrollado la industria farmacéutica en su sistema de atacar a la enfermedad contra los síntomas y no estimulando al ser humano para que retorne al equilibrio normal de su sistema inmune y con esto se desarrolle el rechazo natural del organismo a la agresión microbiana, trae los consecuentes desajustes en todo el ser humano.

Sus fármacos antimicrobianos desequilibrando en algunos lugares de la economía del enfermo, incluso las esferas mental y emocional lo realizan no importando si esta es localizada o difusa, han terminado por empantanarse cada vez más en esta supuesta terapia racional.

La homeostasis es tan sensible a cualquier cambio en sus equilibrios que no escapan de las agresiones "Los pacientes con enfermedad del sistema nervioso, son más propensos a tener ataques (crisis nerviosas) que los individuos normales cuando se tratan con dosis masivas."

La ciencia médica alópata lejos de querer comprender que el ser humano lleva viviendo desde sus albores con todos los microorganismos de su entorno, patógenos o saprófitos, y para sobrevivir ha tenido que desarrollar mecanismos que le permitan convivir con ellos sin que éstos lo lleven a la extinción, en un

equilibrio dinámico ya planteado por Darwin en su teoría de la evolución de las especies.
Más aun nuestra naturaleza ha desarrollado la vida en una interacción benéfica con muchos de estos microorganismos, los cuales desarrollan parte de la digestión o coadyuvan a ésta, colaboran con la síntesis de la vitamina K, así como también protegen al organismo a su defensa de los microorganismos tradicionalmente patógenos al ocupar espacios de la economía orgánica, y esta alteración de los ecosistemas que conforman cada ser humano, están poniendo en un verdadero peligro a la especie humana, en la más rapaz de las luchas por el mercado de la salud humana.
Para colmo, la industria farmacéutica con la varita mágica de los dioses enanos, queriendo eliminar a estos microorganismos ha logrado volverlos resistentes prácticamente a todos sus trucos medicamentosos.
Si bien es cierto que en estados de debilidad o de desequilibrio de los mecanismos de defensa del ser humano, las infecciones logran dañarlo, también es cierto estos mecanismos son susceptibles a reacondicionar su equilibrio por mecanismos propios o naturales y que artificialmente también se logra ésto a través de la homeopatía pero también es cierto que la terapia química alópata, lejos de erradicar a estos microorganismos patógenos los ha enseñado a ser más agresivos, dándoles información genética que los hace inmunes a ataques posteriores con la antibioticoterapia.
En contrapartida nosotros los supuestos beneficiarios de esta técnica de curación alópata, estamos quedando en desventaja con los microorganismos infectantes con un saldo cada vez más alarmante.

Si se siguieran las enseñanzas de la evolución de nuestro ser, de acuerdo a la teoría de la evolución de Darwin, esto es desarrollar o mejorar nuestros mecanismos de defensa contra estos agentes, sin con esto alterar la ecología de nuestro entorno volviéndolos inmunes posteriormente a cualquier antibioticoterapia, el saldo sería totalmente diferente; estaríamos en el camino correcto, conviviendo con los patógenos que nos ocupan pero sin que la balanza diera el saldo que a la postre, de continuar deslizándose en ese peligroso sentido, amenazará con nuestra extinción como especie.
Cuando el desbalance de los mecanismos de defensa aparece en el ser humano, de acuerdo a la teoría del doctor Samuel Hahnemann que demostrara tan brillantemente (y que por meros intereses económicos de la gran industria de los fármacos así como de élites dentro de la docencia médica, tiene que beneficiar la humanidad a contracorriente), esto es cuando disminuyen los mecanismos de defensa o aumentan los mecanismos agresivos de los patógenos ya sea por la aparición de una epidemia o desbalances de estos mecanismos, eventualmente en un grupo de la población o alguna persona aislada, el balance que nos mantiene vivos a unos y a otros en esa lucha por la supervivencia de las especies, es porque somos víctimas de alguna enfermedad entre las que podemos incluir a las crecientes enfermedades infecciosas.
Tenemos dos caminos para retornar al equilibrio del estado de salud:
1.- De acuerdo a la filosofía homeopática: mejorar la capacidad de nuestra homeostasis o fuerza vital, para que ésta regule óptimamente a nuestros mecanismos y consecuente a esta mejor capacidad para defendernos eliminar la agresión

infecciosa.(mejorando nuestra calidad funcional sin afectar la ecología de nuestro entorno.)

2.- De acuerdo a la práctica alópata (en ese concepto totalmente egocentrista): atacar a los microorganismos patógenos para lograr la erradicación de la enfermedad o dicho en otras palabras pretender adecuar el entorno a nuestro ser, pero éstos sin embargo y de acuerdo al ataque por medio de los antimicrobianos estimulan para lograr su supervivencia una reestructuración de sus mecanismos de defensa, desde los niveles genéticos con reestructuraciones transmisibles de generación a generación esto es en transmisión vertical pero también en transmisión horizontal e incluso a microorganismos de distinta especie y peor aun a especies que tradicionalmente no son enfermantes del ser humano y con esto muchas se vuelven predominantes transformándose así en transmisoras de enfermedades trayendo dos resultados: a) volvernos más vulnerables a las agresiones microorgánicas incluyendo a microorganismos a los cuales estamos unidos en una relación vital en diferentes grados y con la alteración de nuestra ecología en un grado irreversible, al alterar sus mecanismos de defensa y hacerlos resistentes a los mecanismos de control del ser humano tanto por el mayor número de microorganismos enfermantes como por las nuevas resistencias adquiridas, y b) volvernos más sensibles a los tratamientos antimicrobianos por requerir de éstos un mayor tiempo de exposición así como dosis mayores de concentración. (ya que los microorganismos cuentan en contrapartida a la agresión con una velocidad mutante muchas veces más rápida que la de los organismos altamente especializados como son los de la especie humana y como respuesta a las agresiones experimentadas, desarrollan los cambios genéticos necesarios para continuar vivos desarrollando todas sus funciones normales donde al fin de cuentas les hayamos provocado el crecimiento de resistencias cada vez mayores con las miles de toneladas arrojadas sobre ellos, por lo que se vuelven más virulentos y mortíferos con sus ataques, por sobrevivir al tratamiento.)

La medicina alópata en las proporciones actuales, ha decidido por la humanidad por la segunda opción pero si nosotros nos decidiéramos por la primera como lo hace la homeopatía es decir mejorando nuestros mecanismos de defensa, el resultado desviaría el balance de esta lucha bacteriológica a nuestro favor como especie.

El balance ecológico no sería alterado por no estar dando información genética que aumente la capacidad agresiva microorgánica y nos vuelva más vulnerables a los microorganismos, así como más sensibles por los efectos venenosos de los fármacos, o por decirlo en términos económicos, el balance ecológico nos favorecería y por otra parte se evitarían las recaídas tan frecuentes de los pacientes tratados alopáticamente con los antibióticos, dándonos el derecho a la vida que con tanta saña nos contraponen estos tratamientos, solo por codicia.

Las enfermedades medicamentosas secundarias al tratamiento con antibióticos consecuentemente no existirían como no las presentan los pacientes tratados homeopáticamente.

Sabemos que los microorganismos que causan sobreinfección son, por lo común, especies de la flora microbiana normal que habitan en el intestino y en las vías respiratorias superiores.

Son por lo tanto comensales comunes de nuestro organismo que desde siempre han habitado con nosotros íntimamente

compartiendo nuestro entorno, sin que por esto a través de los millones de años de nuestra existencia, nos hayan llevado a la extinción como especie, pero gracias a los antimicrobianos les hemos enseñado a provocarnos enfermedades y a extinguirnos como especie.
En algunos casos los microorganismos proceden del ambiente exterior y se incorporan a la flora residente desarrollando una serie de combinaciones de resultados a veces patógenos para el huésped.
La microflora normal puede condicionar la respuesta al tratamiento en situaciones especiales.
Estamos vislumbrado que el fracaso terapéutico o la recaída de la faringitis tratada con penicilina G puede ser causado por la presencia de microorganismos que en condiciones normales conviven con nosotros sin afectarnos, pero que a la postre les hemos dado las suficientes armas como para que generen enfermedades como son las bacterias productoras de penicilinasa, así como otros tipos de resistencias, mismas que dan a sus vecinos con los que comparten su entorno y con ésta información los vuelven resistentes a los antibióticos utilizados.
Si a este criterio le añadimos que cada vez hay más cepas productoras de penicilinasa, sustancia que producen estos microorganismos para defenderse de las agresiones de la penicilina y sus derivados, y que habitan en nuestro organismo a consecuencia del uso de los antibióticos, fácilmente podremos comprender por qué cada vez hay más dificultad para lograr curarnos de una infección; peor aun para lograr los temporales éxitos de la antibioticoterapia son necesarios cada vez tratamientos más prolongados y con dosis más altas; y cuando se llega a la capacidad de asimilación entre las dosis envenenantes

y las curativas diferentes en cada paciente y diferentes dentro del paciente en cada condición de enfermedad o capacidad de respuesta al antibiótico, pero cada vez más cercanas a las dosis envenenantes que a las curativas, es necesario usar antibióticos diferentes. Incluso hay pacientes, y es cada vez mayor el número de estos en que la dosis curativa está muy por encima de la dosis para él, venenosa, estando por lo tanto contraindicado el tratamiento en cuestión, o presentando las enfermedades medicamentosas propias de estos cuadros como el envenenamiento llamado eufémicamente reacciones de hipersensibilidad y otros muchos, muchos más, incluida la muerte.

Dado que la capacidad de inmunización de los microorganismos ha crecido más rápido que la inefectividad de los laboratorios farmacéuticos para desarrollar nuevos medicamentos antibióticos, más efectivos en su lucha antimicroorgánica pero también más seguros, estamos siendo alcanzados o peor aún, superados y con mucha ventaja por las infecciones, en ese empantanamiento terapéutico de razonamiento alópata.

Además de los innúmeros peligros que arrostra el paciente en los tratamientos antimicrobianos alópatas, el factor de riesgo aumenta cuando está en estado de gestación, tanto para la madre como para el feto, cuando la edad o cuando la debilidad de los paciente los hace más susceptibles a la antibioticoterapia, la cual es más riesgosa con unos antimicrobianos que con otros.

Y por si esto fuera poco, hay otros factores de riesgo presentes a cualquier edad.

"Los medicamentos antimicrobianos o no que son metabolizados, inactivados o concentrados en el hígado y que comprenden un buen número de éstos en la terapéutica tradicional, pueden causar respuestas anormales en personas con función hepática alterada.

El nivel sanguíneo de Cloranfenicol se eleva en tales pacientes, por lo que pueden resultar reacciones por toxicidad frecuentemente de lamentables consecuencias, incluidas las frecuentemente mortales.

En individuos que padecen cirrosis hepática o están convalecientes de hepatitis o presentan disfunción hepática de alguna consideración, produce efectos adversos.

El tiempo de desaparición media de la Lincomicina aumenta casi al doble si hay disfunción hepática, con las consecuentes posibles reacciones secundarias indeseables.

Las penicilinas y sus múltiples derivados de gran uso en la terapia antiinfecciosa que se concentran en el hígado como son la meticilina, ampicilina, nafcilina, etc., pueden faltar en la bilis o estar en cantidad reducida si el paciente tiene enfermedad hepática.

La Eritromicina, Novobiocina y otros fármacos de actividad antibiótica, deben usarse con precaución cuando hay disfunción hepática.

También vemos que otros medicamentos son eliminados por el hígado: Cefalotina, Cloranfenicol, Clindamicina, Eritromicina, Lincomicina, Ampicilina, Carbencilina, Dicloxacilina, Meticilina, Nafcilina, Penicilina G, Oxitetraciclina, Metaciclina, Minociclina, Doxiciclina, Isoniacida, Rifampicina.

Otro órganos que están profundamente involucrados con la eliminación de bastantes medicamentos del tipo de los antimicrobianos son los riñones, por lo cual son vulnerables a sus ataques trayendo en los tratamientos lesiones que son desde el tipo leve y reversible hasta las lesiones graves.

La función renal es uno de los principales determinantes de las respuestas a los envenenamientos antimicrobianos.
Tenemos esta declaración de científicos tras estudios sobre la agresión que provocan los antibióticos en el tracto urinario sin considerar claro está, si el tratamiento fue justificado o no, o si fue tratamiento preventivo o curativo.
"No sólo se requiere reflexiva consideración al elegir el fármaco, sino que además influye en la determinación de la dosis y en el riesgo de reacciones originadas en el riñón y en otros órganos."
Hay variados factores de significativo riesgo como es el grado en que la enfermedad renal afecta a la eliminación de un fármaco antiinfeccioso lo que obliga a las modificaciones adecuadas de los planes de dosificación.
Si hasta aquí es preocupante la gran difusión de medicamentos antibióticos a través de la distribución ética, es decir la que se hace por medio de los recetarios médicos, es menester analizar que debido a la situación económica que viven las comunidades de los países en donde imponen sus políticas de ventas las grandes industrias de la producción de fármacos para la adquisición de antibióticos a través de la obtención no ética que compite con la ética a través del mostrador de la farmacia, sin el menor conocimiento por los farmacéuticos de los enormes peligros que esto entraña; estos agentes de ventas de mostrador, de los cuales la inmensa mayoría no entienden los mecanismos de acción, farmacocinética en general, así como la capacidad de respuesta que debe tener un paciente para poder con el menor riesgo posible ser tratado, en una situación determinada qué medicamento podría dar la respuesta adecuada sin riesgos y sin los indispensables controles clínicos dejados de lado tanto por los facultativos en su inmensa

mayoría, como en su totalidad por los farmacéuticos que los recomiendan, y consecuentemente no dan al paciente la garantía que requiere para no tener los riesgos de envenenamiento medicamentoso tan propio de estos fármacos, o en el mejor de los casos con un margen de seguridad razonable; y hablando de otros medicamentos como los analgésicos capaces de producir la muerte por anemia aplásica como la metampirona o necrosis hepática mortal como el paracetamol y son vendidos hasta en los mercados sobre ruedas, por los menos preparados vendedores de estos fármacos.

Desgraciadamente no hay seguimiento ni en hospitales, clínicas de consulta externa, ni siquiera en los necrocomios de los casos en que las constantes morbilidades y defunciones son provocadas por estos medicamentos, pues dañarían la imagen de estas industrias y gobierno y alertarían a la población, de la forma que ponen en peligro su salud y su vida con estos lesivos tratamientos.

En otros países de respeto a la vida de sus gobernados, se ha desarrollado consecuente a estos peligros, una comisión de monitoreo de drogas farmacológicas, que está en constante investigación de los efectos indeseables de los fármacos, informando al cuerpo médico de todos los casos detectados, y cuando lo aconseja la prudencia recomendando a los respectivos ministerios de salud, el retiro del mercado de dichas drogas, sin importar el menoscabo de los infames ingresos de éstos intérlopes industriales, pero en nuestros países eso está lejos de ser una realidad a pesar de los innúmeros peligros que tiene el permitir a los laboratorios de la farmacia su nefasta promoción, quedando en la mente de la gente cuando se presenta la realidad de las intoxicaciones que los caracterizan, el sentimiento de que ha sido el medicamento más que la enfermedad quien terminó con sus familiares, pero el problema no es el conocimiento de dicha muerte sino la venalidad impune de los autores.

Pero volvamos al campo del análisis dejando de lado este vergonzoso cuadro de canogías a los laboratorios farmacéuticos, que sin controles responsables, envenenan impunemente a nuestros pueblos.

Diversos congresos médicos desarrollados en todo el mundo, han sido utilizados por científicos conscientes, así como sus foros para alertar a la población médica, de los riesgos que trae una receta mal aplicada o para ser más propios, aplicada sin tener en cuenta la capacidad de respuesta a dichos fármacos por el paciente en un momento dado:

Sabemos que todo médico que emplee agentes antimicrobianos debe conocer el modo de inactivación y excreción de dichas sustancias, pues es de capital importancia determinar el estado de la función renal no sólo antes del tratamiento, sino también todo el tiempo que dure éste y en algunos casos, aún varios meses después de que se concluyó el mismo, si es que se quieren evitar efectos letales cuando se emplean fármacos potencialmente tóxicos, en especial los medicamentos que pueden causar lesiones renales, las cuales van desde leves hasta mortales.

También debe recordarse que, los parámetros vitales deben de estar dentro de los valores normales; hay grupos de individuos como los de edad avanzada que pueden acumular un medicamento determinado y experimentar reacciones tóxicas, si la sustancia se excreta principalmente por los riñones pues su capacidad secretoria, no se mide por los valores sanguíneos de

estas las sustancias, se debe conocer que esta situación puede tener un papel preponderante.
Esto desgraciadamente no se hace estrictamente como debe realizarse en nuestros países de escasos ingresos per cápita, por carecer de recursos suficientes tanto la población promedio, como la infraestructura médica y fácilmente se puede comprobar si se realizan encuestas sobre seguimiento de control de pacientes tratados con los fármacos considerados como peligrosos, por su poder de envenenar el hígado o los riñones o con capacidad para desarrollar las mortales alteraciones sanguíneas y variada capacidad alergénica entre otras enfermedades peligrosas.
Los diferentes antimicrobianos que se impulsan en el mercado de fármacos a través de la receta como tratamientos de primera intención en el área ética o de receta y los que son, no menos impulsados por los farmacéuticos, enfermeros o diversos agentes paramédicos, sin conocimiento de ninguna clase sólo porque ven en el libro de especialidades farmacéuticas sus indicaciones terapéuticas sin considerar siquiera lo potencialmente peligrosos y peor aun sin conocer apenas las características del enfermo, ya que poco saben acerca de todos estos efectos y sus potencialmente letales reacciones, y sin un seguimiento clínico adecuado a las necesidades de estos usuarios, lo que representa otra fuente de envenenamientos medicamentosos.
Estos gobiernos de países de ingresos per cápita bajos como el nuestro y sin el respeto necesario a la vida humana como para exigir los controles acordes a los tratamientos tanto a los médicos como a los laboratorios de la farmacia, se encuentran en la preocupante disyuntiva que presentan las corrientes

médicas y de mercado, de controlar los medicamentos potencialmente peligrosos dejando a la población de preferencia terapéutica alópata, desprotegida, por no contar ni el gobierno como tampoco sus gobernados, con capacidad suficiente para la consulta ética toda la población, con los requerimientos clínicos necesarios para garantizar ese mínimo de seguridad que debe dar la terapia medicamentosa; peor aún como podrán apreciar con sólo acudir al libro de especialidades farmacéuticas y comparan medicamentos con los mismos ingredientes, unos plantean sólo unos efectos secundarios y otros algunos efectos secundarios más y todos están plagados de afeites lexicológicos para dar una imagen de seguridad terapéutica que les queda muy lejos de tener, sin importarles evitar las múltiples muertes ocasionadas por los fármacos potencialmente letales, por su uso inadecuado e inapropiado y sólo llevados por ese maníaco afán de lucro que eufémicamente llaman posicionamiento del fármaco en el mercado, como si se tratara de las más vulgares y banales mercaderías.

También y de la mano a los errores de los laboratorios, se encuentra el uso muchas veces mal empleado cuando este es promovido por las incontables recomendaciones éticas de médicos, que llevados por la confianza a los informes de los laboratorios así los recetan, sin tomarse la molestia de consultar otras fuentes de reconocido respeto, o bien tienen hasta veinte pacientes diariamente que atender como son los médicos de las diversas instituciones y este cúmulo de pacientes los cubre de tal carga de trabajo que terminan imposibilitados en su razonamiento en cada consulta, o como es de esperar de acuerdo a nuestras lagunas legales, donde el gobierno deja que la población alcance a través de la compra directa, por iniciativa personal y bajo su propio riesgo estos y otros medicamentos, y entonces son los farmacéuticos los que sin los conocimientos necesarios sobre las indicaciones, administración ponderal, riesgos, contraindicaciones, controles clínicos necesarios y consecuentemente su curación, con los peligros que esto entraña; peor, aún son los medicamentos que se expenden en lugares como son las tiendas de esquina de barrio donde los analgésicos potencialmente mortales se venden sin ningún control gubernamental y como no cuentan con el libro de especialidades farmacéuticas ni siquiera a este elemental recurso pueden acudir para informarse e informar a las víctimas potenciales de las medidas prudenciales para contrarrestar los efectos nocivos de estos y otros peligrosos venenos.

También y esto no es menos importante, el que las corrientes alópatas son las que deciden el curso de las terapias a usar en las enfermedades diversas, no dejando posibilidad de desarrollo a ninguna alternativa terapéutica, ya que ninguna recibe los apoyos económicos gubernamentales necesarios para alcanzar los niveles profesionales que requiere toda ciencia auto-considerándose la alopatía, la terapia racional y única para mantener el monopolio de los aportes gubernamentales a las diferentes universidades, negando toda posibilidad a la homeopatía de crecer dentro de las instituciones universitarias con niveles suficientes de conocimientos.

Por tal razón encuentran serios obstáculos los estudiosos de la homeopatía en el campo de la docencia, y sin embargo en la práctica llegan a obtener los resultados espectaculares que alcanzan con esta terapia con los principios de ciencia estos homeópatas, fieles a las experiencias alcanzadas por el Doctor Samuel Hahnemann a la cabeza sus incansables seguidores.

Pero analicemos ya no el funcionamiento de los fármacos usados en el campo de la terapia antiinfecciosa que en definitiva nada pueden ofrecer realmente contra los inmensos peligros que entrañan al exponer a la humana especie a la extinción con estas nefastas prácticas.

En el desarrollo de los antimicrobianos cuando se estudia su potencia antimicrobiana todavía no están presentes las resistencias y son pocas las cepas de microorganismos resistentes, pero al ir matando a las cepas sensibles con sus antimicrobianos les dan la oportunidad a las cepas resistentes para que sean estas las que al poblar los espacios dejados por las cepas sensibles, de acuerdo a la ley de la evolución de Darwin, con su capacidad geométrica de crecimiento, tengamos que vérnoslas con cepas ahora altamente resistentes y consecuentemente con infecciones de actividad más virulenta que las mismas infecciones originales, lo cual no es ningún beneficio para la humanidad, más aun teniendo en cuenta que el cuerpo humano tiene capacidad para controlar cualquier infección con el estímulo de sus mecanismos de defensa a través de la homeopatía y todo sin los lamentables efectos secundarios de los antimicrobianos que nos están llevando como especie a la extinción.

Cuando la producción masiva de dichos fármacos les promete pingües ganancias a los zafios industriales sin atender para nada la realidad que presenta el ser humano en cuestión, con relación a su entorno, sin entender ni interesarse por la naturaleza de la enfermedad, curando enfermedades no enfermos, sin comprender la relación que guardan los diferentes componentes del ser humano que en estado enfermo o en desequilibrio de su fuerza vital y consecuentemente de su economía, no solamente corporal sino también emocional y aun espiritual, y que presentan la susceptibilidad a contraer una enfermedad cualquiera, dado que quiéranlo o no, el ser humano es el conjunto de todas las partes que lo conforman en un momento dado, tanto a él como a su economía y están íntimamente relacionados y la alteración de cualquiera de sus partes desde los niveles moleculares, hasta sus grandes órganos influirán necesariamente unas partes en las otras a través de esos mecanismos de interequilibrio y compensación del mismo totalmente elásticos, con que se inter apoyan todos y cada uno de sus elementos y funciones, que en estado de salud los diferentes factores de apoyo dan un rango de elasticidad dentro del equilibrio necesario de la compensación de sus funciones, y en estado patológico estas interacciones alteradas dan por resultado la sintomatología de la enfermedad que padece una persona cualquiera.

De este análisis podemos concluir que más importante que destruir más, pretendiendo destruir microorganismos y desequilibrando como efecto general aún más la ecología microbiológica al desarrollar los tratamientos drásticos con que acostumbran desequilibrar la economía y la fuerza vital del paciente ya de por sí alterada, con los consecuentes síntomas manifiestos con las más variadas enfermedades, así como con resistencias de microbios tan altamente patógenos y que con su reciente capacidad imponen las cepas nuevas con su crecimiento natural que están cada vez más, amenazando a la especie humana a su extinción en el planeta, como regularmente se hace con esta terapia medicamentosa; en el caso de los antibióticos que destruyen todo un equilibrio de tipo integral tanto corporal-mental-espiritual-funcional-entorno ecológico y me refiero a la totalidad del ser humano, no sólo de su parte física que pobremente conocemos de este ser, que en su pensar egocentrista y megalómano pretende dominar el entorno con las formas más disparatadas, y al cual en toda medida le debe la vida.

Si la actitud médica alópata y farmacéutica fueran más consecuentes con la realidad objetiva de su relación con este entorno, alcanzaría a comprender que lo racional es readecuar los mecanismos alterados y el consecuente reequilibrio para que tenga la posibilidad, la fuerza que nos da la vida, de retomar el equilibrio funcional del que depende su salud, pero esto sólo ha podido demostrar tener capacidad de solución la homeopatía.

Muchas veces después de un estado de decepción, cólera, fracaso, angustia, susto, alegría etcétera y que pertenecen a la esfera de lo intangible de nuestro ser, se desarrollan desequilibrios que aunque no les prestemos interés, hablando como alópatas, son estos los responsables del desequilibrio del funcionamiento somático de nuestro universo de funciones sano y equilibrado, de la armonía ecológica de cada ser humano y el consecuente origen de la enfermedad, aunque sea infecciosa ya que a partir de ese desequilibrio, bajaron los mecanismos de defensa corporal haciéndonos vulnerables a las invasiones o alteraciones del equilibrio de microorganismos incluso los otrora saprófitos, y que nos dará un cuadro infeccioso cualquiera al permitir el predominio de alguno en especial, y aun de otras enfermedades que pueden auto provocarse como es el cáncer, el Lupus y que de acuerdo a la restauración del equilibrio de la fuerza vital en los procesos inmunológicos deteriorados del organismo, estas enfermedades serán auto eliminadas al

reajustar de nueva cuenta los mecanismos funcionales deficitarios, si queda capacidad en el enfermo.
La homeopatía si es practicada en su forma verdadera ha de integrar en su análisis los síntomas emocionales, mentales y físicos y a partir de analizar el desequilibrio por los síntomas que presenta el paciente procurar la restauración de la salud, misma que logramos sin antibióticos, corticoesteroides, ansiolíticos, y el sinnúmero de venenos alópatas que a través de las múltiples enfermedades medicamentosas, presentan nuevos desequilibrios a la economía del enfermo en cuestión y esto lo logramos en forma definitiva, sin recaídas; mejor aun lo logramos sin intervenir negativamente en el entorno de todas las funciones que en su equilibrio nos dan la salud, solamente reacondicionando los elementos internos desajustados que son por estarlo, los que nos dan la sintomatología del enfermo, cuyas disfunciones nos presentan la enfermedad.
Diferentes científicos en el mundo de la medicina, nos dan una imagen de estos importantes mecanismos de defensa del huésped, aunque analizando sólo la parte que corresponde a la economía corporal y exclusivamente a los mecanismos de defensa de todo ese inconmensurable funcionamiento de los interequilibrios.
La grandeza de la homeopatía así como la de su más importante precursor el doctor Hahnemann puede concebirse en estas conclusiones que ahora son para la alopatía como un descubrimiento de trascendencia tal que está revolucionando los conceptos terapéuticos alópatas, por lo cual podemos declararlo como todo un acontecimiento y este es el encontrar en los mecanismos de defensa del huésped como el factor más

importante para el éxito o el fracaso terapéutico a base de los nocivos antibióticos.

"Probablemente el factor más importante en la determinación de la eficacia terapéutica de los agentes antimicrobianos es el estado de los mecanismos de defensa del huésped, así los humorales como los celulares."

"La insuficiencia del tipo, cantidad y calidad de las inmunoglobulinas, la hipersensibilidad tardía alterada y la fagocitosis ineficiente, obrando con independencia o en variada combinación, puede redundar en fracaso terapéutico del medicamento apropiado y de suyo eficaz."

Pero no para ahí el interminable cúmulo de conclusiones de especialistas en diferentes campos de la medicina, higiene, sociología, etc., en relación al indispensable equilibrio que existe en el astronómico cómputo de funciones, cofunciones e interfunciones del ser humano que descubriera el doctor Hahnemann, cuando expuso su teoría sobre la fuerza vital tan necesaria en cuanto a su funcionamiento tan sutil y delicadamente balanceado para poder manejar todos y cada uno de los diferentes elementos del equilibrio que nos da la vida y la relación con las funciones de su entorno para alcanzar y mantener la salud.

En cuanto a las enfermedades inmunitarias (las que se dan por exceso o defecto de los mecanismos de defensa de la economía corporal) y que es una lástima que no se atrevan a incluir las otras funciones del ser humano por considerarlas no demostrables, (sólo porque la ciencia no ha alcanzado los niveles de conocimiento necesarios para incursionar en tan delicadas y sutiles funciones) como si no fuera suficiente prueba las incontables respuestas patológicas alcanzadas corporalmente después de un desequilibrio emocional o mental.

Dada la posibilidad de romper el equilibrio funcional en cualquier sentido de los diferentes componentes, de los elementos autoinmunes, los científicos concluyen "La capacidad del ser humano de crear una respuesta inmunitaria es una espada de dos filos. Si bien la competencia o suficiencia inmunológica es vital para la supervivencia en el medio microbiológico a veces hostil, las reacciones inmunitarias pueden causar enfermedad mortal, como en el caso de la reacción de hipersensibilidad a la picadura de una abeja."

"En realidad, se considera que gran número de trastornos que reciben el nombre global de enfermedades autoinmunitarias (en las cuales lógicamente no están las de tipo emocional tal vez por miopía científica) resultan de aparición anormal de inmunidad contra tejidos y células propios."

Aquí es importante hacer hincapié que todos los tratados alópatas engloban a las enfermedades por grupos más o menos numerosos creando en la imagen del médico alópata algo parecido a ideogramas y de este error parten para ir cometiendo otros, hasta realizar el caos que presentan en su concepción tanto de enfermedades como de sus curaciones, soslayando la imprescindible individualidad, pues cada enfermo si bien puede estar alterado en un grupo de equilibrios que den la semejanza de una enfermedad en cuestión, también es cierto que a otros muchos síntomas que les niegan la debida importancia y a la que hay que atender en el indispensable tratamiento individualizado del enfermo para recuperar el equilibrio de su fuerza vital y que en su alteración le están dando los síntomas de la enfermedad.

Para ellos (los alópatas) por ejemplo, la fiebre en la práctica sólo es una, y se produce por una alteración de los mecanismos que regulan la temperatura desde la hipófisis, y a pesar de definir un sinnúmero de fiebres en la etapa escolar, éstas quedan en la teoría ya que cuando se dedican a la práctica sólo cuentan con derivados de tres grupos antifebriles y sólo definen dosis ponderables; las particularidades que presenta cada ser humano de acuerdo al desequilibrio de su fuerza vital dando las diferentes calidades de fiebre, son en su diagnóstico innecesarias, haciendo desde ese obtuso punto de vista una concepción errónea de toda la medicina.

Para la ciencia alópata, la respuesta inmunitaria engloba todos los fenómenos que resultan de la interacción de células específicas del sistema inmunitario pero solamente éstas, como si fuera posible en este delicado interequilibrio poder separar un grupo de síntomas y signos, por numeroso que sea del resto, del todo que conforma un ser humano cualquiera y esto sin alterar el equilibrio -y consecuentemente la salud- de las demás partes componentes.

"Como consecuencia de esta interacción aparecen células que participan en las respuestas inmunitarias celulares."

En homeopatía aun desconociéndose los mecanismos de acción de los medicamentos salvo que actúan estimulando los síntomas que provocan la enfermedad (de acuerdo a la experiencia homeópata) pero con dosis astronómicamente infinitesimales así como altamente activas y disipativas sus partículas para lograr con esto un efecto potente pero limitado a la enfermedad individual, -y sin los efectos secundarios indeseables que ofrecen ampliamente los medicamentos de la farmacopea alópata- están logrando resultados más importantes cada vez, y alcanzando con esto adeptos plenamente convencidos de su calidad de curación ya no digamos superior sino real contra el alivio temporal que ofrecen en el campo de la alopatía las curaciones deficientes, llenas de efectos secundarios indeseables, de calidad terapéutica dudosa, y curaciones de enfermedades llenas de recaídas.

Realmente todo este cuadro que ofrece la perspectiva terapéutica alópata se debe a una realidad que poco se aprecia en la práctica y es que el hombre con sus impresionantes avances en todas las ciencias en relación con los pobres conocimientos que tenemos de la realidad objetiva del universo que nos rodea y al cual pertenecemos, apenas conoce su interioridad, su entorno y menos aun la relación que guarda el ser humano con el entorno tanto de cada persona como el que conforman el conglomerado humano en íntima interrelación y esto es no sólo en su mente y su espíritu sino también en su cuerpo.

Pretendiendo que con los pálidos conocimientos que tenemos, eso sí, presentados en forma ampulosa, ruidosa y muchas veces amputada por intereses mezquinos, alcancemos a ser más tercos que la realidad que de tiempo en tiempo, cada vez con más frecuencia nos hinca las costillas del fracaso.

Pero vayamos a las experiencias objetivas que nos ocupan.

"Frecuentemente se olvida que la normal actividad de los mecanismos de defensa es absolutamente necesaria para la eficacia terapéutica de todos los fármacos antimicrobianos."

"Los bacteriostáticos nunca, por definición, erradican totalmente los microorganismos susceptibles; no obstante, con estos fármacos se logran curaciones de algunas enfermedades infecciosas y no hay recidivas después de terminado el tratamiento."

"En el campo de la terapia anticancerosa vemos que los mecanismos de defensa tienen una preponderante actividad para lograr una curación definitiva."

"Cabe por otra parte imaginar que, cuando la cirugía o la radioterapia curan a enfermos afectados de cáncer, puesto que no suprimen más que el tumor que tratan localmente, pero dejan intactas las células que ya han emigrado a otros sitios del organismo, el número de éstas ha de ser igual o inferior a ese equivalente de veinte por ciento de los estudios con ratones, y que son, como en el caso del tratamiento medicamentoso, destruidas por la maquinaria inmunitaria del organismo" y más adelante concluye "Y de ahí la idea de aumentar las fuerzas inmunitarias, con el fin de que puedan destruir el mayor número de células tumorales. Yo he dado este nombre de inmunoterapia activa a esta cuarta arma terapéutica; de todos modos está en sus primeros pasos".

Es interesante ver cómo mientras los científicos alópatas apenas están descubriendo estos mecanismos de defensa, ya desde hace doscientos años se comprenden y reparan homeopáticamente, sin embargo este descubrimiento y tratamiento es obnubilado por la ignorancia de pseudocientíficos y este gran pensador y padre de la homeopatía ha sido anatematizado o relegado a un plano muy inferior que al que por derecho le pertenece, y lo peor de esto es el detrimento de la salud humana que esto ha ocasionado al no avanzar lo suficiente en este campo, dados los multimillonarios intereses de la industria farmacéutica así como de los titulares de las diferentes cátedras médicas que son seriamente afectados por sus propias terquedades.

Esto prueba la existencia de reales defensas en el paciente, las que, obrando sobre los microbios lesionados y debilitados por uno de aquellos medicamentos, son las que finalmente limpian de la infección el organismo, restaurando el equilibrio de la fuerza vital y consecuentemente restableciendo la armonía, en el entorno ecológico que comprende cada ser humano.

"La experiencia clínica indica que aun los antibióticos bactericidas probablemente requieren el auxilio de la actividad de las defensas humorales y celulares para la extinción de las bacterias patógenas."

Pero el defectuoso concepto de la terapia alópata no termina con la existencia en el mercado de fármacos inadecuados para la totalidad de las enfermedades de tipo viral, sino que además, el abuso que los médicos dan y aquí sí podemos decir con el dolor que debe sentir todo aquél que sienta en la mejilla propia, el abusivo bofetón dado en la mejilla ajena.

Aquí tienen culpa los gobiernos que con el pleno conocimiento que necesariamente deben tener de los peligros que entraña el uso excesivo, incontrolado e inadecuado de los fármacos de cualquier tipo dejan que se practique tal infamante venta.

Otro ejemplo de que podemos hablar es el de los sintomáticos para enfermedades como las gripas estacionales de tipo viral a las cuales estos tratamientos no van a aportar ninguna curación y sólo a cambio de una mejoría puramente sintomática y engañosa, dañan más la salud del paciente retardando la curación y que los laboratorios anuncian como eficaces y seguros sin ningún reparo de vergüenza provocando dos resultados:

1.- Dificultar la curación que de otra manera realizarían los mecanismos de defensa en el cuerpo infectado por un virus gripal, sin la participación de los tóxicos ingeridos, pero además lo hacen en una forma eficaz y en menos tiempo.

2.- Obtener enormes utilidades con su felonía a la humanidad.

Uno de los abusos más corrientes es el de la terapia de los antibióticos y sintomáticos en su aplicación en infecciones cuya imposibilidad de ser tratadas alopáticamente ha sido demostrada experimentalmente.

"Ninguna de las enfermedades provocadas por virus verdaderos responde a los compuestos antimicrobianos que hoy se emplean. Así, la terapéutica antibiótica en caso de sarampión, varicela, parotiditis, (por lo menos el 90% de las infecciones de las vías aéreas superiores), es totalmente ineficaz y, por tanto inútil."

Sin embargo los efectos venenosos de estos medicamentos, sí actúan a pesar de no obtener el paciente ningún beneficio.

Las enfermedades tratadas con generalidades tienden a llevar a fracasos terapéuticos o en el mejor de los casos se curan solas, con la ayuda del médico o a pesar de la intervención nociva del médico.

"Una de las grandes preocupaciones del terapeuta son las fiebres, pero generalmente se desarrolla el criterio que si hay fiebre hay infección, lo cual conlleva a pensar en los antibióticos. Estudios llevados con toda responsabilidad y con la suficiente profundidad demostraron que es necesario ser más cauto en el diagnóstico."

En contrapartida con esta situación tan difícil que se presenta en alopatía, la homeopatía les lleva una gran ventaja a los tratamientos alópatas y ésta es que desarrolla las terapias de acuerdo a los síntomas que presenta el paciente en un momento dado, mostrando los desequilibrios de su fuerza vital, por lo cual no requiere de tiempos de peligrosa espera ni gastos extras para

los antibiogramas u otros análisis clínicos, por lo menos de primera intención ya que la homeopatía actúa más acorde con la naturaleza de la enfermedad y no con sus efectos derivados.
Además cuenta con la enorme ventaja de dar al paciente el estímulo adecuado a su organismo para que desarrolle su funcionamiento en forma normal cualquiera que sea el origen de la enfermedad, ya que en estado de salud el paciente debe funcionar consecuentemente sin síntomas, y si presenta estos el estimular su corrección en el sentido de la enfermedad y de acuerdo a las leyes de la homeopatía, da la respuesta sin efectos secundarios propios de la alopatía que por un sinnúmero de razones entre ellos las dosis masivas y la calidad de los fármacos, provocará el curar una parte (si es que la cura) enfermando otras con desenlaces casi siempre más peligrosos; en contrapartida la homeopatía cura a los pacientes en forma suave, pronta y duradera y sin la alteración tanto de su ecología interna como la de su entorno.
Pero vayamos poniendo ejemplos basados en la información científica alópata.
Algunos estudios científicos concluyen: "La fiebre de etiología indeterminada puede ser de dos tipos: la que dura unos cuantos días y la que persiste durante más tiempo; ambas suelen tratarse con antibióticos aunque su origen sea desconocido.
La mayoría de las fiebres de corta duración, cuando no hay signos de localización, son infecciones virales indefinidas, a menudo de las vías respiratorias superiores, y en general, no responden a los antibióticos; la recuperación ocurre espontáneamente en el término de una semana o menos.
Estudios de la fiebre prolongada señalan que las dos causas infecciosas más frecuentes son la tuberculosis, generalmente de

tipo diseminado, y la endocarditis (o inflamación interna del corazón) bacteriana subaguda.

Otras enfermedades también suelen provocar fiebre considerable y prolongada."

En el campo de los estados febriles, por una parte los partidarios de las diferentes manifestaciones de prudencia desarrollan una práctica, los más liberales otra; y aun dentro de las diferentes corrientes liberales en el campo de la administración de fármacos están los que optan por los diferentes ingredientes activos de cada medicamento ya sea por razones éticas o puramente mercantiles.

Algunos autores opinan que "la fiebre que dura más de una semana amerita el uso de antibióticos, puesto que habrá respuesta favorable si el caso que ha desafiado el diagnóstico es tratable, en tanto que la falta de mejoría indicará la presencia de una enfermedad bacteriana."

Sin embargo, "la experiencia nos enseña que este criterio no solo es fútil, sino que puede ser peligroso por tres razones:

1.- Pueden presentarse reacciones secundarias al medicamento.

2.- El uso de sustancias antimicrobianas en un estado de origen indefinido que finalmente demuestra no ser infeccioso, sólo provoca un retraso en la aplicación de un tratamiento más eficaz. Por ejemplo, si por carecer de diagnóstico, se administran antibióticos a un enfermo con linfoma, se le privará de un posible tratamiento curativo o paliativo y

3.- La experiencia clínica con la endocarditis bacteriana subaguda, cuando su única manifestación es una temperatura elevada, es un buen ejemplo de las dificultades que pueden surgir del uso no especifico de antibióticos aun en casos de fiebre provocada por una infección bacteriana."

2 Mientras se establece el diagnóstico, esta enfermedad suele tratarse empírica e irregularmente, a veces durante semanas, con alguna que otra sustancia antiinfecciosa, hasta que por fin los estudios bacteriológicos y los cultivos de sangre revelan la verdadera enfermedad.
Es necesario señalar que los medicamentos antiinfecciosos no son antifebriles.
El punto de vista más racional en el problema del tratamiento de la fiebre de origen desconocido no es el que se concentra únicamente en la temperatura elevada, sino el que incluye también la búsqueda minuciosa de su causa, antes de exponer al enfermo a la medicación antibiótica con la esperanza, a veces ilusoria, de que, si una sustancia antimicrobiana no es eficaz, otra o una combinación de antibióticos serán útiles."
En el campo del tratamiento de la fiebre, la homeopatía también les lleva amplia ventaja en el tratamiento de estos casos de naturaleza desconocida y aun en los de cualquier origen, pues desde un principio nos remitimos a los síntomas y en un análisis discriminativo encuadramos a éstos de última aparición, con los que en su caso pudieran tener relación con un fondo de predisposición a dichas enfermedades; estas referencias que nos da el paciente más los signos que obtuviéramos a través de una revisión, nos da la pauta a seguir y con toda seguridad la certeza desde un principio que vamos por el camino correcto, pues los medicamentos los administramos de acuerdo a dichos síntomas (mismos que manifiestan el desequilibrio de la fuerza vital y que al estimular así su reequilibrio, retornará la salud) que refiere el paciente, situación que nos obliga desde un principio a eliminar el vicioso concepto alópata de darle un nombre genérico (o

global) a cada enfermedad como si fueran ideogramas, y a partir de este equívoco armar toda una estructura de curación.
Por no irnos lejos del tema que nos ocupa y desde el criterio homeópata, podemos sin lugar a equivocarnos decir que dentro de los estados febriles los hay por insolación, exceso de trabajo, sustos, penas de cualquier origen, infecciones de variados tipos así como disfunciones y lesiones extraordinariamente variadas, así como los más disímiles orígenes.
En el campo de los tratamientos alópatas de las infecciones las hay también en un sinnúmero de localizaciones y de éstas por un no menos importante número de agentes enfermantes, de los cuales también podemos encontrar dentro de una especie determinada un no menos amplio espectro de resistencias o sensibilidades de cada cepa a los diferentes fármacos, pero no termina en esto la amplia gama de variedades, también los hay, hablando de microorganismos patógenos y no patógenos que desarrollan después del cultivo con su respectivo antibiograma realizado, las necesarias resistencias a los consecuentes tratamientos antibióticos, dejando al paciente más afectado con el tratamiento en cuestión, que si no le hubieran dado nada.
Esto es tratándose de infecciones tratables con antibióticos (las cuales comprenden un porcentaje escaso uno de cada diez tratados) pero aun éstas, sólo con elevar los mecanismos de defensa del paciente éste se curará sin la peligrosa participación de los venenos antimicrobianos que pobremente ha alcanzado la investigación farmacéutica, y si el origen de la enfermedad es de tipo emocional por algún susto, sorpresa excesivamente agradable o desagradable o por un exceso de trabajo, etc., sólo con reequilibrar las condiciones de salud de acuerdo al desequilibrio provocado sin importar la localización de éste, el

paciente se restablecerá, sin alterar la ecología interna y ambiental, incluso si se tratara de una infección de cualquier origen ya que ésta será atacada por el organismo vuelto a la salud al restablecer el equilibrio funcional normal y con esto los naturales mecanismos de defensa son suficientes para eliminar por sí solos a la infección en cuestión. (como ha ocurrido en los últimos millones de años sin que se haya extinguido la especie humana a pesar de todas las invasiones infecciosas acaecidas).

Un análisis de la terapéutica hospitalaria inadecuada en cuanto al uso de antibióticos la hacen doctores de diversas especialidades.

"Se ha comprobado en pacientes hospitalizados que la mitad de las series de terapéutica antimicrobiana (en los Estados Unidos en nuestros países de escasos recursos el porcentaje se eleva varias veces)" se administran sin el apoyo del laboratorio microbiológico. Claro está que el empleo masivo de estas drogas en los hospitales se basa sobre todo "en un buen juicio clínico".

"Gran parte de la aplicación sin embargo es para prevención de infecciones, de valor dudoso".

Los cultivos bacteriológicos se obtienen con demasiada rareza, y los resultados, cuando se puede disponer de ellos, con mucha frecuencia no se tienen presentes para seleccionar y aplicar la terapéutica medicamentosa adecuada.

"El empleo frecuente de combinaciones de drogas es una especie de defensa de la escasa precisión diagnóstica.

Los agentes seleccionados es más probable que lo sean por hábito que por indicaciones especificas, y las dosis utilizadas son las de rutina.

La terapéutica medicamentosa antimicrobiana debe individualizarse basándose en la situación clínica."

Referencias:

(Watanabe, T. Infectious drug resistance in bacteria. New England. J. Med., 1966.275, 888-894.)

(Mitsuhashi, S. The R. factors. J. infect. Dis., 1969, 119, 89-100.)

(Davies, J.; Brezenska. M.; and Beneveriste, R. R factors: biochemical mechanism of resistance to aminoglycoside antibiotics. Ann. N. Y. Acad. Sci, 1971, 182, 226-233.).

(Enciclopedia illustrated the software toolworks I.B.M. version 2.0 antibiotics, preventive uses.).

(Weinstein, The use and abuse of antibiotic combinations. J. Maine mer. Ass. 1958, 49, 176-182.)

(Weinstein, I. Superinfeccion: a complication of antimicrobial therapy and prophylaxis. Am. J. Surg., 1964, 107,704-709.).

(Weinstein, L., and Weinstein, A. J. The pathophysiology and pathoanatomy of reactions to antimicrobial agents I adv. intern. Med., 1974, 19, 109-134.).

(Enciclopedia illustrated the software toolworks I.B.M. version 2.0 Antibiotics, preventive uses.).

(Weinstein The use and abuse of antimicrobial agents. Med. Sci., 1963,14, 35-40.).

(Weinstein, L., and Dalton.A. C. Host determinants of response to antimicrobial agents. New Engl. J. Med., 1968, 279, 467-473, 524-531, 580-588).

(Mc. Cracken,G. H., Jr. Pharmacological basis for antimicrobial therapy un newborn infants. Am. J. Dis. Child., 1974, 128, 407-419).

(Benett,W. M., Singer, I.; and Coggins, C. J. A guide to drugh therapy in renal failure. J. Am. med. Ass. 1974, 230, 1544-1553.). y de Handbook of Antimicrobial

(Kunin, C. M.; and Finland, M. Persistence of antibiotics in blood of patients With acute renal failire. III. Penicilin, streptomycin, erythromycin and kanamycin. J. clin. invest., 1959, 38, 1509-1519.).
(W. H. O. Scientific Group report, factors the inmune response., W. h. O. Technical Report Series No. 448. 1970. pag. 7.)

(Dr, georges Mathè; DOSSIER CANCER, Paris, 1977).

(Weinstein, The use and abuse of antimicrobial agents. med. Sci., 1963, 14 35-40.).
(Adler, J. L.; Burke, J. P.; and antibiotic usage at Boston City Hospital, Janury, 1970. Archs intern. Med., 1971, 127, 460-465.)

(Macaraeg, P. V. J.; Lasagna, L.; and Bianchine, J. R. A study of hospitao staff attitudes concerning the comparative merits of antibiotics. Clin. Pharmac. Ther., 1971, 12, 1-12.)

(Resztak, K. E., and Williams, R. B. A review of antibiotic therapy in patients with systemic infections. Am. J. hosp. Pharm., 1972, 29, 935-941.)
(Roberts, A. W., and Visconti, J. A. The rational and irrational use of systemic antimicrobial drugs. Am. J. hosp. Pharm., 1972, 29, 828-834.)
(Jackson, G. G. Practice, precision and promise in chemotherapy, Proceedings, Internacional Congress on Chemotherapy, Athens, 1973.).

"toda la armonía del
Universo, está formada
de discordancias"

Séneca

Algunos medicamentos usados en la terapia alópata.

Amikacina:

Es un antibiótico derivado de la Kanamicina, tiene actividad bactericida de amplio espectro.
La experiencia (alópata) concluye que está indicado en el tratamiento de las infecciones del aparato respiratorio bajo, del aparato genitourinario, de los huesos y articulaciones, del sistema nervioso central, de piel y tejidos blandos, así como de infecciones intra-abdominales, incluidas: peritonitis, estados morbosos en la sangre debido a la presencia de bacterias de calidad enfermante así como productos de las mismas, estado infeccioso del recién nacido y quemaduras e infecciones producidas por bacterias gramnegativas sensibles.
Pese a todo esto sabemos que los especialistas exponen que "Se recomienda que se realicen estudios bacteriológicos para identificar el microorganismo causal y su sensibilidad al sulfato de Amikacina."
Sin embargo los laboratorios que venden este antibiótico por razones de mercado entre otras, además de las razones que contraponen reputados científicos, plantean que: "puede utilizarse como terapia inicial en infecciones que se sospechen por microorganismos gramnegativos, aun antes de tener resultados del antibiograma."

Contra este abusivo criterio, hay abundantes estudios científicos que cuestionan el uso inmoderado de los antibióticos por los riesgos a enfermedades secundarias muchas veces más peligrosas que las naturales y aun varias de tipo mortal; entre ellas están las producidas por drogas que se excretan por riñón produciendo lesión renal por daño a sus múltiples áreas involucradas en la eliminación del fármaco, dado que este fármaco puede actuar en la producción de lesiones de tipo renal de consecuencias que puede ser de pronóstico impredecible.

Un riesgo adicionado al uso de la Amikacina es el que, dado que en la fórmula se incluye bisulfito de sodio, se cuenta con la posibilidad de reacciones asmáticas severas, relacionadas con el mismo.

Dentro de sus efectos tóxicos se ha reportado sordera irreversible, insuficiencia renal y muerte por bloqueo neuromuscular, lo cual aconseja prudencia al uso del mismo sobre todo relacionado con la aplicación abusiva.

Otros factores que pueden aumentar el riesgo de toxicidad son edad avanzada y deshidratación, dado que estos pacientes están disminuidos en la capacidad de equilibrio de su homeostasis en los puntos donde este medicamento realiza su efecto de envenenamiento.

El envenenamiento del oído se manifiesta por sordera para los sonidos de alta frecuencia, la cual sólo se detecta mediante estudios audio métricos; y ésta, a veces es irreversible y puede presentarse aun después de suspendido el tratamiento.

El envenenamiento de los riñones se caracteriza por el daño funcional y estructural.

En el sistema muscular, el sulfato de Amikacina también realiza sus efectos venenosos, por lo cual debe emplearse con cautela en pacientes con miastenia gravis o parkinsonismo, ya que puede agravar la peligrosa debilidad muscular.

los aminoglucósidos familia a la cual pertenece la Amikacina, pasan la barrera placentaria y han aparecido reportes de sordera bilateral en niños cuyas madres recibieron estreptomicina, otro peligroso aminoglucósido, durante el embarazo. Pero no sólo el feto está en peligro de ser dañado con este riesgoso veneno también se han observado niveles del medicamento en la leche materna por lo que durante la lactancia no debe administrarse o bien suspender la lactancia durante el venenoso tratamiento.

También puede ocurrir con la administración de dosis elevadas o por tiempo prolongado, manifestaciones de sensación subjetiva de campanilleo o retintín, vértigo, sordera que puede ser tanto reversible como irreversible de acuerdo al daño ocasionado en los mecanismos vitales relacionados con estos órganos, así como la incapacidad de respuesta del paciente en su fuerza vital para regenerar las zonas dañadas.

También hay reportes de bloqueo neuromuscular y parálisis de los músculos respiratorios en pacientes tratados con este venenoso aminoglucósido, en combinación de anestésicos y/o sustancias bloqueadoras neuromusculares.

Pero además y debido a sus efectos potencialmente aditivos, el empleo concomitante o consecutivo con otros agentes envenenables de oído y riñón como la Polimixina b, Colestina, Cefaloridina, Viomicina así como otros aminoglucósidos, como también los diuréticos potentes como el ácido etacrínico y la furosemida que pueden potenciar el venenoso efecto, dañando más que beneficiando al paciente que tal vez ni siquiera haya sido requerido del tratamiento con este antimicrobiano.

También se ha encontrado disminución de los índices referentes a la sangre, como parte de las peligrosas alteraciones a este vital líquido.
Por todos estos riesgos, se recomienda que siempre que sea posible, las concentraciones en humores de sulfato de Amikacina deban de ser monitoreadas.
Lo cual quiere decir que de no establecerse los análisis clínicos en pacientes tratados con Amikacina tanto antes como durante y después del tratamiento, no se está cumpliendo con esta recomendación por los médicos alópatas, en demérito del control de la salud del paciente.

"La belleza y la genialidad de una obra de arte pueden ser concebidas de nuevo aún cuando su primera expresión material desaparezca; una armonía desvanecida puede inspirar de nuevo al compositor; pero cuando el último ejemplar de una especie de seres vivientes ha exhalado su aliento postrero, otro cielo y otra tierra deberán pasar antes de que un ser semejante pueda volver a existir"

Guillermo Beebe

* Cloranfenicol

Como con todos los venenos utilizados en el tratamiento antimicrobiano, con el Cloranfenicol no hay excepción.
La historia de este potente medicamento tuvo un espectacular inicio; le descubrieron innúmeros beneficios antiinfecciosos que lo llevaron a su utilización masiva y con este descomunal uso, desarrolló las consecuentes resistencias conocidas y propias de todos los antimicrobianos, medicamentos que sólo han servido para desarrollar un entorno ecológico altamente peligroso para la trascendencia del ser humano que lo está acercando a la extinción.
El Cloranfenicol presentó efectos indeseables y sumamente peligrosos así como un mayor índice de envenenamiento y frecuencia que otras familias de antimicrobianos en general.
Después de las muchas muertes ocasionadas en todo el mundo y muerta también la ilusión de contar con la panacea antibacteriana, y ya con el sabor de la victoria algunos meses deleitada por los industriales de los antibióticos, la realidad demostró ser más terca que la ciencia alópata, descorriendo el velo de los terribles efectos dadas sus acciones altamente

mortíferas que a la postre ya valorado su beneficio contra las apocalípticas calamidades que cobra, en compensación de sus servicios, obligó a los artífices de la farmacia alópata a reconsiderar su aplicación en contra de los más elementales intereses que los sustentan, esto es los económicos, obligándolos a reducir su mercado por estar recomendando reconocidos científicos, usarse preferentemente sólo una vez en la vida del paciente, además de ser usado como un recurso de última elección, "cuando la vida del paciente está en peligro y por lo tanto se justifica su uso."

Claro que eso quedó para los países donde la legalidad impone serias restricciones a dichos traficantes de estos venenos, no así en los países de escasos recursos legales, donde éste y todos los demás antimicrobianos se expenden sin la exigencia de la receta y por lo tanto sin el control de la facultad médica y en muchos casos con la irresponsable medicación del alópata, que lo usa como un recurso frecuente en sus muchas veces innecesario ataque contra la naturaleza microbiana, que hábilmente ha sabido superar nuestra infantil audacia.

Se le ubicó por la peligrosidad alcanzada, en un campo de uso para casos de necesidad extrema, tras comprobar que no hay otra alternativa antimicrobiana y se encuentra hoy entre los antibióticos altamente venenosos por sus elevadas defunciones provocadas en el transcurso de las terapias que con este fármaco han sido llevadas a cabo.

Aun sin haber pasado por la fase preclínica en la que deben realizarse los estudios que garanticen un mínimo razonable en la seguridad de los seres humanos que lo utilizaran, este antimicrobiano fue usado en diferentes accidentes epidémicos.

Los varios estudios que llevaron al uso del Cloranfenicol y sus primeras experiencias sin ningún estudio sobre seguridad, arrojaron insospechados resultados, salvando poblaciones enteras de los terribles microorganismos causantes del Tifus exantemático.
Desgraciadamente los estudios no fueron lo suficientemente extensos para alcanzar a comprender los innumerables efectos tóxicos, muchos de los cuales son de sensibilidad mortal, atacando principalmente la médula ósea con sus terribles consecuencias en este ataque, de los productores de eritrocitos como son otras diferentes alteraciones sanguíneas muchas veces letales.
Hacia fines de 1947 se lanzó al mercado farmacéutico, desde el descubrimiento y fórmula hasta la práctica en seres humanos, tras una pálida pobre y nada concluyente experiencia en animales.
La poca cantidad de Cloranfenicol de que se disponía, se utilizó en el control del tifus epidémico en Bolivia cuyos resultados a pesar de la irresponsabilidad con que se usó, pues el periodo de experiencia sólo contó con apenas unos meses, por lo cual no pudo comprenderse los irreversibles como frecuentes efectos mortáles sobre la médula ósea, produciendo la temible anemia aplásica (atrófica) mortal.
Pero al cabo, estas experiencias se desarrollaban con seres desprotegidos legalmente como ocurre en varios países de nuestra flagelada América y no con los ciudadanos de países donde después de la terrible tragedia de la Talidomida, dedicaron el tiempo suficiente para desarrollar toda una legislación que delimitara los derroteros necesarios que garantizaran la seguridad que merece tener todo ser humano.

Pero en lo tocante al Cloranfenicol y a Dios gracias, esto alcanzó los resultados espectaculares que nos presentaran en su nefasto momento, pues nunca se habló de seguridad.

En seguida y ya con la confianza del éxito alcanzado en Bolivia se probó a curar los casos de Tifus rural de la Península Malaya; el éxito fue igualmente espectacular.

En 1948, sólo un año después de su descubrimiento, el Cloranfenicol empezó a producirse en cantidad suficiente para la aplicación clínica, y se vio que era útil en el tratamiento de varias infecciones.

Apenas se encontraba el antibiótico en su luna de miel, desarrollando las más espectaculares sumas de dinero en los bolsillos de los laboratorios que lo descubrieron y lo estaban explotando, cuando se murió la musa de la inspiración, producto de la forma antinatural de atacar las infecciones la terapia alópata, y consecuentes a ésta los laboratorios de la industria de la farmacia, añadiendo como un peligroso ingrediente a este cuadro la voracidad clásica de estos emporios.

En 1950 a tres años de su descubrimiento y ya en plena fase comercial, se supo que el medicamento produce alteraciones sanguíneas graves y mortales.

El Cloranfenicol como arma de dos filos, en su filo antimicrobiano, tiene efectos preventivos y curativos notables en las infecciones experimentales producidas por todas las rickettsias estudiadas en animales de laboratorio.

Dada su actividad bacteriostática, no elimina totalmente la enfermedad por lo cual los científicos concluyeron que sólo predispone al organismo humano para que este alcance la capacidad de mejorar su equilibrio ecológico, entre otros el equilibrio de sus mecanismos de defensa, que si en un tiempo fueron negados y posteriormente controvertidos, ahora están plenamente aceptados, para reconocimiento de la capacidad del doctor Hahnemann quién desde hace doscientos años ya los entendía y había demostrado que al ser estimulada la energía vital, controladora de éstos mecanismos, en su inconmensurable cantidad de funciones que regula, retornaba la salud.

"Parece ser que la forma de actividad del Cloranfenicol al lograr la bacteriostasis, permite que los mecanismos de defensa del huésped se desarrollen lo suficiente como para poder eliminar la infección".

La inmunidad que están presentando los microorganismos contra el Cloranfenicol no es nueva, pero si es novedosa para los científicos, y peor aun para los pacientes que ya fueron tratados por el filo de los efectos secundarios, con las terribles consecuencias, dado que si no perecieron, sí quedaron con lesiones medicamentosas indelebles y prueba de ello es la facilidad con que aparecen los mortales efectos secundarios después de un primer tratamiento.

Esta inmunidad es adquirida por los microorganismos en condiciones naturales y desde siempre, nos recordará la implacable teoría de Darwin.

Al ser atacados "sobreviven los más fuertes por el proceso de selección natural."

Y éstos microorganismos al ir desarrollando las resistencias que transmiten a su descendencia en esa progresión geométrica de crecimiento, así como a bacterias de otras especies, a las cuales les transmite la información genética suficiente por cualquiera de los mecanismos de desarrollo de resistencias o la combinación de estos, el antibiótico va quedando en calidad de ineficaz para eliminar el foco infeccioso, pero sin embargo y dado que la naturaleza no nos ha permitido, o nos ha retirado esa capacidad mutante tan veloz en los microorganismos, nos deja frente al filo antibacteriano y este sí es altamente eficaz en el desarrollo de efectos indeseables, secundarios a su uso por su calidad venenosa, así como también por las dosis cada vez necesariamente mayores en los tratamientos antiinfecciosos y las consecuentes peligrosas sensibilidades alcanzadas, por su uso antinatural.

En otras palabras los microorganismos, antes con las limitantes que tenían al no conocer y consecuentemente no tener en su información genética la forma de defenderse de las defensas de nuestro sistema inmune, ahora la tienen y también la tienen los organismos que forman parte de nuestra flora normal, al predominar sobre otras especies también saprófitas, y que se transforman fácilmente en peligrosos enemigos de la humanidad, dándonos el negativo balance que estamos padeciendo actualmente como una especie cada vez más amenazada con la extinción.

Por otro lado también los seres superiores tienen mecanismos de defensa suficientes en condiciones de salud, para contrarrestar el ataque de los patógenos, sin la necesidad de los tratamientos antinaturales de los antibióticos, de otra manera ya se hubieran extinguido las especies superiores, en el proceso de la selección natural.

La homeopatía en contrapartida a estos tratamientos actúa sin perjuicio del huésped ya que sólo desarrolla los mecanismos de defensa naturales, sin provocar los efectos secundarios indeseables y sin estimular los mecanismos de resistencia de los microorganismos, y consecuentemente sin favorecer la ecología microbiana, promoviendo la curación en forma rápida suave y duradera, basamento de la ley de curación que sustenta esta noble ciencia.

Las diferencias de terapia permitirán al lector la decisión de la alternativa a seguir.

Se han llegado a presentar casos de alteraciones sanguíneas graves e incluso fatales, mismas que han promovido restricciones en su uso.

Como con cualquier antibiótico, el Cloranfenicol no escapa de las superinfecciones secundarias a su aplicación, su efecto alterante de la fuerza vital, que controla los mecanismos que mantienen el equilibrio ecológico de nuestro cuerpo, se ven seriamente alterados por su uso y puede resultar en sobre-crecimiento de organismos resistentes, particularmente los hongos.

A cualquier edad y dados los riesgos de las alteraciones sanguíneas el cuadro es de pronóstico reservado.

Para contrarrestar los terribles efectos secundarios a la intoxicación producida por la toma de Cloranfenicol, se debe efectuar un monitoreo sanguíneo cada dos días en pacientes que reciben esta terapia del Cloranfenicol.

¿Por qué no se lleva a cabo esta recomendación científica en México en los pacientes con este veneno tratados así como tampoco con los demás antimicrobianos?, ¿por qué no da la cara el gobierno de México en los poderes correspondientes para detener la peligrosa masacre medicamentosa?.

Poco después de la administración del medicamento han aparecido en ciertos casos, hemorragia grave, que abarca la piel las mucosas y serosas del intestino, la vejiga urinaria la boca, y se ha atribuido a una reacción de envenenamiento.

Desgraciadamente para los pacientes que cifran sus esperanzas en la recuperación de la salud por el uso de este peligroso veneno, los resultados de las investigaciones concluyeron:
"El efecto más importante de la hipersensibilidad al Cloranfenicol ocurre en la médula ósea; el Cloranfenicol es el medicamento que causa escasez de todos los elementos celulares de la sangre con más frecuencia."
"Los cambios en la sangre periférica son reducción del número de leucocitos en la sangre, reducción del número de plaquetas en la sangre y desarrollo incompleto de la médula con escasez de todos los elementos celulares de la sangre de curso mortal."
"Esta reacción no se relaciona con la dosis; ocurre casi en forma exclusiva en las personas que se someten a tratamiento prolongado, y especialmente en quienes se exponen al medicamento más de una vez."
Una serie reunida de 576 casos de alteraciones sanguíneas causadas por Cloranfenicol indica que la más frecuente era la anemia por escasez de todos los elementos celulares de la sangre, a la cual correspondían el 70% de los casos".
Entre los pacientes con dicha escasez el pronóstico final no parecía guardar relación con la dosis recibida de Cloranfenicol.
Sin embargo, cuando más prolongado el intervalo entre la última dosis de Cloranfenicol y la aparición del primer signo de alteraciones sanguíneas, fue mayor la mortalidad; casi todos los pacientes en quienes este intervalo era mayor de dos meses , murieron. Pero lo más grave fue que en la mayor parte de casos, el trastorno por el cual se había empleado el Cloranfenicol no se justificaba su empleo.
¿Cuántos medicamentos están en la misma situación y cuantos millones de recetas se expedirán cada año injustificadamente

haciendo más daño a la humanidad que el pretendido beneficio y sólo por lucrar con el riesgo de la vida humana, por estos emporios de la producción farmacéutica?, con el conocimiento o la ignorancia de los médicos que hacen estos inapreciables servicios a los poderosos laboratorios, nos están llevando con cada una de las múltiples recetas mal diseñadas, al peligroso mundo de la vulnerabilidad por las agresiones microbianas y las hipersensibilidades a sus venenos, en resumen a la extinción de la especie humana.

El sistema filosófico de tratamiento alópata de las infecciones que por estar fuera de toda lógica por ser antinaturales, como lo vimos anteriormente, así como la carrera de los laboratorios farmacéuticos por la captura del mercado en este segmento de los medicamentos como también en los otros, ha dado al traste con un empantanamiento de dicha ciencia que a resultas de sus constantes fracasos terapéuticos, está obligando a la humanidad en su desesperación, a buscar las más variadas alternativas terapéuticas.

La alternativa de la Homeopatía nos da la pauta a seguir sobre la alternativa terapéutica para el siglo que estamos iniciando.

Regresando al tema que nos ocupa y analizando las carencias medicamentosas de los antibióticos, tanto por su dudosa eficacia como por sus innúmeros peligros a los que son orillados a los pacientes que en medio de su desesperación sólo aciertan a usar las recetas cada vez con menos fe en los resultados y no sólo tratándose de antibióticos sino de medicamentos para casi cualquier tratamiento.

El Cloranfenicol continúa siendo si no la mejor opción que tiene el médico alópata en su depauperado arsenal terapéutico, por las cada vez mayores resistencias bacterianas, así como los cada vez más elevados grados de hipersensibilidad o envenenamiento que es lo mismo.

Los especialistas insisten a los médicos que tengan presente la potente toxicidad del Cloranfenicol y enumeran señalamientos de criterio para su uso:

"El riesgo de la anemia aplásica no contraindica el empleo del Cloranfenicol en casos en que es necesario (en la difícil valoración riesgo-beneficio), pero nos obliga a pensar que:

1.- El medicamento no debe emplearse en enfermedades leves que pueden tratarse con otros agentes antimicrobianos ni en las situaciones mal definidas.

2.- Hay que evitar la repetición del tratamiento en todo lo posible (ya que el riesgo se potencializa).

3.- Los pacientes que reciben Cloranfenicol deben ser vistos con frecuencia por su médico (se recomiendan análisis de sangre cada dos días, pero en la práctica no se realizan en casi todos los casos.) para vigilar el estado de la sangre, y hay que suspender el tratamiento en cuanto se manifiesten los efectos en la médula ósea.

4.- Hay que enseñar a los pacientes a anunciar inmediatamente la presencia de cualquier tendencia hemorrágica, de faringitis o de cualquier otro síntoma que pudiera indicar la existencia de un nuevo proceso infeccioso."

Los pacientes en su inmensa mayoría que han sido medicados con Cloranfenicol saben de sobra que por lo menos los dos últimos de los cuatro incisos no los han cumplido en sus respectivos tratamientos, pues jamás se les dijo cuales son los cuidados a observar para dar al médico la voz de alarma si se presentaban, como tampoco se les realizaron análisis clínicos de la sangre para conocer su estado durante el tratamiento, como tampoco se les dio el seguimiento necesario después de éste para garantizarles el auxilio necesario en caso de ser afectados por el lesionante medicamento.

Por todo lo expuesto anteriormente bien podemos concluir que en México así como en casi todos los países de nuestra Latinoamérica no hay tal cuidado, dando a los pacientes un tratamiento con un elevado índice de riesgo que innecesariamente pone al paciente en peligro de su vida, con la eufémica relación riesgo-beneficio que tanto alegan los alópatas para justificar sus ligeras apreciaciones terapéuticas, o en el mejor de los casos, las justifican alegando los costos económicos o cualquier otra situación a todas luces inaceptable, contra la vida de sus pacientes.

¿Por qué en otros países sí tienen estos requisitos cubiertos?

¿Por qué en nuestro país no hay capacidad para preservar la vida de estos pacientes de acuerdo a los controles recomendados por los especialistas?

¿por en qué no hay en México una comisión de monitoreo de drogas farmacológicas como lo hay en todos estos países, en los que la vida humana al parecer tiene un valor más alto para sus respectivos gobiernos que en el nuestro?

¿Por qué no hay presupuesto para que en México se desarrollen las ciencias médicas alternativas que satisfagan las necesidades de la población como es la homeopatía, la cual ha demostrado mejor calidad curativa así como seguridad inmejorable en sus tratamientos cuando es practicada en forma fiel, a los planteamientos del doctor Hahnemann?.

¿Por qué estos vacíos legales tan lesivos a la salud del pueblo, en que las lagunas en la legislación, permiten que no se lleven a cabo tanto información impresa en cada medicamento sobre estos riesgos, así como por qué no se desarrollan las recomendaciones de los investigadores para que las lesiones medicamentosas se eviten todo lo posible, tanto antes como durante y después del tratamiento?

¿A quién benefician realmente estas políticas proteccionistas de los abusos de los laboratorios de la farmacia?

¿Acaso gobernante alguno puede repartir canogías como se están dando aquí a estos industriales, por encima de los intereses del pueblo que los sustenta?

¿Por qué medicamentos de igual formulación presentan diferencias en el libro de especialidades farmacéuticas, en cuanto a la información de los efectos secundarios a la ingesta, así como recomendaciones de control clínico tanto antes como durante y después de su uso, y esto es permitido por la Secretaría de Salud?

¿Acaso hay un precio cualquiera que sea para comprar la vida de una población o siquiera para ponerla en el peligro en que injustificadamente a todas luces se pone a la de los mexicanos?

¿El gobierno, no podrá exigir que las recomendaciones realizadas por los científicos para las poblaciones tratadas en una forma determinada sean aplicadas también en nuestro pueblo, sobre todo en medidas de seguridad y prevención de desastres medicamentosos?

¿Por qué no hay en los controles epidemiológicos inclusión de estas enfermedades medicamentosas que tantas vidas cobran a nuestro pueblo cada año?

En 1959, El doctor Sutherland escribió sobre tres recién nacidos que murieron por "colapso cardiovascular" después de recibir

dosis diarias de Cloranfenicol de unos 200 microgramos/kilogramo de peso corporal.
El doctor Burns y sus colaboradores (1959). Señalaron que "la enfermedad suele iniciarse entre los dos y nueve días (cuatro días de promedio) después de iniciado el tratamiento.
Las manifestaciones en las primeras 24 horas son vómitos, rechazo de la succión, respiración irregular y rápida, distensión abdominal, períodos de coloración azul de la piel y mucosas y evacuaciones líquidas de color verde. Al terminar el primer día todos los niños están graves; durante las 24 horas siguientes, sufren flaccidez, toman un color gris ceniciento y les baja la temperatura.
La muerte ocurre en un 40% de los casos aproximadamente, por lo general al quinto día de la vida.
Los que se recuperan no sufren secuelas aparentes."
¿Esto podría inducir confianza en su uso?, ¿o es que la vida humana no vale la pena como para explorar las alternativas que sabios hombres de ciencia nos han legado como es la homeopatía?.
Si les sirve de consuelo a las pacientes que por su infección requieran un tratamiento antimicrobiano y su médico decida que el Cloranfenicol es la primera elección pueden recordar la siguiente conclusión médica:
"La administración de 1g del antibiótico cada 2 horas a la mujer en el período del parto no ha producido efectos nocivos en el recién nacido."
Pero este beneficio es tan sólo en el trabajo de parto ya que no tiene tiempo el veneno para cruzar la barrera placentaria y realizar los estragos propios de su calidad tóxica, en este caso es necesario negar al bebé la lactancia materna por secretarse el

Cloranfenicol a través de la leche y con esto ponerlo en riesgo, si el medicamento se administra a la madre tanto antes como después del parto, esto es en el período de la lactancia, dándole tiempo el antibiótico a que realice su dañina actividad, toda vez que ha cruzado la barrera placentaria o alcanzando la leche materna podrá presentarse el siguiente cuadro:

"En el feto y recién nacidos, el hígado inmaduro no puede conjugar el Cloranfenicol y se acumulan concentraciones venenosas de fármaco activo en recién nacidos y lactantes esto puede producir "el síndrome gris" "

Este consiste en: coloración azul de piel y mucosas, pálida y progresiva, respiración rápida y regular, distensión abdominal, emisión de heces blandas y verdes, vómito, colapso vasomotor, puede provocar la muerte.

Bibliografía

(Ehrlich, J.; Gottlieb, D.; Burkholder, P. R.; Anderson, L. E.; and Prindhan, T. G. Streptomyces venezuelae, N. sp., the souce of chloromycetin. J. Bact., 1948, 56, 467-477).

(Bartz, Q. R. Isolation and characterization of cloromycetin. J. biol. Chem., 1948, 172, 445-450.).

(Smadel, J. E., and Jackson, E. B. Chloromycetin, an antibiotic with chemotherapeutic activity in experimental rickettsial and viral infections. Science, Wash., 1947, 106, 418-419.)

(Shaw, W. V. Comparative enzymology of chloranphenicol resistance. Ann. N. Y. Acad. Sci., 1971, 182, 234-242.).

(Shaw, W. V., and Brodsky, R. F. Characterizacion of chloranphenicol acetyltransferase fron chloramphenicol-resistant Staphylococcus aureus. J. Bact., 1968, 95, 28-36.).

(Weisberger, A. S. Inhibition of protein synthesis by chloramphenicol. A. Rev. med., 1967, 18, 483-494. Weisblum, B., and Davies, J. Antibiotic inhibition of the bacterial ribosoma. Bac. Rev., 1968, 32, 493-528. (232 references).).

(Godchaw, W., m, and Hebert, E. The effect of chloramphenicol in intact erythroid cells. J. molec. Biol., 1966. 21, 537-553.)

(Wheeldon, L. W., and Lheninger, A. L. Erergy-linked syntesis and decay of membrane proteins in isolated rat liver mitochondria. Biochemistry, 1966. 5, 3533-3545.)

(Erslev, A. J., and Wintrobe, M. M. Detection and prevention of drug-induced blood dyscrasias. J. Am. med. Ass. 1962, 181, 114-119.)

(Wallerstein, R. O.; Concit, P. K.; Kasper, C. K.; Broen, J. W.; and Morrison, F. R. Statewide study of chloramphenicol therapy and fatal aplasic anemia. J. Am. med.. Ass., 1969. 208, 2045-2050.).

(Polak, B. C. P.; Wesseling. H.; Herxheimer, A.; akd Meyler. L. Blood dyscrasias attributed to chloramphenicol. Acta med. scand, 1972, 192, 409-414.).

(Best. W. R. Chloranphenicol-associated blood dyscrasias a review of cases submited to the American Medical Association Registry. J. Am. med. Ass., 1967. 201. 181-188),

(Dameshek. W. B. Editorial Chloramphenicol-a new warning, J. Am. med. Ass. 1960. 174. 1853-1854.),

(Erslev. S. J., And Wintrobe, M. M. Detection and prevention of drug-induced blood dyscrasias. J. Am. med. Ass., 1962, 181, 114-119.)

(Cogan. D. C.: J. T.: and Smith. T. R. Optic neuropathy. chloramphenicol and infantile genetic agranulocytosis. Invest. Ophthal. 1973. 12 534-537.)

(Ard. H. P. The effect of chloramphenicol on RNA and heme synthesis in bone marrow cultures, J. Lab. clin. Med., 1966, 68, 400-410.)

(Gussoff, B. D., and Lee, S. L. Chloramphenicol-induced hematopoietic depression: a controlled comparison with tetracycline. Am. J. med. Sci., 1966, 251, 8-15.).

(Lossifides, I. A.; Smith, Y.; and Keitel, H. G. Chloramphenicol-bilirubin interaction in premature babies. J. Pediat., 1963, 62, 735-741.).

(Burns, L. E.: Hoggman, J. E.: and Cass. A. B. Fatal circulatory collapse in premature infants receiving chloramphenicol. New Eng. J. Med., 1959, 261. 1318-1321).

(Weiss, C. F.; Glazko, A J.; and Weston, J. K. Chloramphenicol in the newborn infant: a physiologic explanation of its toxicity ehen gifen in excressive dose. New England. J. Med., 1960, 262, 787-794.).

(Suhurland, L. F. and Weisberger, A. S. Chloramphenicol toxicity in liver and renal disease. Archs intern. Med., 1963, 112, 747-754.).

"Tal es el fin de los que a
Dios olvidan, así fenece
la esperanza del impío"

Job

* Sulfato de Gentamicina

La gentamicina es un antibiótico de amplio espectro obtenido del actinomiceto Micromonospora purpúrea.
Alcanzó en su comienzo de uso como todas las innovaciones antimicrobianas, gran valor para el tratamiento de infecciones graves por bacterias que no se tiñen con la coloración de Gramm, y es el más importante de los aminoglucósidos.
Pasados algunos años y enseñadas las bacterias a defenderse de las agresiones por estos agentes que componen la gentamicina, muertas las cepas susceptibles y reproducidas las resistentes, así como las altamente resistentes, dejó de ser la panacea terapéutica antimicrobiana y también quedó disminuida la capacidad inmunológica del ser humano para defenderse de los microorganismos desarrollados por este medicamento.
Realmente lo que están haciendo los antimicrobianos de los cuales el sulfato de Gentamicina no es la excepción es matar únicamente las bacterias sensibles a sus mecanismos de agresión pero con esto, los vacíos dejados por las bacterias muertas, están siendo llenados por las resistentes en su natural crecimiento en proporción geométrica, haciendo con esto un entorno más hostil y difícil para la vida de la especie humana en el planeta.
La historia dolorosa para la humanidad no fue diferente ahora y aquel viejo adagio que reza: "el hombre es el único animal que se

tropieza dos veces con la misma piedra", se hizo presente otra dolorosa vez.

Los innúmeros pacientes que ahora recuerdan penosamente el tiempo de su aplicación y las recaídas posteriores así como las lesiones de oídos y riñones entre otras, a cambio de la curación de una infección que en el 90% de los casos ni siquiera requería de dicha participación antibiótica o peor aun ese enorme cúmulo de gente que ignorante a los truculentos sistemas terapéuticos desarrollados por la industria farmacéutica de la cual ahora son sus víctimas, podría convencernos fácilmente que el camino no es ése, que no hay necesidad de dañar más la ya alterada ecología microbiológica tan íntimamente ligada a nuestra salud, al grado de ser co-interventores de varias funciones naturales de nuestro organismo e innecesariamente alterada y para nuestro daño como especie y peligro consecuente de la trascendencia de la humanidad en el planeta.

La gentamicina es un complejo de antibióticos formado por tres componentes: gentamicina C1, gentamicina C1a y gentamicina C2 en la forma de la sal sulfato.

Desde esta fecha en que fueron lanzados los aminoglucósidos y en especial la gentamicina, se utilizaron en todo el mundo en forma abusiva. Su aplicación como tratamiento antimicrobiano se desarrolló con relativa rapidez dados los resultados tan sobresalientes que presentó en los tratamientos antiinfecciosos; su actividad como la de todos los aminoglucósidos es similar, actúan inhibiendo la síntesis proteica en los microorganismos susceptibles, y como la acción de todos los antibióticos, en el momento en que se lanzó al mercado fue de una acción antiinfecciosa impresionante.

En el uso clínico demostró un efecto bactericida aumentado frente a cepas variadas cuando se le asoció con Ampicilina, Carbencilina, Nafcilina y Oxacilina.

Las resistencias que necesitaron las bacterias para defenderse de la agresión de le gentamicina, para poder sobrevivir al inhóspito nuevo entorno que los laboratorios farmacéuticos diseñaron para curar a la humanidad doliente, lo realizaron desarrollando contra la nueva carrera que los grandes científicos y con las mejores intenciones crearon, y el antibiótico se volvió sólo algunos años después poco menos que inútil para el tratamiento de las infecciones que provocaban las bacterias que eran sensibles en el momento de su lanzamiento al mercado.

El vicioso círculo que inició neciamente la terapia alópata, cada vez nos mueve en círculos más estrechos y peligrosos, pero sin embargo el afán de lucro tiene más validez para justificar la equivocada promoción antibiótica que la alarmada voz de muchos científicos, para detener la carrera hacia la extinción de la especie humana.

En su inicio el ataque hacia los microorganismos sensibles a estos antibióticos, se desarrolló como pasó con todos los antimicrobianos prometiendo a la humanidad sufriente, una panacea terapéutica sin parangón alguno, realizando curaciones prácticamente milagrosas; sin embargo la ciencia se mostró incapaz y hasta la fecha continúa su incapacidad para detener la transmisión de la información genética bacteriana con la que logran dichas resistencias, y por lo tanto la base del desarrollo de las defensas de los microorganismos contra los antimicrobianos continúan incrementando su inicial poder.

También se ha mostrado incapaz la ciencia para eliminar los efectos secundarios tan nocivos por su elevada toxicidad, como

tampoco han podido impedir su carácter irreversible. Ahora es la regla el fracaso como resultado de los tratamientos antimicrobianos en cada vez más elevados porcentajes.
parece ser que mientras la humanidad gasta miles de millones de dólares en la investigación genética bacteriana, las bacterias sin tales gastos nos llevan una insuperable ventaja, como parece ser también que sus mecanismos de defensa contra nuestras agresiones a base de antimicrobianos, no tienen efectos secundarios indeseables, (para ellos) y es que mientras para ellos es natural desarrollar mecanismos defensivos contra los antibacterianos, para nosotros es prácticamente inexistente dicho desarrollo contra estos venenos antimicrobianos. Lo que sí tenemos como un mecanismo natural es el desarrollo de los mecanismos defensivos contra los microbios patógenos y para control de la flora normal, y la ciencia en lugar de desarrollar estos mecanismos como lo hace la homeopatía cuando están deficitarios, están desarrollando tratamientos antinaturales, sin querer reconocer aún, los descubrimientos de Charles Darwin que "lo que es antinatural termina por fenecer".
Ninguno de los aminoglucósidos se absorbe bien después de administrado por vía oral, ninguno penetra fácilmente el líquido cefalorraquídeo, y todos son eliminados en forma relativamente rápida por la actividad excretora del riñón normal.
La vida terapéuticamente activa que alcanzaron estos antibióticos aminoglucósidos, se está diluyendo rápidamente no sólo por sus lesiones en órganos tan importantes para la vida como son el oído y el riñón sino también por las resistencias bacterianas a su cada vez más gastado mecanismo de acción dado que como en todas las historias anteriores de los antibióticos, continua desarrollando fuertes resistencias

bacterianas dejando para el paciente no sólo la infección ahora farmacoresistente sino también los riesgos reales de envenenamiento.

La misma historia de terminar con la humanidad a dos fuegos el bacteriano y el antibacteriano.

Dada la tremenda promesa de su acción antibacteriana al momento de su descubrimiento así como de sus mecanismos de acción y el espectro que demostraba, se utilizó en todos los campos posibles.

Los tres componentes de la gentamicina tienen aproximadamente igual actividad antibacteriana in vitro.

Cuando se realizaron las investigaciones de sensibilidad/resistencia bacteriana en 1963-1964 cuando el medicamento era lanzado al mercado, se obtenían los resultados más asombrosos, de los cuales, sólo queda ya una cada vez mas pálida sombra.

Como podrán comprobar por la fecha en que se realizó el trabajo de investigación 1963-1964, esto fue en los comienzos de la aparición de la gentamicina.

Tan sólo siete años después de que los investigadores ampliamente satisfechos de los resultados antiinfecciosos de la gentamicina, la cual ahora sí acabaría con estas cepas patógenas que estaban poniendo a los ojos de los criterios alópatas en peligro tantas vidas, y nos daría casi el paraíso.

Las maravillas que prometieron la gentamicina a la cabeza de los aminoglucósidos, en el tratamiento de las infecciones causadas por los microorganismos patógenos en sus inicios terapéuticos, poco a poco desencantó a los médicos sensatos que ya no veían razón para su uso tan despiadado, pues en tan sólo unos años las resistencias alcanzadas, daban por todo resultado, los cada vez más frecuentes fracasos terapéuticos; iban cobrando las vidas o estados lesionantes que no pudieron alcanzar dichos microorganismos al lanzamiento de este prodigio, por lo cual la esperanza se fue desdibujando.

La realidad es que todos somos víctimas de las resistencias bacterianas y esta alteración ecológica, provocada por los antimicrobianos, nos está presentando una amenaza real, pues las bacterias patógenas son cada vez más agresivas y su campo de acción es más amplio en cuanto a la población atacada, así como la virulencia de su acción, haya sido o no tratada con anterioridad por medio de los fatales antimicrobianos.

La pérdida de sensibilidad a la gentamicina por los microorganismos, tiene lugar por mecanismos análogos a los de la estreptomicina.

También se ha demostrado que los microorganismos patógenos pueden desarrollar resistencia cruzada a todos los miembros del grupo aminoglucósido. Nosotros la especie favorecida con este fabuloso medicamento, sin embargo continuamos sólo con las crecientes sensibilidades.

Han aparecido cepas resistentes de Pseudomonas en medios clínicos en los cuales la gentamicina ha sido ampliamente utilizada; esto ha sido particularmente cierto en unidades de hospitales destinadas a quemados.

Esta maravillosa droga desde un principio demostró sus limitantes, las cuales no fueron obstáculo para la producción masiva así como su distribución y daño ecológico al desarrollar tan magníficas resistencias bacterianas, que lo han hecho poco menos que inservible en un cada vez mayor número de casos y peligroso en muchos más por sus efectos venenosos.

El riñón es un órgano clave en el funcionamiento de la eliminación de la gentamicina.
El destino de la droga en consecuencia se perturba netamente en pacientes con función renal anormal.
Los aminoglucósidos se utilizan casi exclusivamente para tratar infecciones causadas por bacterias que no tiñen la coloración de Gramm.
Las bacterias que adquieren resistencia para un aminoglucósido dada su prodigiosa capacidad de defensa también pueden presentar resistencia para los demás aminoglucósidos.
La toxicidad intensa es una limitación humana importante de la utilidad de estos medicamentos, y el mismo envenenamiento lo comparten todos los miembros del grupo que nos llenó de vanas esperanzas.
Las concentraciones urinarias varían entre 50 a 100 veces de las que hay en el plasma, excepto en casos de intensa función renal alterada, en los cuales sólo alcanza una concentración máxima triple de la que hay en el plasma, lo cual habla a las claras de la importancia de la función renal para la eliminación adecuada del veneno.
Esta diferencia tan dramática trae como consecuencia los terribles riesgos de los efectos secundarios a la administración del veneno, como son la intoxicación de riñones e hígado.
Durante los primeros días de administración intramuscular, el 40% aproximadamente, de una dosis puede recuperarse de la orina, sugiriendo acumulación de la misma. Después la cantidad eliminada diariamente se va acercando a la cantidad administrada.
La panacea a cambio de algunos problemas que van desde intoxicación del sistema auditivo de leve y reversible, hasta la de

grave e irreversible, pasando por la intoxicación de riñones e incluso la muerte problemas que fueron desde un principio aceptados en paquete por los especialistas de cada gobierno que les dio la luz verde, y pronto tuvimos a mano las cantidades necesarias para todas las terapias antibióticas, para tratar las infecciones inicialmente susceptibles.

Las drásticas diferencias que hay en los tratamientos de los pacientes de los diferentes países con los aminoglucósidos, es que mientras en los países de gobiernos responsables y exigentes de las recomendaciones científicas, que garanticen un mínimo de seguridad para los pacientes, como son las prácticas de los análisis clínicos, así como los diferentes seguimientos para garantizar que los efectos nocivos no destruirán al paciente o le traerán enfermedades medicamentosas a cambio de su tratamiento, y los países como el nuestro, en que el gobierno les da a los laboratorios farmacéuticos las posibilidades de vender estos venenos sin que sean llevados a cabo los necesarios controles de venta al público, sin el seguimiento responsable del facultativo que debe recetarlo de acuerdo a los resultados clínicos, que aseguren un mínimo de riesgos farmacológicos y que aun podían recomendarlo en cualquier farmacia sin la censura consecuente, después de todo no hay responsabilidad legal punible en casi ningún caso.

Desde el principio de dicha terapia, se planteó la inquietud de que uno de los problemas que tiene la gentamicina es la diferente respuesta que da cada paciente a las dosis recomendadas para los diferentes tratamientos, cuando se dan dosis por debajo de las necesarias para controlar la infección, las bacterias tienen tiempo de desarrollar la información necesaria

para su defensa a base de resistencias, y esto en consecuencia redujo la vida potencialmente útil del antibiótico.
La necesaria investigación periódica de concentraciones mínimas inhibitorias en cada paciente, sabemos que no se practica con la regularidad necesaria, y esto hace dudoso su resultado.
A la aparición de la gentamicina, dentro de sus aplicaciones estuvo la de el tratamiento preventivo, el cual abusivamente se desarrolló, ayudando a las bacterias con sus aplicaciones innecesarias, ya que en muchos casos los tratamientos duran mucho tiempo más del aconsejado por los especialistas en este campo.
No obstante que se utilizó con buenos resultados en operaciones del colon y corazón así como en la prevención de infecciones después de cirugía de las vías biliares.
La vida media del medicamento en el suero en individuos con función renal normal, es de acaso 4 horas, en pacientes con insuficiencia renal grave se puede prolongar hasta 40-50 horas. De diez a más veces el tiempo que en una persona de funcionamiento normal de riñones.
Dada la muy variada respuesta a la concentración mínima necesaria para la erradicación infecciosa y los peligros que presenta este veneno en cuanto a las concentraciones mayores de 12 microgramos/mililitro, además de las dificultades para su eliminación en pacientes con función renal disminuida, las cuales aumentan de diez a doce veces el tiempo de eliminación contra la de una persona con función renal normal, podemos considerar fácilmente una exposición extralimitada en dicha proporción al paciente ya de por sí con problemas en los riñones, y el inadecuado manejo que se da a estas personas que van a ser tratadas médicamente, pues los análisis clínicos recomendados

no se llevan a cabo en la mayoría de los casos por razones económicas y otras más que desalientan al paciente; otras veces por la confianza extralimitada del médico en estos poderosos venenos.

Además de este problema tan importante, tenemos que la respuesta en personas con funcionamiento normal de los riñones presentan una gran variedad de concentraciones en sangre, mismas que por su dificultad en cuanto a la necesaria para lograr el funcionamiento adecuado de la gentamicina, está se convierte en una bomba de tiempo, que claro está, no dañará a los victimarios de los laboratorios sino a sus víctimas que los enriquecen.

Pueden ser necesarias las determinaciones periódicas de concentraciones plasmáticas del antibiótico, las cuales no se llevan a cabo de acuerdo a estas recomendaciones en la gran mayoría de los pacientes.

La presencia de cualquier grado de insuficiencia renal, impone una dificultad adicional para establecer un régimen terapéutico que proporcione beneficios máximos con peligro mínimo o nulo de reacciones tóxicas.

Pero sin embargo muchos pacientes tratados con gentamicina ni siquiera saben que tienen problemas renales funcionales.

Ya desde la década de los setentas en sus inicios, se concluyó el peligro de las dosis de exposición al paciente cuyo peligro estaba en el siguiente rango.

A pesar de que los análisis del doctor Benner y el doctor Hoeprich en 1972 que consideraban de acuerdo a sus experiencias la dosis terapéutica adecuada para evitar los peligrosos efectos secundarios de dosis superiores de los 10 microgramos/mililitro, en tiempos no mayores de diez días para evitar la intoxicación de riñones, los laboratorios estuvieron recomendando dosis mayores y éstas son de 12 microgramos/mililitro dado que ahora las resistencias bacterianas ya aventajan en cuanto a concentración inhibitoria mínima a la dosis venenosa, pero esto va contra los intereses económicos de los laboratorios que tendrían que reconocer su ineficacia, y consecuentemente desechar la patente por nociva a la humanidad, con la consecuente pérdida de muchos millones de dólares.

Esta nueva modalidad de alcanzar un 20% más de concentración sérica de la gentamicina en el paciente, se decidió después de que las resistencias bacterianas cambiaran la balanza de la relación riesgo/beneficio, ya que necesariamente daría un mayor número de efectos tóxicos a las personas sensibles, y el margen se aumentará al ir aumentando las concentraciones, pero que en este círculo vicioso de sensibilidad bacteriana contra la toxicidad al paciente, mientras disminuye la primera aumenta peligrosamente la segunda, quedando la especie humana cada vez más a merced de los fuegos que nos eliminarán del planeta: el bacteriano y el antibacteriano.

Las recomendaciones de los muchos especialistas que han tenido que manejar este aminoglucósido no dejan de ser preocupantes:

Las concentraciones séricas de los aminoglucósidos deben determinarse siempre que sea posible, para asegurar niveles adecuados y al mismo tiempo evitar concentraciones potencialmente tóxicas.

Por lo que deben evitarse las concentraciones prolongadas por encima de los 12 microgramos/mililitro.

El efecto secundario más importante o grave de la gentamicina es la intoxicación de la audición.

Se presenta en el 2% de los pacientes sanos que reciben el producto, y es particularmente frecuente en los que sufren insuficiencia renal.

La terapéutica previa con otros medicamentos que envenenen el oído, la dosis total de gentamicina por Kg., de peso corporal, y quizá la edad aumentan el peligro del envenenamiento en oído.

Además, la administración simultánea del aminoglucósido y de diuréticos, parece aumentar el peligro.

Los pacientes que reciben gentamicina han de someterse a exámenes auditivos frecuentes, y la droga ha de interrumpirse tan pronto como aparecen estos trastornos.

Si bien es indispensable el medicamento en la terapia apropiada y esto porque no tiene otro recurso la alopatía para rescatar al paciente de una infección determinada, también es cierto que los grandes emporios de la industria farmacéutica, así como sus promotores nacionales en cada país, lejos de señalar esta situación con la insistencia necesaria, estimulan el criterio de los médicos y farmacéuticos al desplazamiento abusivo y sin control de estos medicamentos que en la forma de uso dejan de serlo para transformarse en peligroso veneno.

Muchas infecciones han sido tratadas con éxito empleando gentamicina, Sin embargo, dada la creciente toxicidad del producto, su empleo debe limitarse al tratamiento de infecciones que ponen en peligro la vida del paciente, y aquéllas para las cuales no resultan eficaces, antimicrobianos menos tóxicos.

Los laboratorios farmacéuticos recomiendan algunas combinaciones de antibióticos con este aminoglucósido, argumentando su actividad complementada, pero apenas concilian con el médico la cooperación de los efectos secundarios, dado que éstos no han sido debidamente estudiados, y el efecto venenoso es una realidad fácilmente comprobable al considerar que, si necesitaron siete años promedio para el estudio preclínico ¿cómo es posible que en menos tiempo hayan alcanzado a comprender los peligros llevados a una mayor complejidad de efectos secundarios, y a su intensidad en menos tiempo?.

Las resistencias alcanzadas por los microorganismos, gratuitos enemigos adquiridos por la actividad de los laboratorios de la farmacia a través de sus antimicrobianos, dan un negro panorama de incalculables consecuencias para la especie humana.

Ya conocidos los efectos secundarios más frecuentes que son sólo un pincelazo de los efectos que en paquete podría ocasionar esta Cajita de Pandora que nos obsequia generosamente la industria farmacéutica alopática, podríamos concluir que estos efectos secundarios a la administración del poderoso veneno aparecerán en los pacientes victimados, de acuerdo a los desbalances que presente su fuerza vital, su equilibrio ecológico orgánico y van desde los efectos tóxicos ya mencionados hasta la muerte; pero la variedad, intensidad y extensión del daño están íntimamente relacionados con: la concentración en plasma sanguíneo, tiempo de exposición al tóxico y capacidad de respuesta de la fuerza vital de cada paciente para reacondicionar al organismo al poderoso desequilibrio ocasionado por este veneno aplicado en calidad de medicamento.

Dada la frecuencia de aparición se ha demostrado el efecto alergénico cruzado entre los aminoglucósidos.

Aunque para un ginecólogo está contraindicado el uso de cualquier medicamento en el primer trimestre y sólo con excepcionales situaciones prescriben un medicamento de este tipo, para los laboratorios farmacéuticos y como si todas las consecuencias toxicológicas secundarias al uso de del veneno fueran pocas, plantean que aun no se ha establecido la seguridad de su uso durante el embarazo de lo que sí estamos ciertos, es de la inseguridad en la gestación.

Otras áreas de la economía corporal también se encuentran involucradas en sus alteraciones en el equilibrio de la fuerza vital; en la experiencia clínica se han reportado casos de hormigueo de la piel, espasmos musculares y convulsiones.

Algunos pacientes han reportado durante y aun después del tratamiento, efectos relacionados con el envenenamiento por la gentamicina dado que altera sensiblemente también estas áreas de la fuerza vital en equilibrio e incluyen depresión respiratoria, letargo, confusión, trastornos visuales, disminución del apetito, pérdida de peso, hipotensión e hipertensión, y otros muchos signos clínicos de importancia han aparecido en los resultados del laboratorio relacionados con éste venenoso antimicrobiano.

Estos síntomas en paquete así como la necesidad de los controles clínicos tan frecuentes, hacen que los aminoglucósidos no sean aptos para usarse en México o en el mejor de los casos presentan fuertes limitaciones de seguridad, ya que no se cuenta con suficientes laboratorios o peor aun no hay práctica médica de seguimiento para el control de los pacientes sobre todo si son ambulatorios, para estar tratándolos con éstos antibióticos y su uso sin seguimiento clínico, situación que está trayendo enfermedades medicamentosas secundarias múltiples e irreversibles, que ponen la vida del paciente en el patíbulo de la muerte medicamentosa.

En las pruebas de laboratorio se han encontrado alteraciones en pacientes tratados con sulfato de gentamicina como una realidad del terrible efecto sobre los pocos elementos que conocemos y son componentes del inconmensurable equilibrio de la ecología normal de todo ser humano.

Bibliografía

(Klein, J. O.; Eickhoff, T. C.; and Finland, M. Gentamicin: activity in vitro and observations in 26 patients. Am. J. med. Sci., 1964, 248528-543.).

(Weinstein, M. J.; Luedemann, G. M.; Oden, E. M.; Wagman, G. H.; Rosselot, J. P.; Marquez, J. A.; Conglio, C. T.; Charney, W.; Herzog, H. L.; and Black, J. Gentamicin a new antibiotic complex from Micromonospora. J. mednl Chem., 1963, 6, 463-464.).

(Second International Symposium on Gentamicin, (varios autores) An aminoglycoside antibiotic. J. infect. Dis., 1971, 124, Suppl., S1-S300.)

(Weinstein, M. J.; Luedemann, G. M.; Oden, E. M.; and Wagman, G. H. Gentamicin, a new broad-spectrum antibiotic complex. In, Antimcirobial Agents and Chemotherapy-1963. (Silvester, J. C., de.) American Society for Microbiology, Ann Arbor, Mich., 1964, pp. 1-7.)

(Benveniste, R., and Davies, J. R-factor mediated gentamicin resistance: a new enzyme which modifies aminoglycoside antibiotics. FEBS Left., 1971, 14, 293-296.)

(Cox, C. Gentamicin. Med. Clins N. Am., 1970, 54, 1305-1315),

(Finland, M. Gentamicin: antibacterial activit, clinical pharmacology and clinical applications. Med. Times, N. Y., 1969, 97, 161-174.).

(International Symposium on Gentamicin. (Varios authors.) A new aminoglycoside antibiotic. J. infect. Dis. 1969, 119, 341-540.)

(Chan, R. A.; Benner, E. J.; and Hoeprich, P. D. gentamicin therapy in renal failure: a nomogram for dosage. Ann. intern. Med., 1972 76. 771-778.).

"Sólo una cosa es más dolorosa que aprender de la experiencia, y es, no aprender de la experiencia"

Laurence J. Peter

* Lincomicina

De acuerdo a las líneas de investigación antimicrobiana, y viendo el tremendo mercado que se estaba iniciando con el nuevo curso que tomaban las terapias medicamentosas antimicrobianas se desarrolló el estudio de los actinomicetos por los mecanismos de defensa que desarrollan contra los microorganismos de su entorno y se consideró una prioridad por la codicia al ver que presentaban estos enormes ingresos por el descubrimiento y uso clínico de las sulfas y de la penicilina, dado que este mercado estaba presentando a la industria de la farmacia el inusitado enriquecimiento.
Cuando al estudio del Streptomyces lincolnensis, se encontró que este microorganismo producía un aminoácido para sus propósitos defensivos; para su investigación y consecuentemente desarrollo producción y comercialización se desplegó todo el protocolo.
La primera referencia del antibiótico que encontramos en la literatura médica es de 1962.
La Lincomicina es un antibiótico producido por el actinomiceto, Streptomyces lincolnensis, llamado así porque se aisló en una muestra de un suelo cercano a Lincoln, Nebraska.
Penetra en buenas concentraciones a los compartimientos líquidos intra y extracelulares, pero para desgracia de la industria de la farmacia no está indicado en el tratamiento de las enfermedades virales.

"La Lincomicina es sólo en parte (del 20 al 35%), absorbida con rapidez por el tubo digestivo.

Algunas de sus reacciones secundarias y adversas a cambio de su limitada curación son: diarrea, náuseas y vómito, dolor abdominal, inflamación de lengua y vagina y urticaria., pero también encontramos que "Dada su actividad enérgica alterando el equilibrio de la flora normal de la mucosa intestinal, la terapia con Lincomicina ha sido asociada con la aparición de colitis severa."

Esta peligrosa respuesta la da por los muchos microorganismos que mientras esté controlando nuestro sistema inmune para evitar su predominio y consecuente capacidad enfermante y sea alterada por el potente desequilibrio que produce la Lincomicina en la mucosa intestinal dejando el control de dicha mucosa a la actividad libre de los microorganismos, y estos atacan tanto a la flora indígena como a toda la economía digestiva, prueba de ello es la colitis pseudomembranosa producida por un clostridium indígena, la cual en algunas ocasiones puede ser fatal.

"La enfermedad se ha descrito que toma un curso más severo en pacientes ancianos y/o debilitados", dado que son éstos los pacientes con una homeostasis más disminuida.

Dada la agresión de la Lincomicina y sus peligrosos efectos secundarios en el tubo intestinal, se deberán suspender todas las drogas que puedan causar disminución de la motilidad intestinal, pues sería irresponsable que si ya se dañó dicha localidad del aparato digestivo con la terapia de la Lincomicina, ahora que la fuerza vital se manifiesta enérgicamente para restablecer el orden ecológico, se intente como terapia alópata el bloqueo de esta manifestación de la reacción restauradora de dichos interequilibrios.

Ya podrán comprender el tremendo desajuste que es capaz de causar el antibiótico prescrito para una terapia de vías respiratorias altas, la cual muy bien podría ser de origen viral como ocurre en el 90% de éstas patologías que nos acosan durante el invierno y consecuentemente estar contraindicada la terapia antibacteriana.
Podrán imaginarse los desarreglos a los que pueden conducir las bondades terapéuticas de la Lincomicina y sobre todo ¿cómo es posible que se prescriba sin el seguimiento adecuado un medicamento que es capaz de causar más mal que bien a un paciente, al grado de llevarlo a la muerte, cuando hay alternativas mucho más seguras y eficaces que estos antibióticos alópatas?.
En caso de que la terapia a base de Lincomicina sea prolongada, y para evitar complicaciones que comprometan más la salud del paciente, los laboratorios que desarrollan el mercado de la Lincomicina recomiendan que deberán desarrollarse pruebas de funcionamiento hepático y renal, lo cual suena dudoso en la práctica, y lo es.
Si bien es un buen antimicrobiano, la Lincomicina, dentro del pobre concepto de la terapia alópata, su abuso por la prescripción ética así como la recomendación en las farmacias y por los paramédicos, ha hecho que este medicamento haya hecho a la población más mal que bien alguno; consecuentes de estas prácticas que pueden llegar a niveles fatales o en el mejor de los casos a la intervención de otros recursos medicamentosos y al innecesario compromiso de la vida del paciente, así como la indispensable participación del facultativo para curar las enfermedades medicamentosas con los onerosos gastos en la salud que esto provoca; a fin de controlar todo el daño

ocasionado con su administración, habiendo otras alternativas en las cuales podemos incluir la homeopatía en primer lugar.

El principio hipocrático "lo primero es no dañar" parece que no guarda ninguna relación con las terapias alópatas y menos con el trasiego mercantilista de la salud humana.

"La semi desintegración de la Lincomicina se ve retardada en pacientes con problemas de función alterada del hígado; en pacientes con disminución de la capacidad del hígado, el valor es casi el doble, aunque la función de los riñones sea normal", pero todo esto es sólo parte del tremendo problema adquirido para los pacientes atacados con este antimicrobiano pues "También se ha encontrado en los análisis clínicos, que los individuos con intensa presencia de urea o de otros cuerpos nitrogenados, tienen valores plasmáticos del antibiótico tres veces más altos y más sostenidos que los de los sujetos normales, con los consecuentes riesgos a su salud." Donde la situación es más delicada es en el tubo digestivo porque "Dado que hay zonas altamente agredidas por la Lincomicina, además del colon, ésta no se recomienda en pacientes con enfermedades renales, hepáticas, endocrinas o metabólicas preexistentes", sin embargo todo este delicado cuadro es ignorado por la gran mayoría de los galenos en nuestros países donde la cultura de la automedicación es alarmante.

El uso seguro de Lincomicina en embarazadas y durante la lactación no ha sido establecido, por lo que su uso en ambos estadíos puede traer consecuencias imprevisibles, pero este peligro no se señala en las cajas de medicamentos y si un volumen importante de dicho medicamento es a través de la compra directa, aunque tenga la insuficiente recomendación y nula información de los peligros que acechan al incauto enfermo que se administra este medicamento, pues sólo contiene la hoja de parra de "la venta de este medicamento requiere receta médica" ya sea por resurtido de viejas prescripciones o por que la paciente es de escasos recursos e ignorante de los tremendos riesgos a que se expone, donde puede peligrar su vida y la de su bebé.

Dada la cultura de la auto receta médica, por razones económicas o de cualquier otro origen, y el inexistente control de las autoridades de la Secretaria de Salud, sería benéfico para los consumidores, que cada caja de cualquier medicamento contuviera una hoja con los elementos de dosificación, indicaciones, reacciones secundarias y sobre todo los peligros por sus reacciones de envenenamiento, toxicidad o como le llaman eufémicamente los personeros de esta industria, "hipersensibilidades" por su uso así como necesidad de controles clínicos, pero sobre todo sin los afeites lexicológicos y en términos de entendimiento común para los muchos incautos profanos que con la exposición de su vida enriquecen a estos criminales industriales.

Si el gobierno instituyera una comisión de monitoreo de drogas farmacológicas, que tuviera poder suficiente como para exponer recomendaciones de este tipo a las autoridades que regulan la legislación y su cumplimiento, de acuerdo a la gravedad que vive México en cuanto a la exposición de estos reales peligros, disminuiría la morbilidad y la mortalidad consecuentes a la administración no prescrita, así como también crearía una conciencia de prescripción cuidadosa a los médicos alópatas que con ligereza usan estos fármacos inadecuados e innecesarios en el 90% de los pacientes con infecciones en vías aéreas en cada invierno.

Referencias

(Bellamy, H. M., Jr.; Bates, B. B.; and Reinarz, J. A. Lincomycin metabolism in patients with hepatic insufficiency: effect of liver disease on serum concentrations. In Antimicrobial Agents and (chemotherapy- 1966. Hobby, G. L., de) American Society for Microbiology, Ann Arbor, Mich., 1967, pp. 36-41.).

(Finegold, S. M.; Harada, N. E.; and Miller, L. G. Lyncomycin: activity against anaerobes and effect on normal human fecal flora. In, Antimicrobial Agents and chemotherapy-1965. (Hobby, G. L., de.) American Society for Microbiology, Ann Arbor, Mich., 1966,pp. 659-667.).

(Sutter, V. L.; Kwok, Y.- Y.; and Finegold, S. M. Susceptibility of Bacteroides fragilis to six antibiotics determined by standarizad antimicrogial disc sensitivity testing. Antimicrob. Agents Chemoter., 1973, 3, 188-193.)

(Meyers, B. R.; Kaplan, K., and Weinstein, L. Microbiological and pharmacological behavior of 7-chlorolincomycin. Appl. Microgiol., 1969, 17, 653-657.)

Dixon, J. M., and Lipinski, A. E. Resistance of group A beta-hemolytic streptococci to lincomycin and erythromycin. Antimicrob. Ageants Chemother., 1972, 1, 333-339.)

"Y dijo Iahveh: Voy a
exterminar de sobre la
haz del suelo al hombre
que he creado"

génesis

* Trimetoprim con sulfametoxazol

La alopatía ha desarrollado el concepto de tratar las infecciones atacándolas en forma inadecuada, parcial y equivocadamente con diferentes medicamentos, desconociendo la naturaleza de la enfermedad de la cual debe partir la terapia; la variedad de los mecanismos de acción tanto de los microbios agresores como los de nuestro organismo para defendernos de estas es bastante grande, así como también son las resistencias que estos microorganismos han desarrollado para salvaguardar su existencia en el mundo, en esa competencia diaria por la supervivencia.

Supervivencia que han logrado preservar desde hace varios cientos de millones de años.

El ser humano cuenta desde sus orígenes como especie, con una herramienta supuestamente superior a las de las demás especies vivientes con las que convive y ésta es la inteligencia, además de otras muchas con que controla la fuerza superior de la microbiota para posicionarse en nuestra ecología, superándonos cada vez más.

Pero sin embargo nuestra inteligencia no nos ha servido para erradicar una sola especie microorgánica, a pesar de los miles de toneladas de antimicrobianos destinados a controlar éstas, así

como los millones de toneladas de estas sustancias usadas en: aguas potabilizadas, siembras, animales de consumo humano, como conservadores, etc.
Nos enfrentamos pues a estos microorganismos a pesar de la poderosa arma que se deriva de nuestra inteligencia, contra las armas no menos poderosas de que están acorazados estos seres, en una batalla que vamos perdiendo día a día por un camino evidentemente incorrecto; secundario a esto, estamos produciendo innecesariamente mecanismos más agresivos en sus defensas desarrolladas, por una domesticación, realizada con los medicamentos antimicrobianos.
Sus mecanismos de defensa cuentan entre otros, con una increíble capacidad de reproducción así como una intercomunicación genética, en la cual a través de cromosomas juegan el derecho a la vida con una habilidad de insospechables capacidades, las resistencias derivadas de estos mecanismos de defensa que nos están dejando cada vez en mayor desventaja, también tienen una decisiva influencia en el desbalance de la ecología de los microorganismos, con los cuales compartimos una vital relación de enorme importancia, que al estar alterando en forma estable, heredable de generación en generación microbiana así como también transmisible a otras especies nos está orillando a la extinción a la especie humana; peor aún, las armas que utilizamos son desgraciadamente de doble filo cuya parte filosa que daña al ser humano es más activa que la parte que daña a los microorganismos, los cuales son cada vez más resistentes a éstas, gracias a su gran capacidad de asimilación a través de la organización genética, al grado de dejar desenvainado sólo el filo que nos hace daño en los peligrosos efectos secundarios, los cuales han llevado a la muerte a un

incontable número de pacientes en todo el orbe; Desgraciadamente en México, son más los innúmeros casos de decesos ignorados por envenenamientos medicamentosos, que los reconocidos a través de las autopsias, por carecer de tecnología apropiada o por falta de monitoreo por parte de la Secretaría de Salud. Por otro lado cuando son ellos los impulsores de la prescripción, los llena de información plagada de afeites lexicológicos que les dé una confianza sobre sus tóxicos sin una valedera justificación, siendo los enfermos sin una protección legal en este entorno los que por su condición son los más vulnerables y consecuentemente las más fáciles presas de los laboratorios de la industria farmacéutica.

En este error conceptual se ha desarrollado la terapia antimicrobiana con las más disímiles manifestaciones pero siempre queriendo adecuar el ambiente nuestro, al querer que el entorno gire alrededor de las funciones del ser humano; pero más aun, querer adaptar el ambiente a las debilidades del sistema inmune de nuestra especie en lugar de estimular este sistema deficitario, para que alcance la capacidad suficiente en la competencia por la vida con los microorganismos que innecesariamente atacamos.

Si no podemos comprender y mucho menos manejar nuestro ser, ¿cómo vamos a reorganizar el entorno de una complejidad astronómicamente más compleja que nuestra humilde naturaleza?.

De esta práctica de atacar a las especies patógenas en lugar de readecuar los mecanismos defensivos de nuestra economía, que en su alteración del equilibrio de nuestra fuerza vital está permitiendo la agresión microbiana con microorganismos, muchas veces inofensivos en estado normal del ser humano, pero que en estado de enfermedad el control consecuente del desarrollo de estas especies se ve alterado, trayendo los consecuentes crecimientos y al prevalecer éstos, les ha dado la posibilidad a la consecuente enfermedad; hemos obtenido sabias experiencias pero desgraciadamente no las estamos aprovechando, también hemos alcanzado un ambiente microbiano más agresivo y mejor preparado para atacarnos, que el anterior al uso de los antimicrobianos como terapia antiinfecciosa.

Dadas las cada vez más abundantes resistencias provocadas por los antibióticos, la mayor agresividad de las nuevas cepas que los laboratorios farmacéuticos con sus antimicrobianos han desarrollado, así como también a una susceptibilidad mayor a las intoxicaciones medicamentosas en nuestro organismo y otros muchos efectos, nos tiene cada vez más en el derrotero de la extinción a la especie humana.

El concepto egocentrista propio de la medicina alópata está siendo desplazado por la alternativa de la homeopatía, al desarrollar innovaciones que van desde el concepto hasta las consecuentes vías de ataque de las enfermedades "nosotros somos parte de la naturaleza, en el equilibrio con ésta, para preservar nuestra existencia debemos estimular el equilibrio interno de cada ser humano como unidades ecológicas, como ecosistemas individuales para que a partir de la salud individual alcanzar la salud colectiva y el equilibrio con la naturaleza, incluyendo los microorganismos que comparten como saprófitos con nosotros el entorno".

Además la experiencia ha demostrado que cualquier alteración a dicho equilibrio a través de los antimicrobianos sólo ha servido para que a la postre, volteen los resultados en nuestra contra dejándonos las sensibilidades propias de estos venenosos medicamentos y los microorganismos alcancen una mayor resistencia, dada su enorme capacidad de adaptación.

Lo razonable cuando hay un desequilibrio, es reajustar éste para alcanzar el equilibrio necesario a las incontables funciones vitales en el estado de salud y no reorganizar el entorno para que funcione de acuerdo al desequilibrio del enfermo.

El ser humano apenas conoce un exiguo número de funciones de cada célula, menos aun conoce las infinitas interfunciones de las células que conforman los tejidos, todavía menos aun conoce, las interfunciones de estas células con otros tejidos, órganos y sistemas del ser humano sin tomar en cuenta las no menos incontables interfunciones mente-sensorio-cuerpo, no sólo en dinámica armonía controlando el ser, sino en su constante adecuación al entorno desde cada molécula constitutiva de cada individuo.

¿Cómo es capaz siquiera la medicina alópata de concebir poder controlar o reequilibrar este mundo astronómicamente infinito de funciones e interfunciones con sus absurdos medicamentos?.

En el campo y de acuerdo al concepto alópata de los tratamientos antimicrobianos, la humanidad como vimos anteriormente desarrolló en todas las culturas algún avance; pero hasta hace unas décadas las terapias de este tipo se desarrollaron aceleradamente, por la práctica que derivó en un abuso más que uso de dichas drogas, sobre todo al estímulo voraz de los laboratorios farmacéuticos en esa búsqueda del inhumano posicionamiento del mercado, sin importarles siquiera la devastadora alteración ecológica microbiana y humana.

Los medicamentos del grupo de las sulfonamidas, fueron los primeros agentes eficaces que se emplearon sistemáticamente en la prevención y curación de las infecciones bacterianas del hombre; La importancia de su descubrimiento, tanto en el dominio médico como en el de la sanidad pública, y la consiguiente generalización de su uso produjeron una rápida y marcada declinación de la sensibilidad de las enfermedades infecciosas, que cedían inicialmente con increíble facilidad al tratamiento con estas sustancias, iniciando con esto el clásico derrotero de los antimicrobianos de un inicio terapéutico sorprendente y de actividad veloz y eficaz y posteriormente una dudosa terapia con muchas resistencias bacterianas, recaídas y cada vez más efectos secundarios, con sus consecuentes lesiones y mortalidades humanas.

En los años anteriores al uso general de la penicilina, las sulfonamidas fueron los agentes fundamentales de los tratamientos antibacterianos.

En esta carrera por descubrir usar y abusar de estas sustancias los científicos pronto descubrieron alternativas "más eficaces" que impulsaron los laboratorios de la farmacia dejando para infecciones más específicas a estas pioneras.

Aunque el advenimiento de los antibióticos redujo notablemente la importancia y el campo de las sulfonamidas, estas siguen ocupando un lugar destacado en la receta del médico; en algunos casos, son todavía más eficaces que otros agentes antimicrobianos.

Como una prueba de su capacidad económica así como la consecuente insensibilidad que han demostrado con la destrucción de los múltiples ecosistemas, tenemos que en la década siguiente al descubrimiento de las sulfonilamidas, más de 5,400 sustancias familiares fueron sintetizadas y estudiadas, pero sólo unas veinte lograron alcanzar importancia terapéutica, y esas veinte en su explotación comercial han resarcido sobradamente las pérdidas por las 5400 investigaciones desafortunadas con los consecuentes miles de millones de pesos perdidos.

Pero además consideren que muchos de estos medicamentos que por su toxicidad fueron prohibidos o restringidos en su uso en los países altamente responsables de la salud de su pueblo, y para usufructuar la patente obtenida se explotan inhumanamente en países en que los gobiernos son más bien negligentes en sus políticas de protección a la salud del pueblo que representan, y dan las canogías y permisos de intoxicación a éstos, autorizando con esto a que los laboratorios a cambio de la salud del pueblo, repongan los gastos de inversión en la investigación y desarrollo de estos venenosos fármacos.

Desgraciadamente la terapia antimicrobiana no se ha podido desarrollar exclusivamente contra los microorganismos patógenos; el ser humano ha tenido que aportar con el adecuado estado de sus condiciones funcionales a cambio de atacar sus infecciones, cobrando con esto una exigua recuperación de su salud, un temporal alivio y muchas veces sin con esto alcanzar a recuperar el equilibrio ecológico orgánico que le dé una real curación eficaz y duradera.

Las sulfonamidas sufren cambios en grado variable en los tejidos, especialmente en el hígado, algunos investigadores suponen que los productos resultantes de las transformaciones físicas, químicas y biológicas de las sulfonamidas, particularmente las de oxidación, son la causa de numerosas reacciones tóxicas generales, sobretodo de las lesiones cutáneas y de los fenómenos de hipersensibilidad.

La introducción de un grupo acetilo en la molécula es perjudicial, puesto que el producto resultante no sólo carece de actividad antibacteriana, sino que conserva la potencialidad tóxica de la sustancia original.
Además, las formas acetiladas de algunas de las sulfonamidas más antiguas, por ser menos solubles, éstas originan complicaciones renales.
Como ven con los antimicrobianos en general, el equilibrio de la economía de la fuerza vital se va alterando a medida que avanzamos en la exposición de este doloroso tema.
Aumenta considerablemente el peligro de envenenamiento cuando se prolonga la permanencia del medicamento en el organismo, como sucede en los enfermos con su fuerza vital perturbada en lo que concierne a la función renal y los múltiples elementos de interequilibrio del organismo, como también el no menos importante involucramiento de la disminución renal, en presencia de insuficiencia hepática.
A causa de los diversos grados de acetilación y otros factores, es indispensable efectuar determinaciones periódicas de la concentración del medicamento libre en sangre cuando se administran dosis elevadas de sulfonamida a enfermos con infección bacteriana grave.
Desgraciadamente los hábitos prescriptivos por parte de los galenos así como la confianza que estimulan los laboratorios a través de la presentación de estudios, en los cuales el lenguaje como herramienta de afeite de la realidad farmacológica, da una imagen falseada y confianza injustificada para el uso masivo, al grado de soslayar los controles de análisis clínicos antes durante y después del tratamiento, lo que va dejando a los pacientes prácticamente a su suerte.

Las sulfonamidas son completamente eliminadas del organismo. Pequeñas cantidades se eliminan con las heces, bilis, leche, y otras secreciones.
Cada sulfonamida, tanto libre como acetilada, es tratada de modo característico por el riñón.
Pero en todos los casos, el factor principal es la filtración y la resorción renal.
Como ven, las situaciones a observar son varias tanto de parte del equilibrio funcional orgánico como la eliminación de estos venenos y de gran importancia son todas las interfunciones las cuales se dan a base de discordancias.
El sulfametoxazol dada su acción antibacteriana está indicado para las infecciones generales y para las del aparato urinario, pero es importante considerar su peligro en disfunción renal, y aun la puede provocar en ciertas condiciones, al alterar más el ya deteriorado equilibrio de los riñones a nivel funcional dando un nuevo potencial de lesión.
Los científicos recomiendan al cuerpo médico precauciones para evitar el desenlace mórbido e incluso mortal por el uso o prescripción inadecuados, y plantean que se tomen las debidas precauciones para evitar la formación de cristales en la orina por un elevado porcentaje de la forma acetilada, relativamente insoluble.
Las investigaciones científicas han arrojado la siguiente conclusión:
"Todas las sulfamidas son medicamentos potencialmente peligrosos", pueden afectar el equilibrio de la fuerza vital en cualquier sistema orgánico, a menudo de diferentes maneras y en grado variable, manifestado por su aparición variada de signos y síntomas de enfermedades derivadas, dependiendo del

estado de desequilibrio en la fuerza vital así como de los puntos de agresión farmacológica a ésta.
Consecuente a la aparición de una reacción secundaria medicamentosa, aumenta las probabilidades de una respuesta grave a la administración ulterior de un medicamento de esta familia por la alteración de la fuerza vital en un punto determinado, si la capacidad de esta fuerza para su recuperación es insuficiente.
La frecuencia global de reacciones adversas es de un 5%. Algunos efectos tóxicos son una contraindicación absoluta para continuar el uso de estos agentes; esta categoría de reacciones comprende la fiebre medicamentosa y las reacciones que afectan la sangre, médula ósea, riñones, hígado, piel y nervios periféricos.
Las alteraciones del equilibrio de la fuerza vital en el sistema sanguíneo también son variadas y consecuentes a la capacidad de respuesta de esta fuerza, a la agresión medicamentosa.
Las alteraciones sanguíneas se observan raramente pero, cuando ocurren pueden ser de índole tan grave que debe suspenderse en seguida el ataque al sistema con el medicamento y comenzar el tratamiento apropiado que permita a la fuerza vital su recuperación en forma adecuada.
El mecanismo de la anemia por la destrucción de la sangre en forma aguda, producida por las sulfamidas no siempre es patente.
En algunos casos esta destrucción se cree que es un fenómeno de sensibilización; sin embargo en otros está ligado a un defecto de los glóbulos rojos.
Las investigaciones clínicas arrojaron las siguientes conclusiones:

La aparición de la anemia por destrucción de la sangre en forma aguda no guarda relación con la dosis ni tampoco con el nivel sanguíneo del medicamento.

Una segunda administración de sulfamidas a enfermos que tuvieron un episodio de dicha destrucción, provocado por estos medicamentos, causará en 65% de los casos la recaída de la anemia.

Se ha descubierto que los individuos de raza negra son más susceptibles a esta reacción que los blancos, y los niños más que los adultos.

El comienzo de la afección es brusco, generalmente durante la primera semana de tratamiento.

Las náuseas, vértigos, fiebre, ictericia, palidez, crecimiento del bazo y del hígado, y choque pueden aparecer de repente.

Se observa un descenso marcado de la cifra de glóbulos rojos y del nivel de hemo globulina el cual puede alcanzar de 50 a 70 % en unas cuantas horas.

En algunos casos, la muerte renal tubular sigue a la hemoglobina en orina.

También se puede presentar el efecto tóxico en la médula ósea.

En la mayoría de los casos, la complicación ocurre 10 días después de iniciar el tratamiento, o en las primeras seis semanas de un tratamiento prolongado.

La reacción puede presentarse repentinamente o después de un período.

La anemia producida por la falta de regeneración de los elementos sanguíneos es complicación grave y mortal.

Afortunadamente es extremadamente rara con las sulfamidas.

El trastorno es probablemente, la consecuencia de un efecto de envenenamiento de la médula ósea directo, y puede ser mortal.

Con más frecuencia se observa un descenso en la cifra de plaquetas.
El mecanismo de esta complicación se desconoce, aunque los demás no son tampoco del todo bien conocidos.
Como se comprenderá el efecto que produce en cuanto a alteraciones sanguíneas es alto y el riesgo más, y si consideramos que existe un elevadísimo porcentaje de prescripciones inadecuadas e innecesarias tratándose de terapias de las vías respiratorias altas o en cualquier lugar pero de origen viral, podremos formarnos una idea de cuánto más daño hacen estos fármacos que bien a la humanidad enferma.
En algunos pacientes puede sobrevenir la supresión o disminución de la orina y la muerte sin que sea posible descubrir la presencia de cristales en orina, la autopsia de estos enfermos revela muerte tubular o inflamación de venas y/o arterias por enfermedad medicamentosa.
La frecuencia de hipersensibilidad a las sulfamidas es muy variable.
Plantean los laboratorios de la farmacia, conviene determinar si la reacción secundaria observada es realmente efecto de sensibilización o si es efecto tóxico directo del medicamento, como si la diferencia no fuera puramente semántica o como si esta fuera de importancia una vez dañado el paciente, por lo que esta discusión es más que estéril.
Las lesiones vasculares que afectan a varios órganos, entre ellos el corazón, son poco frecuentes en el curso de un tratamiento con sulfamidas.
El empleo de sulfisoxazol se ha acompañado de activación clínica una enfermedad mortal conocida como Lupus Eritematoso Generalizado, inactivo.

Otros problemas son la aparición simultánea de fiebre, malestar y una sensación particular que incita a rascarse, fenómeno que es bastante frecuente.

Por otra parte también se ha encontrado que la fiebre medicamentosa es una reacción secundaria del tratamiento con sulfamidas y se debe, probablemente, a intoxicación.

La aparición de este síntoma con sulfisoxazol tiene una frecuencia de aproximadamente 3% de pacientes tratados.

La fiebre consecuente a la intoxicación se acompaña, en algunos casos, de dolor de cabeza, escalofríos, malestar, comezón y erupción en la piel.

Este tipo de fiebre debe diferenciarse de la fiebre que anuncia reacciones tóxicas más graves, como la agranulocitosis que se caracteriza por la notable disminución o ausencia de leucocitos de la serie mieloide asociada a varios síntomas más y la anemia aguda por destrucción de la sangre.

Otro problema de gran inquietud es que existe sensibilidad cruzada entre diferentes sulfamidas.

En el 20% de los casos, aparecen manifestaciones de hipersensibilidad después de la administración consecutiva de un compuesto diferente, del que provocó inicialmente la respuesta.

La aparición de la hepatitis no depende ni de la dosis del medicamento, ni de la enfermedad hepática preexistente.

La lesión hepática puede progresar aun después de la suspensión del tratamiento.

El desbalance de los equilibrios que comprenden la fuerza vital es tan poderoso, que la administración de sulfamidas puede suscitar otras reacciones secundarias, entre ellas el bocio y el hipotiroidismo, la artritis y llegar incluso a los niveles más profundos del ser trayendo en su alteración al equilibrio de estos ecosistemas, como son los trastornos neuro psiquiátricos. Sin embargo la falta de apetito, náuseas y vómitos se observan solamente en el 1% al 2% de los individuos que toman sulfamidas.

Se presume que el origen de estas manifestaciones, es probablemente central.

Dado que la homeostasis en su capacidad para mantener el equilibrio de la misma, con la edad del paciente disminuye, éste puede ser un factor determinante de las reacciones de varias sulfamidas.

El campo en que las sulfamidas son útiles como medicamentos de elección ha sido fuertemente reducido por el empleo de nuevos fármacos antimicrobianos, y por el inevitable aumento en la resistencia de las especies bacterianas a esta clase de medicamentos, como ha ocurrido y ocurrirá con todos los antimicrobianos, dejándonos con el tropezón de la misma piedra de las dolorosas experiencias, de poner el paciente a dos fuegos el bacteriano y el antibacteriano, pero además tener que vérselas con bacterias más resistentes que las anteriores a la aparición de estos peligrosos venenos.

Sin embargo, el empleo de sulfamídicos ha vuelto a adquirir actualidad temporal a consecuencia de la introducción de una combinación de trimetoprim y sulfametoxazol.

Esta combinación no le ha reducido los flagelantes efectos secundarios, sólo le está dando la potencia antibacteriana de otros antimicrobianos terapéuticamente equivalentes, con lo cual, puede volver a la carga la industria farmacéutica con menoscabo de la salud humana, al prepararnos para otro tropiezo más, con tratamientos sus nefastos antimicrobianos.

De acuerdo a la filosofía alópata y favoreciendo la comercialización de este fármaco, se desarrollaron estudios en los cuales se concluyó que hay una proporción óptima de las concentraciones de los dos agentes para lograr la cooperación, y es igual a la proporción de las concentraciones mínimas para inhibir la actividad bacteriana de las drogas actuando independientemente.

Las propiedades del sulfamídico elegido para emplear en combinación con trimetoprim también tiene importancia, pues la relativa constancia de las concentraciones de los compuestos en el cuerpo es importante.

Como lo indicamos, el trimetoprim suele ser de 20 a 100 veces más potente que el sulfametoxazol.

Este problema de las resistencias y la de las sensibilidades son el obstáculo más grande que ha tenido la industria de la farmacia en lo tocante a este tipo de medicamentos y la experiencia de los tropiezos se repite con lo que al principio de su uso fuera casi milagrosa por la potencia bactericida alcanzada; los científicos en sus múltiples experiencias nos exponen que a pesar de los logros alcanzados en su momento por los diferentes medicamentos antibióticos, para el tratamiento de las infecciones del tracto urinario pronto su eficacia disminuye por la excesiva manifestación de resistencias alcanzadas. Al tiempo los microorganismos aprenden a vivir bajo las constantes agresiones dando por todo saldo unas infecciones bacterianas mucho más resistentes que las anteriores, y por tanto más agresivas, y sin embargo el huésped sensibilizado a estos medicamentos está presentando un blanco a dos fuegos apareciendo intoxicaciones, así como un desarrollo más incontrolable que antes de la agresión, que nos presentaran estos microorganismos.

Y a pesar de todo este pandemónium, los laboratorios farmacéuticos continúan promoviendo las inexistentes bondades de sus chapuceros tratamientos.
De nueva cuenta el balance ecológico de estas prácticas se nos presenta con un saldo en contra de la humanidad y a favor de los microorganismos patógenos, además de quedar los seres humanos más sensibilizados y por tanto más propensos a enfermarnos con este nuevo género de enfermedades llamadas medicamentosas, tan velozmente incrementadas en esta segunda mitad del siglo, y que a la postre no son otra cosa que el preludio de la extinción de nuestra especie.
En cuanto a las recurrencias, que sólo son una manifestación de resistencias a los fármacos, ya desde hace tiempo declaraban a la alopatía prácticamente incapaz de curar infecciones renales crónicas, aunque si bien es cierto que el problema es mucho más amplio que el sólo infeccioso; en cuanto a la homeopatía aun con las complicaciones mismas que tienen los alópatas, sí son curables estas dolencias al estimular en paquete los mecanismos deficitarios o alterados, del equilibrio de la homeostasis.
Pero como las terapias alópatas no cuentan con sistemas integrales en su práctica, las infecciones recurrentes de las vías urinarias cada vez son mucho más difíciles de tratar con buen resultado.
Y una parte del estudio de pacientes con este tipo de enfermedad, estriba en establecer primero si la cronicidad depende de una reinfección con nuevos microorganismos o si son los mismos microorganismos los que persisten, provocando una recaída a pesar de la terapéutica.
Lo que se sabe es que las reinfecciones se producen sobre todo en mujeres con vida sexual activa.

Mientras en la concepción homeópata estas recaídas son producto del desequilibrio de los mecanismos de defensa que maneja la fuerza vital, entre un innúmero grupo de interequilibrios, dados para el funcionamiento normal en este caso del riñón en estado de salud, y que toda vez que se restablezcan estos interequilibrios de la fuerza vital retornará la salud, incluyendo la erradicación de la infección por no ser otra cosa que una invasión de microorganismos extraños o el predominio de saprófitos normales o una combinación de éstos, pero todo dado por una homeostasis deficitaria, que en estado de salud mantiene controlados estos factores entre los que lógicamente están incluidos los astronómicamente numerosos interequilibrios moleculares, celulares, tisulares, etc.

Pero veamos que dicen los investigadores.

"La recaída con el mismo microorganismo suele ser más grave, sugiriendo la persistencia de un foco de infección en las vías urinarias altas difícil o imposible de erradicar."

Los motivos de esta persistencia incluyen:

1.- Obstrucción funcional o mecánica que impide la evacuación completa de la vejiga urinaria.

2.- Resistencia de los microorganismos a los antibióticos de uso común.

3.- Trastornos de las defensas normales del huésped, como ocurre en pacientes con diabetes sacarina, además de otros muchos factores de incidencia en la disminución de los mecanismos defensivos.

4.- Cualquier combinación de estos hechos.

Estos pacientes deben valorarse cuidadosamente para excluir cualquier obstrucción remediable.

Prueba de su incapacidad de lograr la eficacia terapéutica en la curación y no solamente como alivio temporal la comentan diferentes científicos:

La proporción de curaciones por infección crónica de las vías urinarias es relativamente baja, sea cual sea el tipo de terapéutica antimicrobiana utilizada y el tratamiento crónico o el intermitente de la recaída sintomática suele ser el fin más razonable a perseguir.

Aunque muchos médicos utilizan los antibióticos para tratar tales casos, no está demostrado que den mejores resultados, y como tienen que administrarse durante largo tiempo, los pacientes quedan expuestos a sus efectos inconvenientes.

Algunos pacientes han sido tratados en esta forma durante ocho a diez años porque se producía recaída de la infección cada vez que se omitía la droga.

De lo cual podemos presumir que los antimicrobianos están sustituyendo en buena medida la actividad de los mecanismos de defensa, situación que se puede superar estimulando estos mecanismos de defensa a través de la homeopatía, con lo cual se supera eficazmente esta terapia alópata de nefastos resultados.

Procede insistir en que el empleo de sulfamídicos en esta forma para tratar la infección crónica de las vías urinarias fracasa en cierto número de casos.

Los pacientes sometidos a esta terapéutica supresora crónica han conservado durante años el nivel de disfunción renal existente que al iniciar el tratamiento.

Si concibieran la curación del paciente de acuerdo a la lógica de la homeopatía no existirían en el mundo tantos pacientes recidivantes por estos fracasos terapéuticos.

Pero continuemos con el análisis de la combinación del sulfametoxazol con el trimetoprim el cual es un antimicrobiano de amplio espectro.

En el inicio de la aparición de este antimicrobiano se alcanzó una confiada expectativa para su actividad terapéutica ya que posee un espectro de acción muy amplio sobre gérmenes.

Por vía oral se absorbe rápidamente entre el 90% al 100%.

El sulfametoxazol se distribuye ampliamente en los tejidos y líquidos corporales.

El trimetoprim también es ampliamente distribuido en varios tejidos y líquidos incluyendo riñones, bazo, hígado, secreciones bronquiales, saliva y también tejido y líquido prostático.

Además de la actividad antimicrobiana, se distribuye muy bien en bilis, humor acuoso, médula ósea y en hueso esponjoso; mucosa intestinal y líquido seminal.

En niños prematuros y recién nacidos puede presentarse una forma grave de ictericia en este, llamada querníctero, la cual es potencialmente mortal.

Los efectos indeseables de este tóxico al que en un principio cifraron sus esperanzas los pacientes así como los médicos que razonablemente también recelaban, se debe a los efectos antes señalados.

Su excreción aumenta con la orina ácida y disminuye con la orina alcalina.

Sólo pequeñas cantidades se eliminan por heces 4% y bilis.

El trimetoprim es bacteriostático. Por esta actividad intrínseca sólo está dando tiempo a los mecanismos de defensa a que se desarrollen, para que sean éstos los que terminen con la tarea de erradicar a la infección ya que por su calidad de bacteriostático, jamás podrá erradicar por si solo la infección.

El medicamento está contraindicado en pacientes alérgicos a sulfonamidas, furosemida, diuréticos tiacidas, sulfonilureas, inhibidores de la anhidrasa carbónica o trimetoprim.
En cuanto a las precauciones en pacientes con insuficiencia hepática las sulfonamidas y la trimetoprima son metabolizadas en el hígado y pueden causar necrosis hepática fulminante.
Pueden causar insuficiencia de la actividad renal ya que ambas sales son excretadas por el riñón.
Dados todos los riesgos anteriormente expuestos potencialmente mortales y/o lesionantes de la integridad de la salud del paciente en su funcionamiento en riñones, hígado y sangre, en tratamientos prolongados se requiere un monitoreo constante de la sangre por tener el poder de causar alteraciones sanguíneas y el tratamiento debe suspenderse a la menor evidencia de alguna alteración de los elementos formados por la sangre.
Desgraciadamente al tener a la venta este medicamento sin la consabida receta del facultativo, el consumo de dicho fármaco sin un control adecuado así como la prescripción rutinaria sin los seguimientos clínicos adecuados, traen las consecuencias que los científicos están inútilmente alertando en estos países en donde los controles gubernamentales en lo referente a su distribución y venta, así como monitoreo de los efectos venenosos de la droga son prácticamente inexistentes, y fácilmente los pacientes hacen un mal uso produciéndose más daño que bien al tratar de curarse sin la intervención adecuada del médico, o por médicos que por diferentes razones no le dan el seguimiento clínico recomendado por los investigadores dada su peligrosidad, o peor aun en los tratamientos en que las sensibilidades de éstos o los tratamientos continuados las producen y no desarrollan los

controles clínicos para superarlas, tampoco se hace ni en la consulta institucional como tampoco en la particular.

Por todo lo anterior nunca es poca la insistencia a los médicos que se deciden a tratar a sus pacientes con este fármaco por lo que antes y durante el tratamiento debe buscarse la presencia de cristales en la orina ¡y/o la formación de cálculos urinarios en pacientes con tratamiento prolongado o en dosis altas en pacientes con mala función renal.

El uso prolongado del sulfametoxazol y la trimetoprima puede causar depresión de la médula, la cual puede desencadenar un desenlace fatal.

El sulfametoxazol con trimetoprim atraviesan la placenta y estamos conscientes de los motivos de que no haya estudios adecuados y bien controlados en el embarazo humano.

Estudios en ratas con dosis orales de 200 mg. de trimetoprim y 533 mg. de sulfametoxazol por kg. de peso demostraron que el sulfametoxazol causó efectos de malformaciones, principalmente el paladar hendido.

También se ha demostrado que la dosis de 88 mg de trimetoprim por kg. de peso y 355 mg. de sulfametoxazol por kg. de peso causan paladar hendido cuando se administran asociadas dada su pontecialización.

Estudios en conejos administrando dosis de 150-350 mg/kg. de peso corporal aumentan la mortalidad materna pero sin tener efecto sobre el feto.

El sulfametoxazol y trimetoprim se excretan por la leche materna por lo que su uso no se recomienda en la lactancia ya que las sulfonamidas pueden causar la peligrosa ictericia en el recién nacido dada su incapacidad para metabolizar este venenoso medicamento.

En relación a la asociación con los anticonceptivos orales con estrógenos, también es importante tener cuidado en su administración ya que su uso reduce su acción anticonceptiva y aumenta la incidencia de sangrados inter menstruales.
También se han reportado casos de meningitis aséptica asociada a la administración de trimetoprim con sulfametoxazol.
En los pacientes de edad avanzada que estén recibiendo diuréticos conjuntamente, principalmente las tiacidas, parece haber aumento del riesgo de disminución del número de plaquetas de la sangre con o sin la formación caracterizada de manchas rojas en la piel.
Se ha observado daño cromosomal en leucocitos humanos expuestos in vitro a concentraciones superiores a las terapéuticas de sulfametoxazol y trimetoprim.
Todo esto es sólo algo, de lo poco que conocemos, de lo mucho que puede producir el tratamiento con combinados farmacológicos y estos se dan en diferentes niveles y medidas con los pacientes que usan combinaciones ya preparados por la industria de la farmacia, o las combinaciones en el recetario, aunque para fortuna de la humanidad, la capacidad de respuesta de la fuerza vital sea en gran medida la causante de que sigamos vivos como especie, aunque tengamos en contra de nuestra vida, estos tratamientos médicos alópatas.

Bibliografía

(Kutscher, A. H.; Lane, S.L.; and Segall, R. The clinical toxicity of antibiotics and sulfonamides: a comparative review of the literature based on 104,672 cases treated systemically. J. Allergy, 1954, 25, 135-150).

(Weinstein, L., and Samet, C. A. sulfonamide blood lefels and serum antibacterial activity. Srchs intern. Med., 1962, 110, 794-800.).

(Dujovne, C. A.; Chan, C. H.; and Zimmerman, H. J. Sulfonamide liver injury: review of the literature and report of a case due to sulfamethoxazole. New Engl. J. Med., 1967, 277, 785-788.).

(Hitchings, Burchall, y Bushby en Simposio, 1973 The synergy of trimethoprim and sulfamethoxazole. J. infect. Dis., 128, Suppl. 425-816.).

(Lacey, R.; Gillepie, W. A.; Bruten, D. M.; and Lewis, E. L. Trimethoprim-resistant coliforms. Lacet, 1972, 1, 409-410.)

(Nakhala, L. S. Genetic determinants of trimethoprim resistence in a strain of Staphylococcus aureus. J clin. Path., 1973, 26, 712-715.).

(Lacey, R. W.; Gillespie, W. A.; Bruten, D. M.; and Lewis, E. L. Trimetoprim-resistant coliforms. Lacet, 1972, 1, 409-410).

(Lindemeyer, A. J.; Turck, M.; and Petersdorf, R.G. Factor fetermining the outcome of chemotherapy in infections of the urinary tract. Ann. intern, Med., 1963, 58, 201-216.).

(Ballin, J. C. Evaluationof a new topical agent to burn therapy. Silver sulfadiazine (silvadene). J. AM. Med. Ass., 1974, 230, 1184-1185.)

(Bell, P. H., and Roblin, R, O., Jr. Studies in chemotherapy. VII. A theory of the relation of structure to activity of sulfamilamide type compunds. J. Am. chem. Soc., 1942, 64, 2905-2917.)

(Brown, G. M. The biosyntesis of folic acid. II. inhibition by sulfonamides. J. biol. Chem., 1962., 237, 536-540.)

(Bushby, S. R. M., and Hitchings, G. H. Trimethoprim, a sulphonamide pontentiator. Br. J. Pharmac. Chemother., 1968, 33, 72-90.)

(Chattopadhayay, B. Trimethoprim-su.famethoxazole in urinary tract infection due to Streptococcus faecalis. J. clin. Path., 1972, 25, 531-533.)

(Colebrook, L., and Kenny, M. Trateament of huma puerperal infections, and of experimental infections in mice, with prontosyl. Lancet, 1936, 1, 1279-1286.)

(Dujovone, C. A.; Chan, C. H.; and Zimmerman, H. J. Sulfonamide liver injury: review of the literature and report case due to sulfamethoxazole. New Engl. J. Med. 277, 785-788.)

(Feldman, H. A. Sulfonamide-resistant meningoccoci. A. Rev. Med., 1967, 18, 485-506.)

(Gorbach, S. L.; Nahas, L.; Plaut, A.; Weinstein, L.; Patterson, J. F.; and Levitan, R. Studies of intestinal microflora. V. Fecal microbial ecology in ulcerative colitis and regional enteritis; relationship to severity of disease and chemoterapy. Gastroenterology, 1967, 54, 575-587.)

(Haltalin, K. C., and Nelson. J. D. In vitro susceptibility of shigellae to sodium sufadiaxine and eight antibiotics. J. Am. med. Ass., 1965, 193, 705-710.)

(Kutscher, A. H.; Lane, S. L.; and Segall, R. The clinical toxicity of antibiotics and sulfonamides: a comparative review of the literature based on 104,672 cases treater systemically. J. Allergy, 1954, 25, 135-150.)

(Lacey, R. W.; Gillespie, W. A.; Bruten, D. M.; and Lewis, E. L. Trimethoprim-resistant coliforms. Lacet, 1972, 1, 409-410.)
(Lindemeyer, A. J.; Truck, M.; and Petersdorf, R. G. Factors Determining the outcome of chemotherapy in infections of the rinary tract. Ann. intern. Med., 1963, 58, 201-216.)

(nakalha, L. S. Genetic determinants of trimethoprm resistance in a strain of Staphylococcus aureus. J. clin. Path, 1973, 26, 712-715.)

(Nolte, H., and Büttner, H. Pharmacokinetics of trimethoprim and its combination with sulfamothoxazole in man after ingle and chronic oral administration. Chemotherapy, 1973, 18, 274-284.)

(Sharpstone, P. The renal handling of trimethoprin and sulfphametoxazole in man. Postgrad. med. J., 1969, 45, suppl., 38-42.)

(Turk, M.; Anderson, K. N.; and Petersdorf, R. G. Relapse and reinfection in chronic bacteriuria. New England J. Med., 1966, 275, 70-73.)

Weinstein, L., and Samet, C. A. Sulfonamide blood levels and serum antibacterial actvity. Archs intern. Med., 1972, 110, 794-800.)

Withe, P. J., and Woods, D. D. The synthesys of p-aminobenzoic acid and folic acid by staphylococci sensitive and resistant to sulphonamides. J. gen. Microbiol., 1965, 40, 243-253.)

" en la economía del ser humano nada hay sin valor terapéutico"

Dr. Samuel Hahnemann

* Analgésicos

Dentro de los medicamentos más usados en la terapia alópata diaria están los analgésicos, los cuales acompañan el diseño de si no todas las recetas en la consulta, sí un elevadísimo porcentaje.
Los analgésicos más utilizados en la actualidad en nuestro país son el ácido Acetil Salicílico, Acetaminofen o paracetamol y el prohibido desde hace décadas Metamizol o dipirona en Europa y Estados Unidos por tantas muertes provocadas al destruir todos los componentes de la sangre así como a las células de la médula roja, las cuales son las productoras de estos vitales componentes.
Aunque los laboratorios farmacéuticos en su trasiego mercantil se preocupan por resaltar "las bondades" (?) de sus analgésicos, ningún acierto hay sobre dar a la población aunque sea un pálido panorama sobre los efectos nocivos tanto temporales como irreversibles y aun la muerte consecuente al consumo de sus bondadosos medicamentos.
Si realizáramos una consulta sobre los lesivos efectos que procuran estos maravillosos fármacos que curan el dolor y la inflamación a cambio de cobros a la economía humana como son las alteraciones sanguíneas que pueden llegar a lesiones irreversibles y mortales, como las producidas por las pirazolonas de las cuales el Metamizol es su principal representante en México, o los daños renales que relacionan a todos los analgésicos, incluida la aspirina principal analgésico relacionado

con la úlcera péptica, y ésta como principal representante de los salicilatos, o el peligroso paracetamol con su riesgo real de producir necrosis hepática mortal, la gente sabría a qué parte de su organismo prefiere sacrificar para aliviar un dolor de cualquier origen y que bien puede cursar sin la noble participación de estos beneficiosos curalotodo, o si ha de descaminar sus hábitos alópatas para iniciar una tendencia terapéutica homeopática más definitiva segura y eficaz.
Uno de los mecanismos de algunos analgésicos es la inhibición de las prostaglandinas las cuales son factores biológicamente muy activos y se hallan en prácticamente todos los tejidos celulares, para controlar algunos de los síntomas que secundarios a una enfermedad cualquiera, o producto de alguna lesión de cualquier origen, el organismo a través de cada célula afectada las produce para reequilibrar su fuerza vital, y al ser inhibidas dejan al organismo desprotegido se desarrollan otras búsquedas tanto orgánicas, como mentales o emocionales del individuo para compensar el equilibrio que dichos analgésicos alteraron para "curar" la enfermedad original.
Consecuentemente, la alopatía no está curando contra los síntomas ocasionados por la enfermedad sino alterando en forma disparatada e ilógica los fenómenos que estimula la fuerza vital para mantener el equilibrio constante que se da a base de discordancias y que con estas nos da la vida.
Los hechos mencionados, ilustran la dificultad para valorar la importancia orgánica, mental y espiritual de estas sustancias entre las que se destacan tanto de ellas como de muchos de los mecanismos de acción que con sus tremendos efectos desestabilizantes aparecen pues altera la alopatía a todo el

equilibrio del ser y no se justifican, y a la postre son más lesivas que curativas estas agresivas terapias.

Cada firma farmacéutica defiende su participación en el mercado contra los fármacos de actividad curativa de su competencia, como los recetadores son personas profesionales y como tales están acostumbradas a inclinarse por resultados clínicos o estudios serios y razonables, es en este campo donde se han desarrollado los más "encarnizados estudios publicitados".

No obstante que se han consumido varias décadas estudiando los mismos analgésicos y a pesar de los onerosos gastos dedicados a tan delicada tarea y a pesar de muchas observaciones clínicas y estudios experimentales en animales y seres humanos, hay incertidumbre acerca de detalles cruciales del problema, por lo que diversos científicos han brindado análisis críticos de la capacidad de daño renal por los analgésicos. Sin embargo las conclusiones no son definitivas hacia ninguno de estos generosos venenos; la presa que representa esta participación en el mercado es bastante jugosa como para perderla sin una lucha irresponsable y sin cuartel.

Aunque algunos autores señalan que la fenacetina es el componente de las mezclas analgésicas de intoxicación de los riñones, es prematuro destacar un ingrediente particular como único factor causal.

También es imposible absolver a cualquier componente.

Una noción más ecuánime es que el abuso crónico de cualquiera de las mezclas de analgésico antifebril o solo analgésico puede, en el individuo susceptible, o en combinación con otros factores variables, causar daño renal.

El efecto tóxico crónico que causan estas mezclas suele caracterizarse por una frecuencia muy elevada de trastornos gastrointestinales entre ellos la úlcera de estómago, además de la anemia y otros trastornos que van de leves a mortales junto con la lesión renal.

Sin embargo dada la experiencia: la sensibilidad, las enfermedades propias del sexo o combinaciones de estos factores, vemos que la mujer es la más afectada por estos medicamentos.

La aparición de estos síntomas, es más corriente en mujeres que en varones, y suele haber antecedentes de infección frecuente de vías urinarias.

Como puede ocurrir cuando se altera la sensible ecología humana con tan poderosos venenos, el mal llega a los niveles espirituales, observación que hace doscientos años encontró el doctor Hahnemann y que los científicos alópatas apenas están coincidiendo, después de haberlo detractado por tantos lustros.

"Los trastornos emocionales son corrientes efectos secundarios al uso de analgésicos."

El daño renal a menudo tiene comienzo insidioso, suele manifestarse inicialmente como una disfunción de la actividad tubular y la capacidad de concentrar orina, y ésta puede progresar a insuficiencia de la función renal.

El equilibrio orgánico y funcional del ser humano es tan extraordinariamente complejo que las investigaciones para identificar el componente que envenena los riñones de las mezclas analgésicas, no han sido concluyentes, pero ya se han alcanzado algunos progresos.

En el decenio de 1950, algunos autores culparon a la fenacetina porque participaba en todas las mezclas analgésicas.

Sin embargo, también son comunes a todas las mezclas de agentes antiinflamatorios potentes, de la índole del salicilato y la antipirina.

El científico Prescott, estudió y comprobó en voluntarios que solo la aspirina en dosis de 3.6 gramos diarios causa aumento notable del número de células tubulares renales en la orina, como prueba de la morbilidad al estar matando dichos componentes de las nefronas y consecuentemente a éstas y lesionando a los riñones.

La fenacetina, la cafeína y el paracetamol producen efectos semejantes, pero menos destacados y menos uniformes, aunque hay incertidumbre acerca de una relación entre estas observaciones experimentales a breve plazo y el daño que ocurre después del abuso crónico de los analgésicos, estudios de esta índole destacan que pueden participar otros analgésicos además de la fenacetina, al igual que la cafeína.

Sin embargo y para consuelo de los adictos a ciertos analgésicos y si su capacidad económica vital se los permite, pueden jugar con su salud por un tiempo sin llegar a las lesiones graves o peor aun mortales.

Pero vayamos al análisis individual por medicamento para saber cuál es el que puede cubrir las necesidades de cada paciente o adaptarse a los inconvenientes de estos venenos.

Bibliografía

(Schreiner, G. E. The nephrotoxicity of analgesic abuse. Ann. intern. Med., 1962, 57, 1047-1052.)

(Gilman, A.; Blumenthal, M.N.; and Spimk, W. W. aspirin intolerance and asthma. A clinical ando immunolical study. Ann. Intern. Med., 1969, 71, 497-496.)

(Gault, M. H.; Rudwal, T. C. ; and Dossetor, J. B. Syndrome associated with abuse of analgesics. Ann intern. Med., 1968., 68, 906-925.)

(Abel, J. A. Analgesic nephropathy- a review of the literature, 1967- 1970. Clin. pharmac. Ther., 1971, 12, 583-598).

(Prescott, L. F. Effectos of acetylsalicylic acid. phenacetin, paracetamol, and affeine on renal tubular epithelium. Lancet, 1965, 2, 91-96).

"Filosofía es la búsqueda de la verdad como medida de lo que el hombre debe hacer y como norma para su conducta"
Sócrates

* Metamizol

El Metamizol, también conocido por metampirona o dipirona, es un derivado de la pirazolona.
El mecanismo de acción de este prodigioso veneno es siguiendo la filosofía alópata, actuando supuestamente contra los síntomas que manifiesta la economía corporal por lo cual lejos de proporcionar una ayuda real a ésta para recuperar su funcionamiento equilibrado, ya que la fuerza vital es forzada a buscar otro equilibrio consecuentemente más oneroso que le permita el adecuado funcionamiento, y con mayor dificultad adquirir el reordenamiento normal.
Pero vayamos a la práctica médica ya que en el campo de la filosofía no se ha logrado acuerdo alguno en doscientos años de experiencia, entre estas dos ramas de la medicina.
"La metampirona actúa por impregnación neuronal en los receptores periféricos y en el sistema nervioso central".
Se fija haciéndolos refractarios a la transmisión del estímulo doloroso.
En realidad esto no es curar sino dar sólo un bloqueo al síntoma doloroso, el cual es generalmente consecuencia de una enfermedad cualquiera que sea su origen o si lo prefieren de un estado morbífico, claro está que el precio es alto y de los estudios clínicos podremos sacar algunas conclusiones, sin entrar en polémicas, pues para eso usaremos un solo lenguaje que es el de la alopatía.

En el sistema nervioso central la metampirona actúa en la médula espinal y en el tálamo.

El Metamizol en su acción, totalmente bloqueadora a este nivel, para no escuchar el llamado del organismo que está pidiendo atención a su economía alterada, como si por el ejemplo un tanto pobre a que nos tiene acostumbrados la alopatía con sus análisis simplistas, si el auto con que se puede representar al cuerpo humano empezara a hacer ruido el motor y para no escucharlo encendemos la radio.

El efecto antifebril se explica por un mecanismo central ya que actúa en los receptores del centro regulador de la temperatura del cuerpo, produciendo pérdida de calor por vasodilatación periférica y sudoración.

Nuevamente el error de querer curar contra los síntomas de compensación que manifiesta el cuerpo humano para retornar la salud, ya que en lugar de atacar el origen de la enfermedad se van a atacar los síntomas consecuenciales y además combinan para atacar otro efecto secundario a la economía alterada, pongamos de ejemplo una infección con un antimicrobiano cualquiera, sin tener en cuenta los múltiples efectos que en su combinación con el analgésico se multiplican en varias veces, y si en más de sesenta años no han podido alcanzar a conocer un solo analgésico, ¿cómo se atreven a arriesgar la salud del paciente con estas combinaciones de efectos desconocidos, sólo por una participación del mercado?.

El Metamizol se liga en un 96% a las proteínas plasmáticas y su vida media en el plasma es de aproximadamente 12 horas.

La droga se distribuye ampliamente en todos los tejidos.

El otro mecanismo de acción del Metamizol es la inhibición de las prostaglandinas.

Lo más sorprendente es que la alopatía presumiendo curar contra los síntomas patológicos, sólo desarrolla una alteración más dañina a la economía humana que a cambio de alivios o paliativos, muchas veces de poca monta, conllevan a desequilibrios mórbido mortales como es el caso de la metampirona.

A diferencia de los salicilatos, los derivados de la pirazolona no son ácidos orgánicos, se conjugan en medida escasa a las proteínas plasmáticas pero sin dejar de ser dañinos a los riñones y sobre todo a la médula roja y a todos los componentes de la sangre.

En el inicio de la explotación de este analgésico su popularidad alcanzó niveles espectaculares; dada su excelente tolerancia gástrica, puede enmascarar fácilmente los letales efectos secundarios a su administración; más aun, la tolerancia gástrica es un factor predisponente para el mortal abuso de dicho veneno, ya que al no presentarse la agresión al estómago la gente con necesidades analgésicas, y que son rebeldes a tratamientos en dosis convencionales, utilizan fácilmente sobredosis que alcanzan los niveles tóxicos, con las funestas consecuencias de las que hay testimonios abundantes en los estudios clínicos, y son estas peligrosas consecuencias letales en la sangre y médula roja las que obligaron al gobierno de los Estados Unidos a limitar su abusivo desplazamiento así como también impusieron a los laboratorios farmacéuticos a señalar en sus etiquetas dichos peligros para tener informada a la población.

Concretamente la ley Norteamericana prohíbe la venta sin receta médica, pero también todos los preparados con amidopirina y dipirona o metampirona su congénere, deben llevar una

advertencia en los marbetes enunciando que "el fármaco puede causar agranulocitosis mortal".
¿Acaso esta indispensable protección al pueblo norteamericano no es necesaria para nuestro pueblo?. Si bien es cierto que la industria de la farmacia en la modalidad de invasión de capitales para lucrar, es la relación que mantienen con México; también es cierto que esta relación debe tener una base indiscutiblemente moral y predominantemente de respeto a los intereses elementales de nuestra nación, y nuestra salud la cual está por encima de cualquier interés pues es el interés de la humanidad toda.
Otros científicos buscando una explicación a esta situación dan una respuesta llena de eufemismo "El uso clínico de la amidopirina se vio muy limitado al reconocerse la posible toxicidad mortal sobre la médula ósea, al igual que la metampirona y también ha perdido favor la antipirina".
Los dos fármacos han desaparecido prácticamente de la escena terapéutica en Estados Unidos, pero la antipirina aún se emplea en algunos países, por lo regular en mezclas analgésicas.
"Diversos derivados de la pirazolona han gozado de boga esporádica."
La metampirona es un congénere íntimo de la aminopirina y sus efectos mórbidos y letales son similares, así como sus restricciones en los Estados Unidos, ¿por qué aquí en México desde 1938 en que ocurrió esta restricción en los Estados Unidos, se continúa vendiendo tan irresponsablemente hasta en los mercados sobre ruedas?
¿Acaso las protecciones comerciales que benefician a los laboratorios de la farmacia están por encima de los intereses más elementales de nuestro pueblo y de la humanidad toda?

¿Acaso trece sexenios de gobierno en México desde que se desarrollaron medidas legislativas para proteger al pueblo norteamericano del escandaloso envenenamiento, no han sido suficientes para que se desarrolle toda una legislación adecuada para defender los más caros intereses del pueblo mexicano?

Análisis en humanos, arrojaron los siguientes resultados: la absorción gastrointestinal de Metamizol es rápida y prácticamente completa.

La distribución es uniforme y amplia; la vida media biológica de eliminación es de entre 7 y 9 horas.

Por su actividad tóxica, puede envenenar a cualquier paciente sin importar el tiempo de uso de éste, llamémosle medicamento, pero más aun, es importante manifestar al paciente que el acostumbramiento a tal analgésico no da ninguna garantía de resistencia a sus eventuales envenenamientos.

Los efectos secundarios esenciales de metampirona radican en las reacciones de envenenamiento. Las más importantes son las lesiones producidas en las células de la sangre y pueden producir choque: ambas reacciones son poco frecuentes pero ponen en peligro la vida del paciente y pueden presentarse incluso después de una administración repetida sin complicaciones.

El organismo responde elásticamente a las necesidades de equilibrio que controla la fuerza que nos da la vida en esa relación de balance de la economía que es indispensable para sobrevivir en un medio o estado cualquiera.

Cuando se ha ingerido un veneno tan potente como lo es la metampirona todos los mecanismos vitales se ponen en función de la defensa del organismo, pero no es hasta que los efectos tóxicos han llegado a niveles lesivos de cierta consideración a los cuales esta fuerza que mantiene el equilibrio de la economía normal que en su elasticidad extraordinaria ya no puede reaccionar adecuadamente de acuerdo a la capacidad normal que la caracteriza, y consecuentemente se ve amenazada y pone en un movimiento acelerado las diferentes partes de que se compone, desarrollando los síntomas de la enfermedad consecuente.

El choque se pone de manifiesto a través de los siguientes síntomas de alarma: sudor frío, vértigo, visión borrosa, náuseas, decoloración de la piel y dificultad en la respiración.

Pueden presentarse además edemas faciales, comezón, sensación opresiva de la región delante del corazón, aceleración de los latidos cardiacos y sensación de frialdad en brazos y piernas, por descenso crítico de la tensión arterial.

Estos síntomas pueden presentarse inmediatamente después de la administración o pasada una hora de la toma.

Además pueden presentarse reacciones de envenenamiento de las más variadas manifestaciones en pacientes susceptibles, y reacciones locales en el sitio de la inyección.

Inclusive también los signos vitales aparecen alterados y en estado crítico.

"Dados los peligros de la aplicación sin control de la metampirona, los científicos recomiendan a los médicos como práctica: si acaso se emplea para tratar fiebre rebelde, la aminopirina o la dipirona metampirona, deben administrarse únicamente después de que han resultado ineficaces fármacos menos peligrosos y otras medidas, y sólo con vigilancia y supervisión adecuadas".

Los efectos tóxicos de la metampirona, han obligado a extremar precauciones porque el uso puede agravar la tendencia a hemorragia.

En individuos aunque es poco frecuente, cada administración de aminopirina, íntimo congénere de la metampirona, y de efectos secundarios similares, viene acompañada de escalofríos intensos, fiebre en agujas, dolor de articulaciones y músculos; el ataque cesa en unas horas.

La frecuencia de la agranulocitosis aguda la cual es una enfermedad grave, caracterizada por ulceraciones de la boca, faringe, y otras mucosas y de la piel, además de otros signos de importancia clínica, provocada por la aminopirina, se ha calculado según diversos autores entre 0.01 y 0.86 por cien de estos; la mortalidad ha sido de 20 a 50 por cien.

Dadas las agresiones al sistema inmune los laboratorios farmacéuticos recomiendan que no se administre en caso de alergia a las pirazolonas, hipersensibilidad a medicamentos que contienen Metamizol y sus congéneres, pero nada de retirar el veneno del mercado.

En determinadas enfermedades metabólicas, la dipirona o metampirona como derivado de aminopirina, tiene propiedades farmacológicas y tóxicas semejantes; entre ellas la posibilidad de causar agranulocitosis mortal.

La fenacetina en muchas mezclas analgésicas ha sido substituida por otros analgésicos; el uso de fenacetina sola ha sido limitado a prescripción del facultativo en algunos países.

En Estados Unidos se exige que todos los preparados que contengan fenacetina lleven una advertencia en la etiqueta, la cual dice que puede ocurrir daño renal cuando la mezcla se utiliza en dosis grandes o durante largo tiempo.

Esta advertencia es adecuada para todos los analgésicos y mezclas de analgésicos y debiera ser utilizada en países como el nuestro donde las advertencias brillan por su ausencia.

Y en países como México, se dan canogías irresponsables a los laboratorios o se practican indulgencias a estas indispensables exigencias que salvaguardan la salud del pueblo; consecuentemente dichas informaciones no llegan al ciudadano promedio, con los peligrosos riesgos que representa.
También se ha planteado la hipótesis de que los analgésicos aumentan la disposición a la infección de las vías urinarias, así como también que la infección puede predisponer al daño renal.
Otros efectos de envenenamiento se presentan en los pacientes susceptibles por menor tolerancia a dichos tóxicos, por estar su fuerza vital disminuida o por haberse ido diezmando con el uso de estos u otros venenos y pueden ser: "los pacientes que sufren de asma bronquial o infecciones crónicas de las vías respiratorias, especialmente asociadas a síntomas o manifestaciones del tipo de fiebre de heno, pueden presentarse ataques de asma y shock".
"Lo mismo es aplicable a aquellos pacientes que, incluso con pequeñas cantidades de bebidas alcohólicas reaccionan con estornudos, lagrimeo y rubefacción facial intensa, así como aquellos pacientes que presentan hipersensibilidad a los alimentos, pieles, tintes capilares y conservadores".
Además de los pacientes usuarios de la metampirona con predisposición a las reacciones de hipersensibilidad, están los recién nacidos o los nacidos con poco peso o que no han podido adquirir un peso corporal superior a los cinco kilogramos.
"Antes de la administración de metampirona inyectable deberá realizarse siempre un estudio detallado del paciente con el fin de conocer si tiene antecedentes que indiquen el peligro potencial que podría arriesgar la vida o estados morbíficos con el uso de la metampirona".

Las reacciones secundarias y adversas más peligrosas de este medicamento exigen del facultativo estar pendiente antes, durante y aún después del tratamiento para evitar un desenlace de proporciones que bien pueden desencadenar la muerte:
Debe vigilarse de cerca al paciente; analizando con frecuencia su sangre y verificar si no se presenta alteraciones de ésta como son: leucopenia, agranulocitosis, trombocitopenia y anemia aplásica.
Esta recomendación de los diferentes científicos que han estado analizando los peligrosos efectos secundarios de la metampirona no puede llevarse a cabo en los países de escasos recursos, por no tener la infraestructura clínica adecuada, y ni siquiera estar informada la población "beneficiada con las bondades de la metampirona" además de tenerla a su alcance con la facilidad de la compra directa en cualquier farmacia e incluso en cualquier tienda de esquina de barrio o en los tianguis, donde los expendedores carecen del conocimiento suficiente para informar al consumidor y peor aun el gobierno no ha restringido ni su uso masivo ni exigido las leyendas necesarias en las cajas para que no se sientan molestos éstos industriales, ni el consumidor se entere antes de su peligroso consumo; pero tampoco el senado se ha preocupado lo suficiente para legislar en favor de la salud del pueblo en estos términos mencionados.
Parece ser que o bien nos mantenemos en el subdesarrollo de la administración de medicamentos o aparece un comercio intérlope, con los lamentables resultados de ignorar las múltiples consecuencias tan peligrosas, que en el campo médico mantienen en estrecho control en países en que les interesa más la salud de sus respectivos pueblos que el infame ingreso de los industriales de la farmacia, o en aquellos pueblos que sus

gobiernos respectivos dan prioridad a la salud poblacional sobre los intereses de los laboratorios de la farmacia y que deberían ser un ejemplo para nuestros nefastos gobiernos.

Bibliografía

(Abel, J. A. Analbesic nephropathy- a review of the literature, 1967-1970. Clin pharmac. Ther., 1971, 12, 583-598.)

(Burns, J. J.; Yü, T.-F.; Dayton, P. G.; Gutman, A. B.; and Brodie, B. B. Biochemical and pharmacological considerations of phenylbutazone and its analogues. Ann. N. Y. Acad. Sci., 1960, 86, 253-262.)

(Huguley, C. M., Jr. Agranulocytosis induced by dipyrone, a hazardous antipyretic and analgesic. J. Am. med Ass., 1964, 189,938-941).

(Gilman, A. Analgesic nephrotoxicity: a pharmacological analysis. Am. J. Med., 1964, 36, 167-173.)

(Gault, M. H.; Rudwal, T. C.; Engles, W. D.; and Dossetor, J. B. Syndrome associated, with abuse of analgesics. Ann intern. Med., 1968, 68, 906-925.)

(Gutman, A. B.; Dayton, P. G.; Yü, T.-F.; Berger, L.; Chen, W.; Sicam, L. E.; and Burns, J. J. A Study of the inverse relationship between pKa and rate of renal excretion of phenylbutazone analogs in man and dog. Am. J. Med., 1860, 29, 1017-1033.)

(Wintrobe, M. M. the terapheutic mellennium and its price: a view from the haemopoietic system, the Lilly Lecture, 1968. Jl R. Coll. Physns Lond., 1969, 3, 99-119).

(Huguley, C. M., Jr. Agranulocytosis induced by dipyrone, a hazardous antipyeretic and analgesic. J. Am. med. Ass., 1964, 189, 938-941.)

(Wintrobe. M. M. The therapeutic millennium and its pirce: a view from the haematopoietic system, the Lilly Lecture, 1968. Jl R. Coll. Physns Lond., 1969, 3, 99-119.)

(Beaver, W. T. Mild analgesics: a review of their clinical pharmacology. Am. J. med. Sci., 1965, 250, 577-604; 1966, 251, 576-599. 392 references.)

(Beecher, H. K. The measurement of pin. Prototype for the quantitative study of subjetive responses. Pharmac. Rev.., 1957, ‘, 59-209. 687 references.)

(Whitehouse, M. W. Some biochemical and pharmacological properties of anti-inflamatory drugs. Prog. Drugs. Prog. Drug Res., 1965, 8, 301-429- 404 references.)

(Louis S. Goodman y Alfred Gilman. Bases farmacológicas de la terapéutica. quinta edición. Analgésicos antipiréticos y agentes antiinflamatorios 1978. p. 292-293).

Relación de algunos estudios realizados en diferentes partes del mundo y tomados al azar sobre la toxicología de metampirona (dipirona)

(Louis S.Goodman y Alfred Gilman, Bases fermacológicias de la terapéutica, quinta edición, Analgésicos, antipiréticos, agentes antiinflamatorios y fármacos empleados para tratar la gota.).

"Con todo, mucho mas
sublime es la virtud
del noble. Que vive
siempre en paz con los
hombres y no se deja
arrastrar por las pasiones"

Confucio

*Acetaminofen o Paracetamol

Uno de los síntomas que casi siempre acompañan a las enfermedades ya sea que las clasifique el alópata o el homeópata es el dolor con sus diferentes manifestaciones como una sensación desagradable y en menor grado y con menor frecuencia la fiebre.

Para este paquete sintomatológico los médicos alópatas por rutina han asociado a sus terapias el uso de analgésicos/antipiréticos, y el paracetamol es una alternativa eficaz de la aspirina por sus controles del dolor y la fiebre sin estimular la excesiva producción de ácido en el estómago.

En el mercado de los analgésicos/antifebriles la aspirina, aunque con un lugar preponderante en el tratamiento de ambos síntomas, tiene desventaja con el paracetamol, por sus efectos sobre el estómago y dado el uso frecuente que para ser propios podríamos calificar de habitual o dependiente de las muchas personas que padecen los síntomas a los que frecuentemente utilizan estos medicamentos.

El paracetamol en contrapartida, tiene toxicidad global algo menor que la fenacetina y se prefiere sobre está ya que en general es bien tolerado por la mucosa gástrica.

"A causa de que el paracetamol se tolera aparentemente bien y carece de muchos de los efectos sintomatológicos perjudiciales de la aspirina, ha estado ganando el favor como el analgésico hogareño corriente. Sin embargo, y dados sus efectos secundarios nocivos se discute que sea adecuado para este fin."
Tal vez la publicidad manejada por la industria de la farmacia tan brutalmente, a través de los medios de comunicación masiva y consecuentemente, para la población ajena a la práctica médica ha servido para su tremendo auge en el mercado, pero nunca se les ha dicho a esta gente desprotegida de información fidedigna, los riesgos de envenenamiento ya que los gobiernos como el nuestro, al parecer no imponen restricciones informativas como sería el advertir concretamente los daños que puede provocar el uso abusivo de este aparentemente noble analgésico y que seguramente los llevaría a una reconsideración, y es que "en dosis agudas, el paracetamol o Acetaminofen puede causar necrosis hepática mortal".
"Estudiando las fórmulas estructurales se ve la relación entre la anilina (de la cual procede), las sustancias del grupo y sus productos de conversión en el organismo.
El efecto antifebril de estos compuestos reside en la estructura del amino benceno, pero la anilina en la práctica médica ha demostrado ser demasiado tóxica para usarla en la clínica."
Los químicos que trabajan al servicio de la industria farmacéutica lograron con ciertas innovaciones en la molécula de la anilina, mejorar algunas de sus cualidades.
"La introducción de otros radicales en el OH del paraminofenol y en el grupo amino de la anilina atenúa, pero sólo atenúa la elevada toxicidad, sin pérdida de la acción antifebril."

El paracetamol y la fenacetina por sus efectos analgésico y antifebril semejantes a la aspirina han alcanzado una fuerte demanda popular, con el impulso poderoso de la actividad promocional de los medios masivos de la comunicación que tan bien sabe aprovechar esta noble industria, que mucho ha explotado el uso de los venenos con fines medicamentosos.
"Sin embargo, su acción antiinflamatoria es débil y no comparten los usos antirreumáticos de los familiares de la aspirina; los efectos farmacológicos de la fenacetina y los del paracetamol, su metabolito principal, son combinación de sus acciones inherentes."
Las investigaciones clínicas han arrojado como resultado concluyente que hay metabolitos menores que contribuyen de manera importante a producir los efectos tóxicos de los dos fármacos.
Las propiedades farmacológicas del paracetamol y la fenacetina han sido analizadas por un sinnúmero de científicos en todo el mundo bajo diferentes protocolos de investigación y han concluido con preocupación sobre los lesivos efectos de estos tóxicos.
Sin embargo no son sólo éstas las manifestaciones indeseables del paracetamol.
"La erupción puede ser en forma de enrojecimiento en manchas o difuso de la piel producido por congestión de los capilares o caracterizada por la aparición de habones blanquecinos o rojizos, pápulas ligeramente elevadas, máculas o placas o bandas asociadas con prurito, pero a veces es más grave y se acompaña de fiebre medicamentosa y lesiones de la mucosa."
Pero no todas las ventajas serán para los salicilatos, aunque éstos tengan ventajas apreciables; sin embargo el mercado le da

a cada grupo de venenos una participación íntimamente relacionada con las indicaciones curativas y las sensibilidades o preferencias de envenenamiento que decida el médico, o incluso el paciente, y una ventaja que presenta para el paciente la posibilidad de usar paracetamol en el tratamiento de las afecciones para las que está indicado es que "los pacientes alérgicos a los salicilatos no presentan sensibilidad cruzada a los paraminofenoles. El efecto perjudicial más grave de la sobredosis aguda de paracetamol y fenacetina es la necrosis hepática que depende de la dosis y puede ser mortal. En ocasiones también se han encontrado necrosis tubular renal y coma hipoglucémico, por deficiencia en sangre de glucosa."
Los enfermos asiduos a los paraminofenoles que encuentran en estos analgésicos el paño que ha de aliviar sus dolores, tienen la clara desventaja que presenta el paquete de efectos secundarios los cuales fácilmente pueden alcanzar por su gravedad a inducir en una reconsideración en estos pacientes y es que "la fenacetina puede causar metahemoglobinemia y anemia hemolítica alteraciones por destrucción de componentes de la sangre como variante de su toxicidad aguda, pero es más a menudo como consecuencia de sobredosis crónicas".
En adultos, puede ocurrir efecto tóxico en el hígado después de ingerir una dosis de 10 a 15 g. (200 a 250 mg/Kg.) de paracetamol; la dosis de 25 g, o más, es potencialmente mortal.
Uno de los problemas más preocupantes del uso del paracetamol son sus síntomas venenosos ya que en un principio no hay relación aparente entre éstos y la gravedad del cuadro, por lo cual se ataca en forma tardía con el consecuente daño y peligro para el enfermo.

De ahí la importancia de mantener informado al paciente de los síntomas de alarma a los que debe atender para acudir al hospital y ser tratado oportunamente, pero los galenos no se preocupan en forma adecuada de informar a sus pacientes y los industriales de la farmacia hacen caso omiso de esta necesidad, pero nuestro gobierno tampoco hace nada al respecto, como si se tratara de bestias destinadas al sacrificio más espantoso.

Esta situación desprende la necesidad de que tanto los médicos como las cajas de medicamentos tengan la información completa y adecuada en un lenguaje llano y comprensible para el promedio de la población y sin los afeites lexicológicos que tanto han caracterizado las falsas confianzas estimuladas a los médicos con esta práctica, para que el enfermo sea protegido de su salud puesta en peligro con los venenos que comercializa la industria de la farmacia.

Los síntomas en los dos primeros días de la intoxicación aguda por paracetamol o Acetaminofen, no manifiestan la gravedad potencial de la intoxicación.

En las 24 horas iniciales del envenenamiento aparecen náuseas, vómitos, falta de apetito y dolor abdominal, y pueden persistir una semana, o más.

La lesión del hígado puede manifestarse para el segundo día.

La intoxicación del hígado puede progresar a encefalopatía alteración enfermante del encéfalo y progresar hasta la coma y muerte.

Puede haber cantidad morbosamente baja de glucosa en sangre, y también se ha informado de glucosa en orina y trastorno de la tolerancia a la glucosa.

Sin embargo no todas son contra este analgésico lleno de bendiciones, "también se ha observado que en casos no mortales, las lesiones hepáticas son reversibles en un período de semanas o meses."

"La estimación de la semivida en sangre y líquidos corporales del paracetamol durante el primer día del envenenamiento agudo brinda indicación temprana de la gravedad de la lesión del hígado. Dadas las experiencias, debe preverse necrosis del hígado si la semivida excede de 4 horas, y es probable el estado de disminución del nivel de conciencia de intensidad variable por trastorno del hígado, si la semivida es mayor de 12 horas. Las dosis tóxicas de paracetamol en animales producen lesión hepática con caracteres en tejidos, semejantes a los apreciados en el ser humano. El envenenamiento del hígado depende de la dosis."

Lo que de acuerdo a la filosofía homeopática sería en una parte de la explicación de este fenómeno: cuando la agresión a los mecanismos de equilibrio de la fuerza vital han rebasado a la capacidad de recuperación de ésta o bien cuando no hay suficiente capacidad de la fuerza vital para reordenar el equilibrio de la ecología orgánica por muchos otros factores que necesariamente influyen en el proceso de compensación que constantemente están interactuando en múltiples y muy diferentes direcciones y sentidos y de acuerdo siempre a las necesidades (válganme la expresión) desde las más capitales hasta las menos, desde la zona más interna que es la del espíritu o sensibilidad, la mente y finalmente el cuerpo, se presentará esta situación, aunque en casos de una agresión intensa como es ésta, naturalmente la fuerza vital estará actuando de acuerdo a las necesidades de compensación inevitable para alcanzar nuevamente el equilibrio indispensable para la vida, pero en este caso con pérdida de algunas funciones u órganos vitales.

Siempre se podrá apelar al beneficio de la duda y con tal situación se podrá continuar usando este poderoso tóxico, del cual hay abundantes citas médicas manifestando los terribles efectos de envenenamiento, ya sea que en estos estudios se compare con otros analgésicos el paracetamol solo o incluso la ingesta conjunta con alcohol o bien que se esté tomando sólo por tiempo corto en dosis altas o en tratamientos prolongados con dosis terapéuticas.

Siempre el mismo fenómeno de envenenamiento del cual muchos pacientes no alcanzan a contarlo por haber sido su última experiencia medicamentosa, en la cual la lesión hepática secundaria a una intoxicación por paracetamol es la causal.

En aras de una analgesia o control de fiebre, los laboratorios de la farmacia abusan de la humanidad y más aun este control de síntomas de los cuales la homeopatía tiene las alternativas sin los lamentables efectos toxicológicos; pero por carecer del interés económico que mueve tan poderosa industria, no se le impulsa adecuadamente.

No se ha precisado la medida en la cual estos factores, y su consecuente interacción venenosa, predisposición del paciente por otras múltiples causas de tipo orgánico o funcional, influyen en la intoxicación del hígado por el paracetamol, lo cual es frecuente.

"El tratamiento de la sobredosis aguda de paracetamol es exclusivamente sintomático; pero además en la intoxicación grave es indispensable el tratamiento enérgico de sostén. Considerando que la lesión hepática depende de la dosis y ocurre en etapa temprana del curso de la intoxicación, deberán iniciarse sin tardanza procedimientos que limiten la absorción continuada del veneno."

"En todos los casos deberá provocarse el vómito o efectuarse lavado gástrico, tratamiento que deberá ir seguido de administración de carbón activado.
No hay antídotos conocidos para controlar el envenenamiento por el paracetamol. Se han empleado corticoesteroides y antihistamínicos, pero no han tenido un beneficio patente.
Los antihistamínicos aumentan el efecto tóxico del paracetamol en animales."

Bibliografía

(Conney, A. H.; Sansur, M.; Soroko, F.; Koster, R.; and Burns, J. J. Enzyme induction and inhibition in studies on the pharmacological actions of acetophenetidin. J. Pharmacological actions of acetophenetidin. J. Pharmac. exp, ther., 1966, 151, 133-138.).

(Smith, P. K. Acetophenetidin: A critical Bibliographic Review. Interscience Publishers, Inc., New York, (529 references) 1958.)

(Randall, L. O. 3. Non-narcotic analgesics. In, Physiological Pharmacology. Vol. 1, The Nervous System- Part A: Central Nervous System Drugs.

(Root, W. S., and Hogmann, F. G., eds.) Academic Press, Inc., New York, 1963, pp. 313-416. (231 refererences).

(Beaver. W. T. Mild analgesics: a review of their clinical pharmacology. Am. J. med. Sci., 1965, 250 577-604; 1966, 251, 576-599- (392 references).)

(Proudfoot, A. T., And Wright, N. Acute paracetamol poisoning. Br. med. J., 1970, 3, 557-558.)

(Prescott, L. F.; Wright, N.; Roscoe, P.; and Brown, S. S. Plasma-paracetamol overdosage. Lancet, 1971, L, 519-522.),

(Clark, R.; thompson, R. P. H. ; Borirakchanyavat, V.; Widdop, B.; Davison, A. R.; Goulding, R.; and Williams, R. Hepatic damage and death from overdose of paracetamol. Lancet, 1973, 1, 66-69.).

(Mitchell, J. B.; Jollow, D. J; Gillette, J. R.; and Brodie, B. B. Drug metabolism as a cause of drug toxicity. Drug Metab. Disposicition, 1973a, l, 418-423.)

(Mitchell, J. R.; Jollow, D. J.; Potter, W. Z.; Guillette, J. R.; and Brodie, B. B. Acetaminophen-induced hepatic necrosis. IV. Protective role of glutathione. J. Pharmac. exp. Ther., 1973b, 187,211-217.).

(Farudm N. R.; Glynn, J. P.; and Kerr, D. N. S. Hemodialysis in paracetamol self-poisoning. Lacet, 1972, 2, 396-398.).

"El enfermo tiene derecho a un conocimiento exacto no a conjeturas"

Homeópata James Tyler Kent

* Corticoesteroides

Para entender el significado de las hormonas corticoesteroides es importante conocer tanto las glándulas involucradas, así como sus múltiples funciones conocidas preponderantemente, que posiblemente las desconocidas sean muchas más, por lo extremadamente complejo de su funcionamiento así como lo poco que sabemos de nuestro organismo tanto los alópatas como los homeópatas, son las incontables funciones que realiza el ser humano en interacciones de complejidad inconcebible tanto en la naturaleza humana de la salud como de la enfermedad.

La importancia fisiológica que tienen las glándulas suprarrenales comenzó a apreciarse después de que el doctor Addison en 1855 en sus investigaciones, descubrió y posteriormente describió el síndrome que producen las enfermedades que destruyen a estas glándulas.

Un año después siguiendo los estudios del doctor Addison, el biólogo Brown-Sequard hizo los primeros experimentos sobre los efectos de la amputación de estas glándulas y demostró con sus conclusiones que las glándulas suprarrenales son esenciales para la vida.

Pero no fue hasta la tercera década de nuestro siglo en que se empezaron a relacionar las glándulas suprarrenales y la glándula hipófisis en esa interrelación que guarda la fuerza vital, así como la ecología toda del ser humano.

En 1926 los estudios clásicos de los científicos Foster y Smith demostraron la relación que tiene la glándula hipófisis con las glándulas suprarrenales, ya que el efecto consecuente a la amputación de la hipófisis es la atrofia de las glándulas suprarrenales.

A principios de esta segunda mitad del siglo que acabamos de concluir, se descubrió el vínculo material de relación de ambas glándulas y se le llamó hormona adrenocorticotrópica.

Las brillantes contribuciones de los químicos culminaron en la síntesis de la hormona adrenocorticotrópica ACTH.

Ellos fueron el científico Hofmann y sus colaboradores en 1961.

Los principios filosóficos de la concepción homeopática del ser humano, nuevamente con estos descubrimientos, se hicieron manifiestos en cuanto a la íntima relación de interequilibrio funcional que guarda cada molécula, célula, tejido, órgano, sistema, mente y espíritu, al descubrir el delicado interequilibrio que manejan éstas glándulas y la relación de estas con la mente y el estado espiritual.

Esta hormona representa un delicado y vasto conjunto de interequilibrios de todo tipo de complejidad.

La industria de la farmacia ha desarrollado innúmeras investigaciones con la finalidad de incursionar en el mercado, con las medicinas para tratar las afecciones derivadas de un funcionamiento o alteración de los órganos involucrados, que como en casi todos los casos, en su principio espectacular llenaron de esperanza a la humanidad doliente para dejarla posteriormente con una mayor desesperanza y amargura, demostrando la pobreza del criterio terapéutico alópata.

La consecuente producción industrial y el empleo clínico de corticoesteroides ha sido posible gracias a su aislamiento, estudio estructural y síntesis económica.
La primera hormona corticosuprarrenal sintetizada por los científicos Steiger y Reichtein, en 1937 permitió un control farmacológico parcial del paciente con enfermedad de Addison.
Después se sintetizaron, otros corticoesteroides.
La industria continuó su carrera en la producción de estos fármacos y ahora se han desarrollado diversos derivados de la hormona ACTH mismas que se expenden en grandes cantidades para el uso terapéutico alópata.
La madre fortuna sólo sonrió a algunos laboratorios con la posibilidad de poder usar sus descubrimientos en esa relación que eufémicamente llaman riesgo-beneficio.
Las manipulaciones en la estructura de la ACTH han rendido una gran variedad de análogos sintéticos, pero algunos de los cuales representan sólo modestos avances terapéuticos, dada la relación de su potencia antiinflamatoria y los efectos venenosos sobre el metabolismo, comprendiendo en estos no sólo los tóxicos corporales sino también el mental y espiritual que enérgicamente produce una peligrosa alteración síquica.
Actualmente los corticoesteroides han conquistado un importante lugar en el campo de la terapéutica alópata, pero a pesar de las profundas investigaciones no han satisfecho las enormes esperanzas de eliminar su calidad venenosa.
Por esta razón las cátedras médicas responsables de su papel como conductoras de una importante rama de la salud humana, nunca insistirán demasiado en recordar los corticoesteroides en tratamientos en que se pueden utilizar medicamentos de efectos secundarios menos peligrosos; las sustancias corticoesteroides

aunque imperceptiblemente, van alterando la economía del ser humano, este desequilibrio toda vez que la fuerza vital en su enorme elasticidad alcance su máximo nivel de posibilidad de respuesta, para compensar el efecto nocivo que en su acumulación deteriora el organismo así como sus otros componentes, llegan a producir alteraciones catastróficas incluyendo la muerte del paciente.
Se reconoce un mecanismo de retroacción negativa de los corticoesteroides en la compensación de la fuerza vital buscando el equilibrio de las funciones diversas en el cual, la administración de éstos, principalmente el cortisol, la corteza suprarrenal misma también experimenta atrofia.
La potencia de los corticoesteroides se caracteriza según su capacidad para lograr inducir retención de sodio, las potencias basadas en el almacenamiento de glucógeno del hígado sustancia que induce a la producción de azúcar de acuerdo a las necesidades orgánicas, así como otras incontables funciones, algunas de ellas planamente conocidas donde estos síntomas guardan un cercano paralelismo unos con otros como una de las innúmeras pruebas del sutil, ágil y dinámico interequilibrio ecológico que controla la fuerza vital.
Los corticoesteroides en algunos tejidos como es el hígado, en otros tejidos, como son las células linfoides y fibroblastos, el efecto global de estas hormonas es de tipo netamente un metabolismo destructivo; paso de los tejidos de un plano elevado de complejidad o especialización a otro más bajo.
El fenómeno que provocan los corticoesteroides llamado catabolismo es evidente quiero decir comprobado por la medicina.

Los estudios demuestran la capacidad de estos medicamentos para sustraer las proteínas de nuestro organismo y convertirlas en energía, fenómeno llamado catabolismo. Los diferentes estudios lo comprueban pero lo que no ha alcanzado la tecnología humana es a determinar cuantitativamente el efecto catabólico que producen los corticoesteroides en la economía espiritual y mental en el ser humano y prueba de esto es que aunque está totalmente comprobado el sicotismo secundario al uso de estas sustancias, sin embargo no contamos con los patrones adecuados para medir lo hasta ahora inmedible y por eso "no existe un término para designar este efecto de catabolismo mental ni espiritual"; peor aun el término aunque sirve para ilustrar lo que homeopáticamente manejamos con uso rutinario, sin embargo la alopatía desconoce totalmente esta profunda relación aunque sean especialistas en producirlo, el sicotismo secundario al consumo de corticoesteroides.

La elasticidad que tiene la economía del ser humano para compartir su fuerza vital en los tres estadíos que lo conforman espíritu, mente y cuerpo es evidenciado por los inter efectos de la enfermedad que desarrollan todos los tóxicos alópatas, de los cuales los corticoesteroides demuestran una singular claridad en dicho campo, y de acuerdo a la ley de la curación descubierta por el Homeópata Hering en la cual el sentido de la curación de la enfermedad va en inseparable interrelación del espíritu a la mente y termina en el cuerpo; donde va de los órganos más importantes y perdónenme el término es sólo ilustrativo, más vitales a los menos, siempre compartiendo la elasticidad de dicha fuerza vital para alcanzar el indispensable equilibrio, mecanismo sin el cual sería imposible comprender la existencia de la vida por requerir una economía muchas veces más abundante en los elementos vitales tanto físicos, mentales como espirituales; pero dadas las carencias de medición de esta realidad, se le niega su existencia.

El aumento de la producción de glucosa se acompaña de aumento de la eliminación de nitrógeno, lo cual sugiere que las proteínas se están convirtiendo en carbohidratos. como un claro efecto negativo en la economía del ser, que se hace presente es esta manifestación del catabolismo, secundario al uso de corticoesteroides y podemos encontrar los síntomas descubiertos que dan al traste con la constitución físico-emocional del paciente.

Se ha demostrado una disminución de captación de glucosa en el tejido adiposo y otras importantes estructuras, a consecuencia de esta acción.

Esta acción catabólica de los glucocorticoides se refleja en la atrofia de los tejidos linfáticos, disminución de la masa muscular, osteoporosis reducción de la matriz ósea seguida de pérdida de calcio, adelgazamiento de la piel y balance nitrogenado negativo.

En el raro léxico de la medicina alópata así como de los laboratorios de la farmacia, hay posibilidad para llamar medicamentos a sustancias como éstas, que son capaces de llevar a la muerte y/o a lesiones indelebles al paciente, a cambio de pálidos alivios, sin llegar a una curación real en modo suave y de calidad duradera como lo hace la homeopatía.

Hablando en términos prosaicos la terapia a base de corticoesteroides es similar a un vampiro que en forma medicamentosa se aplica al paciente, y éste tiene acción reductora del tejido muscular, óseo, sanguíneo, piel, etc., al transformar los aminoácidos en substratos para enzimas que intervienen en la producción de glucosa y glucógeno para finalmente ser transformados en energía, quemar nuestro organismo literalmente. Pero de acción más profunda y prolongada que el de la fábula; o algo así como convertir a través de este fenómeno en calorías y quemar al paciente tanto física como mental y espiritualmente, poco a poco en el asador de las acciones catabólicas de los corticoesteroides.

El drama de los efectos secundarios en la cortico terapia no termina con los drásticos efectos que ya mencionamos.

Los estudios abundan en los efectos que estas sustancias producen sobre el metabolismo lípido o graso: hay dos efectos de los corticoesteroides que están netamente comprobados.

El primero es la redistribución espectacular de la grasa corporal que tiene lugar en estado abundante de corticoesteroides en el organismo.

El otro es la facilitación del efecto de otros agentes para desencadenar destrucción de la grasa del tejido adiposo.

La administración de grandes dosis de cortisol durante bastante tiempo o una secreción anormalmente alta de cortisol, como en el síndrome de Cushing, causa una alteración peculiar en la distribución de la grasa.

Hay aumento de grasa en depósitos del cuello conocido como "cuello de búfalo" en el área supraclavicular y en las mejillas "cara de luna", y pérdida de grasa en las extremidades.

Se ignora el modo de acción de los corticoesteroides en producir esta distribución anormal de grasa; el fenómeno ilustra la complejidad del problema de los esteroides del metabolismo de las grasas, pues es evidente que los depósitos de grasa son heterogéneos y difieren según el área en sus respuestas a la misma hormona.

El sutil y dinámico equilibrio ecológico que controla la fuerza vital, cuando esta alterado, no se puede corregir provocando un nuevo desequilibrio, para corregir el primero, es imprescindible medicamentos de acción profunda, pero además que cubran todos y cada uno de los elementos en desequilibrio, manifiestos por sus signos y síntomas sobre todo si son fundamentales, y esto jamás lo lograrán con medicamentos como los corticoesteroides que lejos de readecuar el funcionamiento normal de la fuerza vital la alteran con nuevas enfermedades ahora de tipo medicamentoso "agregadas científicamente a la enfermedad original", que a la postre pueden provocar la muerte del enfermo, claro en forma medicamentosa y con la mejor intención del espíritu alópata.
Todo esto es prueba del sentido equivocado que se le da a dicho paquete de supuestos medicamentos; los muchos efectos que producen y que son de carácter venenoso alterando brutalmente el equilibrio económico del organismo y que los laboratorios farmacéuticos le dan el cuidadoso nombre de "efectos secundarios indeseables" separados de los efectos curativos dejando a los galenos la imagen de que están curando con un necesario costo de su salud al desgraciado paciente que ha caído en sus lamentables terapias.
Falta entender la interrelación de estos efectos con la alteración mental-emocional llamada por los alópatas sicotismo.
El ser humano, para no enumerar los componentes del mismo, desarrolla una infinidad de fenómenos desde los incomprensibles y extraordinarios fenómenos tanto por su incontable variedad como por la calidad de éstos en cada célula así como los que tiene cada célula en inter función con los tejidos a los que pertenece y éstos en la abigarrada concatenación de

fenómenos que necesariamente efectúa la economía corporal en medio de la elasticidad tan fascinante que ha dejado cada vez más asombrados a todos los estudiosos de este superficialmente conocido fenómeno, que englobamos con el nombre de vida.

Los mercaderes de tóxicos farmacológicos pretenden curar con tan sólo estimular algunas de las funciones o síntomas que comprende la enfermedad, minimizando deliberadamente los potenciales y reales efectos que desarrollan al alterar el equilibrio de los inconmensurables fenómenos vitales, para convencer a los médicos alópatas que a través de estos mal llamados fármacos, alcanzarán la curación de sus pacientes.

Vemos sin embargo que la realidad es mas terca que sus necedades, apareciendo como sol tapado por un dedo, el farmacológico.

Tal es el peligro de interferir en los términos que hacen los corticoesteroides en la economía humana, alterando los susceptibles mecanismos interdependientes y sensibles a cada cambio, que una imperceptible e irresponsable alteración puede en su acumulación o interacción de funciones alteradas, llevar a la muerte al paciente, toda vez alcanzado el límite de elasticidad que puede dar la fuerza vital, para responder a las agresiones de los medicamentos.

Este desequilibrio va a traer alteraciones en la economía a diferentes niveles claro está, a cambio del efecto que se propugna como curativo por los laboratorios farmacéuticos, como si la pobre comprensión del comportamiento del ser humano y me refiero al que pobremente demuestran de toda su economía y peor aun que con esta pobreza, fuera suficiente para decidir si es negociable descompensar otras partes con alteraciones de tipo tan riesgoso y consecuencias muchas veces desconocidas, a cambio de mezquinos y temporales alivios que no terminan de readecuar al funcionamiento normal del ser humano en estado de salud, por no estimular en paquete y al mismo tiempo todas las áreas en desequilibrio que manifiesta la enfermedad a través de sus síntomas, porque ni siquiera la comprensión de dichos mecanismos la tienen clara.

En contrapartida a esta pobre terapéutica así como a la inmensa ignorancia de los daños que procuran con tan peligrosos desbalances, la homeopatía readecúa dichos desequilibrios que se manifiestan mediante los síntomas, los cuales, al ser acrecentados insensiblemente y por cantidades infinitesimales pero altamente activas de medicamento y de un efecto velozmente disipativo, como lo hacen los fármacos homeópatas penetrando con la sutileza de su energía altamente estimulada por las formulaciones, estimulando la irritabilidad necesaria para que las áreas en desequilibrio se conduzcan al retorno del equilibrio normal indispensable de la fuerza que nos da la vida.

Para fortuna del ser humano la fuerza vital que controla todos y cada uno de los innúmeros equilibrios del funcionamiento que nos da la vida, a través de millones de años ha ido desarrollando las funciones compensadoras naturales y necesarias con adecuada elasticidad y todas las funciones las desarrolla a base de discordancias mismas que se adecuan a las necesidades de cada ser en cada momento dado.

En condiciones normales, la economía de la fuerza vital, desarrolla mecanismos compensatorios que mantienen el balance de los procesos naturales de acuerdo a la dirección, el sentido, la intensidad, el calor, el estado de ánimo, el estado de recuperación o cansancio del cuerpo, la dieta, la espiritualidad, etcétera, y todo esto lo hace con una cantidad extraordinaria de recursos que lamentablemente la inteligencia humana no alcanza a comprender, pero muchas de estas funciones las desarrolla con la producción entre otras sustancias, de prostaglandinas o de hormonas y demás autacoides así como las muchas sustancias que desconocemos pero que el cuerpo utiliza en toda su abigarrada complejidad, con la alta sensibilidad de que es característica, desde los niveles moleculares de cada célula, pero cuando esta economía está alterada o disminuida por una enfermedad natural o la enfermedad que produce el envenenamiento medicamentoso, y los efectos compensatorios a los desequilibrios de la economía de la fuerza vital, son contrarios, menores o impotentes de superar en respuesta de los primeros, por su incapacidad para cubrir el universo de fenómenos a los cuales están alterando estas desviaciones y es cuando aparece a la enfermedad original sumada ahora una nueva, sobrepuesta, ahora de tipo medicamentoso en el caso de la segunda posibilidad casi siempre más violenta que la primera.

El desequilibrio de la fuerza vital producido con las grandes cantidades de sustancias tan enérgicas como son los corticoesteroides que involucran actividades tan disímiles y delicadas como las que acabamos de enumerar y en las cuales para ejemplo pondríamos el hipercorticismo producido por la administración de grandes dosis de cortisol o glucocorticoides afines, o por la secreción excesiva de cortisol por las glándulas suprarrenales.

El balance de todas las funciones que desarrolla el organismo se hace sentir en todas las estructuras tanto corporales como mentales y espirituales, al grado que la interdependencia así lo demuestra, y prueba de ello es el estado emocional que se guarde en un ambiente dado si está el organismo alimentado, descansado, asustado, enojado, enfermo, etc., y cualquier alteración influye en forma definitiva desde los más sutiles cambios hasta los drásticos, en que puede alterarse el balance económico y provocar la enfermedad, y esto es desde cualquiera de las partes componentes del ser humano; pero vayamos a lo único que aceptan los alópatas: lo que es evidente, comprobable, tangible, medible, evaluable, con los pobres equipos de medición y conocimientos que tenemos de nuestro entorno y de nosotros mismos.

Para comprender la imagen de la delicada relación que tienen todas estas partes integrantes de nuestro ser y la intervención de cada célula en sus incontables funciones, podemos apreciar cómo afectan los corticoesteroides en toda la economía.

Si bien es cierto que estamos hablando de un catabolismo sistémico por las múltiples implicaciones que provocan los corticoesteroides, también es cierto que el concepto de aceptar como hechos sólo los comprobables, como si nuestros mecanismos de medición y peor aun nuestros instrumentos, fueran capaces de llegar siquiera a interpretar los fenómenos más burdos de nuestra relación, inteligencia, sentimientos, fisiología, cuando se reconoce que ni siquiera sabemos a ciencia cierta los procesos más elementales, sus orígenes, causas y efectos en la célula funcional.

Se cree que los efectos más notables de los corticoesteroides sobre el sistema cardiovascular, son consecuencia de regular la excreción renal del ion sodio.

Estos se observan muy netamente, cuando la disminución del volumen sanguíneo, acompañado de aumento de viscosidad, puede ser causa de presión baja y estado de postración extrema y depresión repentina, con debilidad de las funciones cardio circulatorias y disfunción orgánica por detención de la circulación arterial.

Sin embargo, el trastorno del sistema cardiovascular en la insuficiencia de las glándulas suprarrenales evidentemente incluye procesos complejos mal conocidos, además de los defectos en el balance de agua y electrolitos que resultan de la pérdida excesiva de sal y agua a través de la orina.

Tan sólo con el tema de los corticoesteroides, podríamos dejar por burdas las concepciones terapéuticas alópatas, dado que no sólo ignoran los innúmeros procesos que involucran con sus alteraciones y terminan comprometiendo innecesariamente la vida del paciente, en contrapartida con la terapia homeópata que sin intervenir en procesos que desconocemos sólo interviene en la recuperación estimulando los interequilibrios de la fuerza vital al alterar en forma insensible pero suficientemente para que esta energía vital alcance a reequilibrar los procesos alterados que por estar así, producen los síntomas de la enfermedad.

Pero continuemos con la exposición; los corticoesteroides ejercen importantes acciones en los capilares, las arteriolas y el músculo del corazón.

Si faltan los corticoesteroides, aumenta la permeabilidad de los capilares, la respuesta vasomotora de los pequeños vasos es inadecuada y disminuye la cantidad de sangre propulsada por el corazón.

La presión alta provocada por esteroides puede resultar de la retención prolongada y excesiva de sodio; una hipótesis supone que esto origina edema dentro de las paredes de las arteriolas, reduciendo así su luz y aumentando la resistencia vascular periférica.

Por otro lado, la conservación de la función normal del músculo esquelético requiere concentraciones adecuadas de corticoesteroides, pero las cantidades excesivas o deficientes de estos, son causa de anomalías al desequilibrar la sensible homeostasis.
Es bien sabido que uno de los signos sobresalientes de la insuficiencia de las glándulas suprarrenales es disminución de la capacidad de trabajo de los músculos estriados.
En los pacientes de enfermedad de Addison esto se manifiesta por debilidad y tendencia a la fatiga.
El factor aislado más importante causa de esta disfunción parece ser lo inadecuado del sistema circulatorio.
Las anormalidades del equilibrio de los electrolitos y del metabolismo de los carbohidratos que ocurren en la insuficiencia de las glándulas suprarrenales, contribuyen sólo en pequeño grado al deterioro de la función de los músculos esqueléticos.

La debilidad muscular es una medida grave, característica de esta enfermedad por lo que los glucocorticoides administrados durante largo tiempo en dosis elevadas, o secretadas en cantidades anormales en el síndrome de Cushing, tienden a causar atrofia del músculo esquelético.
Esto serviría para demostrar que los alópatas son capaces de crear enfermedades medicamentosas, como las innúmeras ya conocidas y éste es un patente ejemplo, pero lo que no pueden es curarlas adecuadamente.
Como en casi todos los fenómenos que involucra la terapia alópata afectando negativamente, con lo que se conoce eufémicamente como efectos secundarios indeseables, los cuales no son otra cosa que el resultado del irresponsable

proceder del uso de múltiples medicamentos de efectos venenosos y poco conocidos y con un haber de muertes y lesiones indelebles, y que se repite a diario en estos tratamientos.

No conocemos el mecanismo de la atrofia del tejido músculo esquelético pero esta enfermedad muscular de origen esteroide explica, en parte por lo menos, la debilidad y la fatiga que se observan.

A pesar de los innúmeros estudios que se han desarrollado y a pesar de los avances de la ciencia, sólo ha servido para conocer con certeza nuestra ignorancia y las limitaciones tan vastas que nos hacen recordar a Sócrates cuando en el umbral de su muerte sentenció "yo sólo sé que no sé nada", sólo falta agregar que tal vez y con todo el respeto que me merece el doctor Hahnemann él posiblemente concluiría: "yo sólo sé que no sé nada, pero ustedes los médicos alópatas están en peores condiciones."

Tenemos bases para plantear que hay una franca, íntima y delicada relación entre los elementos del ser humano por cuanto los estudios con los corticoesteroides al desarrollar el peligroso catabolismo físico y en aras de una explicación de este fenómeno necesitamos darle un nombre por lo cual le daré el de catabolismo mental y sensorial ya que también lo desarrollan anímica e intelectualmente.

Los pacientes de enfermedad de Addison son apáticos, fácilmente irritables, propensos a la depresión y algunos son francamente psicóticos; "la mayoría de los pacientes responden con elevación del temple", lo que explican los científicos alópatas, es en parte por el alivio de los síntomas de la enfermedad que se esté tratando.

En algunos se producen cambios más definidos del estado anímico: euforia, insomnio, inquietud y aumento de la actividad motora.
Un porcentaje menor, pero importante de pacientes tratados con cortisol en grandes dosis contraen angustia o depresión.
Este último tipo de reacción -pretenden explicar los alópatas- se ha observado particularmente en pacientes que utilizan la enfermedad para la cual son tratados como parte de un mecanismo de defensa psicológica y, en consecuencia se ven amenazados por los síntomas, sin que por eso deje de ser un franco sicotismo.
En contraste el síndrome de Cushing se caracteriza por reducción de linfocitos en la sangre y disminución de la masa linfoide.
No está demostrado que el empleo terapéutico de los corticoesteroides ejerza algún efecto importante sobre la concentración de anticuerpos circulantes, que desempeñan un papel principal en algunos estados alérgicos autoinmunes.
Las sustancias corticoesteroides ya sea naturales o sintetizadas en cualquier grado, sólo son sintomáticos que lejos de involucionar la enfermedad, la enmascaran con los innúmeros peligros que esto guarda, ya que al bloquear la irritabilidad natural del organismo al alterar sus mecanismos de defensa haciendo lo que alegóricamente podríamos expresar: los corticoesteroides son como las ataduras necesarias para que los agresores no encuentren resistencia, como amarrar a alguien para que le pegaran más fácilmente a cambio de quitarle los síntomas dolorosos.
En contrapartida, la homeopatía actúa estimulando los mecanismos de defensa como puede ser la irritabilidad natural para obtener la respuesta necesaria, con lo que se restablece el

retorno del equilibrio normal de todas las funciones alteradas, sin que esto quiera decir aumentar los dolores, para que reaccione esta fuerza vital y reordene el equilibrio normal del organismo, para que éste se defienda de la agresión ya sea exógena o bien sea originada por una disfunción cualquiera..

Los siguientes hallazgos son prueba de la irritabilidad natural inhibida por los corticoesteroides: "La corticotropina, el cortisol y los análogos sintéticos del cortisol impiden o reprimen la producción de calor local, enrojecimiento, tumefacción e hipersensibilidad con que se manifiesta la inflamación a la observación visible."

También en el aspecto subvisible o microscópico, actúan e inhiben no sólo los fenómenos incipientes del proceso inflamatorio con edema, depósito de fibrina, dilatación capilar, inmigración de fagocitos en el área inflamada y actividad fagocitócica, sino también las manifestaciones finales proliferación capilar, proliferación de fibroblastos, depósito de colágeno y aun más tarde la cicatrización.

Sin embargo es de gran importancia tener en cuenta que su beneficio es puramente sintomatológico ya que: "Los signos y síntomas son expresión del proceso de la enfermedad, que muchas veces emplea el médico para el diagnóstico y para valorar la eficacia del tratamiento. Pero también y más importante es que la fuerza vital en su equilibrio necesita que estos fenómenos no sean alterados, pues es parte del desequilibrio de la misma y su alteración, conllevará a la enfermedad, si no se estimulan adecuadamente, a niveles más profundos volviendo tal vez al paciente, incurable".

Los peligros que entraña el bloquear tanto los equilibrios como las defensas naturales del organismo aunque sea para darle al

paciente la mentirosa sensación de mejoría" son tales que pueden a cambio de este fraude medicamentoso, asesinarlo.
Tales signos pueden faltar en pacientes tratados con glucocorticoides.
Por ejemplo, una infección puede seguir progresando mientras el paciente parece mejorar, y la úlcera péptica puede perforarse sin originar signos clínicos.
Esta situación se ha cristalizado en el ambiente alópata en la observación pintoresca según la cual "los corticoesteroides permiten la marcha de la enfermedad hasta llegar a la sala de autopsias".
"La hipótesis según la cual los glucocorticoides ejercen sus acciones antiinflamatorias inhibiendo la rotura de lisosomas (lo cual se trata de un organoide celular muy rico en enzimas capaces de dañar la mayor parte de los componentes celulares y de los elementos ingeridos por la célula.) se ha sostenido durante años".
Sin embargo esta explicación resulta simplista y por lo tanto carente de aceptación para un fenómeno tan extraordinariamente complejo y variado.
Si bien fue suficiente para explicar durante un tiempo los diferentes fenómenos con esta hipótesis, ahora sabemos que lejos de ser aceptable, está fuera de toda realidad, como lo están las diferentes corrientes alópatas que pretenden explicar los fenómenos fisiológicos o peor aun patológicos, y más difícil aún si están involucradas las diferentes partes que conforman al ser humano como con frecuencia sucede, y aun más complejo si en este involucramiento de una función cualquiera están abarcadas las áreas intelectual y emocional (por ser intangibles y prácticamente no tener elementos de medición de los mismos)

en un fenómeno físico dado, y tan sólo diez años necesitaron pasar para que otros investigadores contrapusieran tal hipótesis pues no servía para explicar los innúmeros fenómenos que quedaban fuera del necesario involucramiento.
Al paso del tiempo irán necesitando cambiar de hipótesis para poder incluir en sus explicaciones los fenómenos mentales y emocionales, tan fácilmente comprensibles y manejados con toda su abigarrada complejidad desde el prisma analítico de la Homeopatía, que deliberadamente no pretende explicar estos fenómenos, para a partir de ahí encaminar a su curación perdiéndose en las estériles controversias que tanto daño han hecho a los caminos de la terapia alópata; en homeopatía sólo pretendemos a partir de los síntomas que manifiestan el desequilibrio de la fuerza vital, y consecuentemente la enfermedad, para buscar la curación del paciente reequilibrando las funciones alteradas con una enfermedad artificial controlada, algo más fuerte a la natural, y con esto dejando a la sabiduría de la naturaleza su trabajo tan complejo y detallado.
Finalmente al tiempo llegarán como han tenido que llegar a aceptar ya muchos médicos alópatas, que la filosofía Hahnemanniana está acertada desde hace doscientos años.
Los datos en los cuales se funda este concepto (de la explicación de los mecanismos antiinflamatorios que desarrollan los corticoesteroides) no son satisfactorios desde varios puntos de vista, en particular en relación con la sensibilidad y especificidad de las respuestas del sistema experimental.
¿Cómo podrían explicar estos científicos la aparición de una inflamación en las extremidades después de una pena, susto, angustia prolongada o simplemente una inmensa alegría, que

han alterado su equilibrio funcional y por lo tanto han sido llevados a la esfera física desde la emocional o mental?.
Peor aún ¿cómo podrían explicar las curaciones maravillosas que produce el Aconitum en pacientes que están con insuficiencia respiratoria, edema pulmonar y algunos otros síntomas de dicción alópata y que aparecieron después de la exposición a una inmensa pena o susto?
Pero continuemos con el análisis de la retórica alópata buscando la aguja en el pajar de las hipótesis puramente unilaterales, y simplistas por consecuencia.
Actualmente parece probable que los efectos de los glucocorticoides sobre los procesos inflamatorios no derivan de una sola acción, como se suponía en la hipótesis de la destrucción de los lisosomas.
Más bien, comentan los científicos buscando una explicación sobre los efectos de los corticoesteroides, probablemente los efectos globales sobre la inflamación resultaran de la suma de todos estos efectos separados que intervienen.
todos estos fenómenos son sólo una pequeña parte del total de los fenómenos desarrollados como en cascada.
Sin embargo la predisposición a las inflamaciones después de alteraciones en los estadíos mental y sensorial ¿cómo lo podrían explicar los científicos alópatas sin la aceptación y posterior comprensión de estas partes componentes e indispensables en el equilibrio de la fuerza vital si pobre y malamente conocemos el funcionamiento de algunas partes del componente corporal del ser humano?.
Diversos efectos aislados de los esteroides relacionados con sus propiedades antiinflamatorias, están empezando a

comprenderse, fenómenos de indudable importancia para explicar la supresión de fases ulteriores de la inflamación.
Actualmente se presume conocer bastante sobre los efectos catabólicos o consecuentes a su catabolismo en los diferentes órganos y funciones de éstos en el cuerpo, dejando de lado su influencia negativa tan dañina y lesiva de las áreas intangibles del ser humano.
Tampoco conocemos que alteraciones provocan en todo el inconmensurable equilibrio funcional que dañan el desarrollo de los infantes, pero sabemos que dosis farmacológicas de glucocorticoides retrasan o interrumpen el crecimiento de niños.
La inhibición del crecimiento es un efecto más bien difuso de los glucocorticoides. Por ejemplo inhiben la división celular o la síntesis de ADN. en los timocitos, hígado normal en desarrollo y en fase de regeneración, fibroblastos, mucosa gástrica, cerebro en desarrollo, Pulmón en desarrollo y epidermis. Dado todo este enorme compendio de efectos secundarios a la administración de corticoesteroides en cuanto a la absorción, transporte, metabolización y excreción también son motivo de inquietud por sus variados, vitales y complejos efectos desarrollados.
Los glucocorticoides son absorbidos desde lugares de aplicación local.
Cuando la administración es prolongada, o cuando tiene lugar en grandes zonas de piel, la absorción puede ser suficiente para causar efectos generales, incluyendo la supresión de algunas actividades de las glándulas suprarrenales como la producción de la ACTH.
La industria farmacéutica cada vez que presenta un medicamento a la luz, pondera los excesivos beneficios de que está avalada por un no menos numeroso volumen de estudios,

todos llevados a punto en los lugares más respetables de la tierra, esclareciendo o no los nefastos efectos secundarios que al decursar el tiempo y con su uso van llamando la atención de los médicos con la inquietud propia del profesional, que vive abocado al bienestar de sus pacientes, y no menos inquieto y preocupado se presenta ante sí mismo o ante su médico el paciente que ha sufrido o está sufriendo el flagelo de aquel medicamento, al cual puso toda su confianza y del cual está recibiendo uno o varios efectos venenosos, de los cuales siempre ha recelado un buen médico.

Desgraciadamente en nuestro país esto no es posible por las razones a las que puedan arribar sus pensamientos, para la instauración de una comisión de drogas farmacológicas que den seguimiento a los envenenamientos medicamentosos, y sin que sean reconocidos en las autopsias ya que ni siquiera son recabados éstos estudios, o peor aun ni siquiera son ejecutados estos y parece ser que no hay interés en legislar y hacer punibles o controlables estos irresponsables actos.

Además de la necesaria recomendación a la Secretaría de Salud así como a los respectivos funcionarios que están abocados a estas tareas de protección al pueblo, de medicamentos nocivos; sería de mucho bien para el pueblo que los laboratorios desarrollaran un libro de los necesarios seguimientos clínicos tan indispensables como se den los conocimientos al paciente del medicamento para garantizar la salud del enfermo y que en lugar de obtener la pretendida curación, terminen con enfermedades medicamentosas tan frecuentes con éstos y un sinnúmero de tratamientos, para así poder absolver como cuestionar el medicamento en las diferentes terapias prescritas; esta información también debiera darse a cada paciente en los insertos necesarios en las cajas de cada medicamento para que se evitaran en todo lo posible los envenenamientos.

En un tiempo nos vendieron listones vistosos y espejos a cambio de nuestro trabajo materializado en innúmeros productos, ahora lo hacen con fármacos venenosos y con la complacencia o el descuido gubernamental, al comercio intérlope, pero continuemos con lo estrictamente médico.

Desde su ingreso a la farmacopea comercial o para ser más propio, desde su ingreso a la farmacopea clínica, los corticoesteroides presentaron una serie de inquietudes pero al no tener el alópata otra cosa en su arsenal terapéutico de que echar mano, adoptó los corticoesteroides con relativa facilidad, pero exponiendo las siguientes dudas:

En la aplicación terapéutica de los corticoesteroides suprarrenales, ocurren dos formas de efectos venenosos: los que se producen por supresión y los que se producen por grandes dosis en uso continuo.

La supresión demasiado rápida de un tratamiento con corticoesteroides produce insuficiencia suprarrenal aguda.

El síndrome resultante de supresión se caracteriza por fiebre, dolor muscular, dolor de articulaciones y malestar general, que puede ser muy difícil de diferenciar de la reactivación de la artritis reumatoide, o de la fiebre reumática.

Aunque raros, han aparecido otros efectos peligrosos y se observan después de reducir o suprimir la terapéutica corticoesteroide.

La terapia prolongada con corticoesteroides puede causar supresión de la función de la hipófisis y las glándulas suprarrenales, que después tarda en restablecerse.

El proceso de recuperación de la función normal de hipófisis y suprarrenal requirió unos nueve meses en algunos pacientes.
Dada la brutal alteración de la homeostasis y consecuentemente de las funciones que le son propias, durante este período de recuperación, y durante uno o dos años más, el paciente puede necesitar protección, mientras se recapacita la fuerza vital en su equilibrio normal; si se presentan situaciones de alarma como: estrés, intervenciones quirúrgicas o infecciones graves, la protección que se le puede brindar es en forma de administración de más corticoesteroides.
Además de la supresión hipofisaria-suprarrenal, las complicaciones principales del tratamiento largo con corticoesteroides son aumento anormal de la cantidad de glucosa en la sangre y presencia de glucosa en la orina; susceptibilidad a las infecciones, incluso a la tuberculosis, osteoporosis, trastornos de la conducta, cataratas subcapsulares posteriores; y hábito de Cushing, que consiste en "cara de luna", "cuello de búfalo", cojines grasos supraclaviculares, "obesidad central", estrías, extravasación de la sangre en el interior de los tejidos, acné y desarrollo exagerado de pelo.
La elevada susceptibilidad a la infección de los pacientes tratados con corticoesteroides no es específica para bacterias u hongos determinados, porque su espectro es de lo más amplio posible.
Dada la pobreza de calidad terapéutica con que cuentan los alópatas y el callejón sin salida en que se hallan los laboratorios farmacéuticos, al no poder por ese rumbo "científico" que han escogido para la investigación de sus fármacos, y desarrollar sustancias que respondan a las cada vez más necesarias exigencias de la humanidad, los especialistas alópatas recomiendan:

Cuando un paciente tratado con corticoesteroides sufre una infección, se debe mantener o aumentar la dosis y aplicar un vigoroso tratamiento de la infección.
La corticoterapia puede iniciarse en pacientes que sufren infección conocida de alguna importancia sólo si puede administrarse al mismo tiempo un medicamento eficaz, para controlar estos efectos secundarios a su aplicación.
Si ya de por sí es agresiva la corticoterapia y a esto aunamos el uso de otro agente altamente agresivo como son los antimicrobianos, es razonable esperar los resultados tan peligrosos, secundarios al uso de estas bondadosas alternativas alópatas.
La elevada frecuencia de hemorragias y perforación en las úlceras de estómago y duodeno, y la índole insidiosa de su desarrollo, hacen que se planteen graves problemas terapéuticos.
Esto es totalmente esperado pues si los mecanismos de defensa del paciente son tan deficitarios que llega a desarrollarse la artritis reumatoide, hay estudios que suponen que es por una alteración en la producción adecuada de prostaglandinas, consecuentemente podemos proponer que la mucosa gástrica está alterada o relacionada con la misma alteración.
Se ha supuesto que los glucocorticosteroides alteran los mecanismos de defensa de la mucosa.
De acuerdo a los conceptos curativos alópatas hay un grupo de pacientes que requieren tratamientos tanto prolongados como intensos en diferentes grados de estas dos variantes de corticoesteroides, para ellos, los efectos secundarios al tratamiento se dejan ver con una deplorable intensidad.

En pacientes que ingieren grandes dosis de corticoesteroides a veces aparece enfermedad muscular, caracterizada por debilidad de la musculatura proximal de brazos y piernas y de los músculos contiguos del hombro y de la pelvis.
Este trastorno puede ocurrir poco después de iniciado el tratamiento y ser lo suficientemente grave para impedir la actividad ambulante.
No es especifico de los corticoesteroides sintéticos, pues aparece también en el síndrome de Cushing de origen natural, pero sí es una complicación seria y requiere suspender el tratamiento.
Dado el gran esfuerzo que desarrolla la fuerza vital para lograr una recuperación de sus funciones después de tan agresivos tratamientos, encontramos que la recuperación puede ser lenta e incompleta.
También se ha encontrado que ésta terapia alópata desarrolla con su potente desbalance de la homeostasis, alteraciones tanto en el estado mental como espiritual, a esta misma conclusión han arribado los alópatas aunque sus términos sean diferentes.
"La relación psicosomática con el uso de corticoesteroides aparece en efectos secundarios en algunos pacientes hipersensibles".
En la concepción funcional del ser humano en homeopatía, los efectos de salud o enfermedad se dejan sentir en conjunto, concatenados, interdependientes, al grado de curarse el cuerpo de afecciones tasadas como francamente psíquicas, cuando se trata al paciente de una alteración mental o emocional la cual es la fuente de esta enfermedad concebida alopáticamente, desconociendo el verdadero origen, aunque el paciente refiera la aparición de ésta a partir de una alteración mental o sensorial de suficiente gravedad como para alterarlo.

Los estudios sobre el catabolismo secundario al uso de los corticoesteroides, bien podríamos analizarlos bajo el prisma filosófico de la homeopatía y encontrar que son entendibles los efectos sicóticos desarrollados por los pacientes que usan corticoesteroides ya que éstos pudieran ser perfectamente entendidos como un "catabolismo mental-emocional" sin desarrollar los absurdos ideogramas de enfermedades en que encuadran equivocadamente a los enfermos en la concepción de corte alópata.

Los trastornos psiquiátricos pueden ser de varias formas: nerviosismo, insomnio, alteraciones del estado de ánimo o del psiquismo, enfermedades de tipo esquizofrénico o maniacodepresivo.

El problema llega a profundizar a tal grado afectando el área sensorial del paciente, que no es rara la tendencia suicida.

Las reacciones graves son más frecuentes en personas con antecedentes de trastornos mentales o manifestaciones de inestabilidad emocional o mental y de ordinario con el abuso de los corticoesteroides producen la intensificación de trastornos de la personalidad preexistentes.

Lo que podríamos entender homeopáticamente como un desequilibrio preexistente de la fuerza vital y aunado a esto el desequilibrio que producen los corticoesteroides en ambos planos el corporal, el mental y el sensorial.

Con todo, no hay que olvidar que la falta de antecedentes psicóticos o de inadaptación emocional, no garantiza contra la psicosis durante el tratamiento a base de corticoesteroides.

Los peligros que existen en tan riesgosa terapia alcanzan también el nivel de los órganos de la visión por el uso de

corticoesteroides y sobre este efecto secundario abundan los estudios.
Casi todos los pacientes con artritis reumatoide que reciben 20 mg. de prednisolona al día durante cuatro años desarrollan cataratas.
Es posible que los pacientes con esta enfermedad sean particularmente sensibles para esta complicación.
Como siempre el hilo se rompe por lo más delgado y así los laboratorios podrían justificar la venta de estos fármacos con la siguiente explicación "Es claro que dicha sensibilidad justifica el padecimiento", algo así como tener cierta culpabilidad el paciente por su predisposición.
Por si este cúmulo de efectos secundarios al uso de la corticoterapia fueran pocos la Caja de Pandora de la industria de la farmacia, nos señala a nivel óseo también sus manifestaciones.
La osteoporosis y las fracturas por compresión vertebral son graves complicaciones en pacientes de cualquier edad.
La osteoporosis amerita suspender el tratamiento y por eso conviene tomar con regularidad radiografías de la columna vertebral en pacientes que ingieren glucocorticoides durante más de unos pocos meses.
Dados los desbalances consecuentes a la alteración de la producción hormonal en la etapa de la menopausia la posibilidad de la osteoporosis cobra más importancia al iniciar o manejar corticoesteroides en la postmenopausia.
A pesar de los intensos usos con que se han desarrollado terapias a base de los corticoesteroides, no se ha podido llegar a establecer una dosis general dados los peligrosos efectos secundarios, así como los efectos a los que va dirigida la terapia y la profundidad de su acción.

De la mucha experiencia acumulada desde el memorable descubrimiento de Hench, pueden sacarse por lo menos los seis principios terapéuticos siguientes:

1.- En cualquier enfermedad, en cualquier paciente, la dosis adecuada para lograr un efecto terapéutico dado, debe determinarse por tanteo y reevaluarse de tiempo en tiempo según varíen la etapa y la actividad del estado de la enfermedad.

2.- Una sola dosis de corticoesteroide, aunque sea grande, carece virtualmente de efectos nocivos por lo que parece ser que la fuerza vital es capaz de compensarla.

3.- Ya que la fuerza vital en su calidad de actividad totalmente elástica para compensar los desajustes provocados por cualquier alteración ya sea de provocación interna o externa, unos cuantos días de tratamiento con corticoesteroides, cuando no hay contraindicaciones específicas, probablemente no produce resultados nocivos excepto con dosis extremas ya que se puede llegar al límite de la elasticidad de la homeostasis y al no poder restablecerse, aparece la sintomatología de la enfermedad medicamentosa.

4.- Al continuar el tratamiento con corticoesteroides durante meses, y según el grado en que la dosis excede al equivalente del tratamiento de substitución, aumenta la frecuencia de efectos incapacitantes y potencialmente mortales.

5.- Excepto en la insuficiencia suprarrenal, la administración de corticoesteroides no es curativa, sino simplemente alivia, por cuanto eleva el estado de ánimo del paciente por sus efectos antiinflamatorio y contra la fiebre.

6.- La suspensión súbita de un tratamiento largo con corticoesteroides en grandes dosis entraña el riesgo de que ocurra insuficiencia suprarrenal de suficiente gravedad para

amenazar la vida ya que la fuerza vital fue orillada al nuevo balance de equilibrio y un desajuste brutal de ésta, puede presentar en su incapacidad de restablecimiento, síntomas agudos de intensa gravedad.
Los usos de corticoesteroides en muchos casos se han traducido en abuso de los mismos, ya sea por una mala información hacia el paciente de los riesgos que entraña este tipo de tratamientos, como por parte de profesionales, incluidos los farmacéuticos y personas ajenas a una indispensable y adecuada información de los peligros que acompaña el uso de estos fármacos, como de la absoluta facilidad para su adquisición, ya que las autoridades competentes, no hacen absolutamente nada para evitar el trasiego peligroso de esos venenos, como tampoco obligan a los laboratorios de la industria de la farmacia a detallar los peligros en algún inserto en las cajas de estos medicamentos, y ya que estamos hablando de control adecuado, podremos decir sin riesgo a equivocarnos, que la venta de estos fármacos ocurre sin ningún control del gobierno.
No es posible definir la dosis precisa de glucocorticoides que producirán supresión de hipófisis y corteza suprarrenal en un paciente determinado, pues hay muchas variaciones de las respuestas individuales de su fuerza vital.
Estas sustancias son tan ampliamente usadas en la terapéutica alópata, que prácticamente todas las especialidades tienen en su arsenal medicamentoso algunas representaciones de estos poderosos tóxicos, pero lo más sobresaliente de esta situación es que fuera de estrictas indicaciones terapéuticas, para salvar vidas, su indicación es bastante discutida así como su incalculable bagaje de peligrosos efectos nocivos, en la gama

más amplia de consecuencias, desde las leves y reversibles hasta las mortales o lesionantes indelebles.

Dados los peligros de la corticoterapia prolongada, o de dosis elevadas, por su desequilibrio en la actividad reguladora de las funciones que nos dan la vida, es recomendable la observación estrecha del enfermo hasta por un año; otros especialistas, sin embargo, hablan de varios años de vigilancia estrecha por lo alterada y/o lábil que queda esta fuerza vital.

El doctor Hahnemann en sus experiencias clínicas alcanzó a comprender y a demostrar, como la más importante parte de la estructura del ser humano, es el estado sensorial, después el mental y por último el corporal.

En el intrincado campo de los efectos desequilibrantes de dicha fuerza vital por los corticoesteroides, está el grado supremo que se manifiesta por los efectos francamente sicóticos, por lo que si durante este periodo se produce una situación de sobrecarga o estrés, se debe restablecer el tratamiento con corticoesteroides, pero además, la dosis deberá de ser aumentada de acuerdo a la práctica médica alópata.

Como el equilibrio maltrecho de esta fuerza vital tiende a desajustarse fácilmente, después de la agresión de los corticoesteroides y mientras alcanza la estabilidad original, también es recomendable mantener una estrecha vigilancia en el paciente en tratamiento, para adecuar una dosis de sostén antes de que los desequilibrios que pudieran aparecer afectaran más al organismo.

Dentro de los desequilibrios a la elástica homeostasis están los de la tiroides y del hígado, por lo cual en la corticoterapia en estos pacientes con estas alteraciones en su fuerza vital, se requiere un cuidado especial para el uso apropiado de estos tóxicos, entre los podemos citar a los pacientes con hipotiroidismo o con cirrosis hepática dado que se produce un aumento del efecto de los corticoesteroides.

Dado que los mecanismos de defensa orgánica a través del sistema inmune que controla la fuerza que nos da la vida se manifiestan disminuidos con la corticoterapia, por las brutales alteraciones a su equilibrio y se considera un control indispensable en los pacientes con herpes simple ocular, esta precaución de control y cuidado también es recomendable debido al riesgo de úlcera en la córnea.

Dentro de este maravilloso equilibrio dinámico de la fuerza vital y por ende de la ecología en la que a nuestro organismo ha sido capaz de mantener vivo y además evolucionando a través de los millones de años que llevamos en el planeta como especie, sin que los microorganismos patógenos nos hayan hecho desaparecer y que no ha necesitado para tal efecto de los corticoesteroides sintéticos que los laboratorios farmacéuticos elaboran y que están presentando riesgosas aplicaciones en su práctica terapéutica, por lo cual al desbalancear esta sabia fuerza que ha sido capaz de evolucionarnos hasta el punto en el que nos encontramos, se ve amenazada al grado de que el proceso inmune está tan disminuido que cualquier agresión infecciosa por leve que sea, puede poner en peligro la vida del paciente, demostrando con esto que lo que no han podido hacer los microorganismos contra el ser humano por millones de años, lo está logrando la industria farmacéutica a través de sus venenos y entre ellos la corticoterapia, en cuanto a la desaparición del ser humano del planeta, y este éxito de la industria de la farmacia lo está alcanzando en sólo unas décadas, "felicitaciones".

Esto demuestra que somos más eficaces que los microorganismos patógenos, para destruir nuestra especie, y lo estamos logrando con tan sólo una rama de la industria, la de la farmacia.

Pero si lo analizamos filosóficamente podremos concluir que la industria farmacéutica al procurar la extinción del ser humano del planeta y éste como la plaga más tremenda de las que han azotado la naturaleza, está entonces cumpliendo con un fin realmente benéfico, si no para nuestra especie si para todas las demás.

Pero regresemos a nuestro análisis; es por la alteración al sistema inmune que lejos de tener un beneficio con la corticoterapia está recibiendo el peor azote con ésta el organismo, y por esta razón durante la corticoticoterapia los pacientes no se deben vacunar contra la viruela, ni se deben realizar otros procedimientos de inmunización especialmente cuando están recibiendo las bondades de los corticoesteroides en dosis elevadas, ya que existe el peligro de complicaciones neurológicas y de insuficiencia en la respuesta de anticuerpos.

Por la misma razón del peligro de inminentes complicaciones, la corticoterapia en enfermos con tuberculosis activa, dados los enérgicos desequilibrios a la fuerza vital en el sistema inmune, les recomiendan a los alópatas limitarse estos tratamientos sólo para aquellos casos de tuberculosis diseminada o terminal, en la cual el paciente va a morir de todas maneras por dicha causa, en estos casos el corticoesteroide se debe utilizar en forma concomitante con un tratamiento antituberculoso adecuado, que compense la alteración provocada con este veneno al sistema inmune, y así controlar este efecto secundario indeseable.

En las etapas más críticas de la vida se presenta un mayor riesgo con esta brillante terapéutica, dado que la alteración a la economía de la ecología es tal que el crecimiento y el desarrollo de los niños y bebés puede ser afectado, por lo cual éstos cuando están recibiendo tratamientos prolongados con corticoesteroides, deben ser cuidadosamente observados en las múltiples posibles alteraciones.

Dentro del equilibrio de la fuerza vital, la fertilidad puede ser también blanco del ataque de los corticoesteroides por lo que también puede afectar tanto la movilidad como el número de espermatozoides.

Pero regresando al tema de la agresión al sistema inmune, los investigadores plantean que el sistema inmune no escapa a las innúmeras alteraciones a la fuerza vital, también con respuesta exagerada de éste, con la corticoterapia han ocurrido reacciones de alergia o hipersensibilidad en enfermos que están recibiendo sus bondades terapéuticas por vía inyectable, por lo cual se recomienda como necesario llevar a cabo medidas de precaución y control adecuadas.

Dentro de los procesos de la fuerza vital están los mecanismos de defensa naturales, mismos que desde que nació la especie humana como tal en el planeta, los ha desarrollado tan brillantemente que continuamos vivos y nos hemos desarrollado a través de varios millones de años, como se ha desarrollado toda la biota del planeta.

Ahora que la medicina alópata ha llegado a tal nivel de sabiduría que puede tutearse con la madre naturaleza, compitiendo ventajosamente con sus novedades curativas, al intervenir en los procesos infecciosos con la corticoterapia, que se hace necesario el examen del fluido sinovial para excluir un proceso séptico, dada la predisposición a las superinfecciones secundarias a la administración de corticoesteroides.

Por la capacidad que tienen los corticoesteroides para inhibir los mecanismos de respuesta del paciente atacado con la corticoterapia, debe evitarse la inyección local en una articulación previamente infectada, dado que el aumento de dolor e inflamación local, además de la restricción de movimiento en la articulación, fiebre y malestar, sugieren la presencia de artritis infecciosa, si se confirma ésta y para compensar las alteraciones peligrosas que provocan los corticoesteroides en los ya disminuidos mecanismos de defensa, los científicos recomiendan que deberá instituirse un tratamiento antimicrobiano apropiado que de acuerdo a la concepción terapéutica alópata, a cambio de nuevas alteraciones a la fuerza vital, podría controlar la infección.

Dada la potente actividad de los corticoesteroides, para alterar también se recomienda que no deberán inyectarse en articulaciones inestables, dado que ya de por si hay desequilibrio en la fuerza vital y las inyecciones repetidas en éstas con inflamación en los extremos óseos que forman la articulación, incrementan la destrucción de esta al impedir el restablecimiento del equilibrio de dicha fuerza vital, de la cual al parecer poco o nada conocen; dado que por el mismo desequilibrio provocado, así como por su imposibilidad de restablecimiento de esta fuerza vital, mientras se estén usando los corticoesteroides está presente este otro riesgo de la ruptura de tendón retardada, por lo cual se recomienda no usar los corticoesteroides directamente.

Además y por si fueran pocas las bondades hasta ahora enumeradas, podemos llamar la atención que, dado el efecto

catabólico que producen los corticoesteroides contra una gran cantidad de funciones normales del organismo, sin contar otras muchas que necesariamente se están produciendo pero que por nuestros humildes conocimientos no podemos como seres humanos plantear, y ni siquiera vislumbrar, toda función normal del organismo, incluyendo en éstos la masa muscular; se ha establecido el daño que puede producir en los tejidos musculares esta atrofia, así como también, que el catabolismo presenta un daño mayor cuando la administración se realiza en los músculos pequeños o medianos, por esta razón y para que la lesión producida (en la curación) sea menor, los artífices de la corticoterapia recomiendan que la aplicación por vía intramuscular sea profunda dentro de los músculos largos.
Un equilibrio tan complicado y profundo como el que nos da la vida y mantiene el rumbo de nuestra evolución con tan delicados, y astronómicamente variados elementos de interacción, al ser atacada en un área tan vasta como ocurre con los corticoesteroides, también alcanza estos efectos nocivos dado que el hipoadrenalismo es uno de sus muchos efectos contra el equilibrio de la fuerza vital, los lactantes nacidos de madres que recibieron dosis sustanciales de corticoesteroides durante el embarazo, deben mantenerse en observación, por la posible herencia de trastornos de estos poderosos venenos.
La madre que ha recibido corticoterapia durante el embarazo también puede ser víctima de los efectos venenosos, por lo cual deben mantenerse bajo observación durante y después del parto, en caso de que se produzca insuficiencia suprarrenal, debido a la sobrecarga en la esfera sensorial asociada con el estrés del parto.

Los corticoesteroides se excretan en la leche humana y debido a los efectos adversos que pueden manifestarse en el lactante, se deben valorar los beneficios insignificantes contra riesgos a la madre y al producto, o suspender el corticoesteroide de continuar la lactancia, o recurrir a un homeópata responsable.
También se puede presentar, necrosis de los huesos fémur y húmero, como también fracturas.
Otros efectos presentes en la corticoterapia son aumento de la presión intraocular, glaucoma, exoftalmia, instantes de ceguera relacionada con el tratamiento intralesional en la cara y la cabeza, trastornos de la conducta, en pacientes susceptibles a estos envenenamientos, inflamación del páncreas, distensión abdominal, inflamación ulcerativa del esófago, pequeñas manchas en la piel formadas por la efusión de sangre, que no desaparecen por la presión del dedo y extravasación de la sangre en el interior de los tejidos, enrojecimiento en manchas o difuso de la piel producido por la congestión de los capilares, convulsiones, vértigo, cefalea, falta de respuesta adrenocortical de la hipófisis, particularmente en periodos de estrés, así como en trauma, cirugía o enfermedad.
El peligroso desbalance ocasionado por esta poderosa alteración de las funciones vitales denominada corticoterapia es tal, que la administración por otras vías diferentes a las indicadas han sido asociadas con reportes de eventos médicos serios, incluyendo inflamación de las aracnoides, meninges, parálisis especialmente de los miembros inferiores así como de los miembros superiores, alteraciones sensoriales, función disminuida de intestinos/vejiga, y masa de tejido gangrenado en el sitio de la inyección.
También recomiendan con preocupación los investigadores, que no se deberá iniciar una terapia con corticoesteroides hasta que

no se haya establecido un diagnóstico, ya que de otra manera los síntomas pueden ser peligrosamente enmascarados.
En las terapias con corticoesteroides, deberá tenerse cuidado con la interpretación de las pruebas de función tiroidea, ya que éstas se pueden ver modificadas por el uso de estos agresivos fármacos.
A menos que se consideren esenciales para salvar la vida, los corticoesteroides no deben administrarse a pacientes con osteoporosis, psicosis, psiconeurosis grave o infecciones agudas.
Los corticoesteroides consecuentes a la inhibición de los mecanismos de defensa, también pueden activar la amibiasis latente.
Dado que los mecanismos defensivos del organismo son inactivados drásticamente con las bondades de esta terapia, cualquier infección deberá ser considerada consecuentemente una emergencia.
Las precauciones en pacientes con edad avanzada dada la labilidad del equilibrio de su fuerza vital, son también importantes: ya que la vida media de los corticoesteroides puede estar prolongada; en el tratamiento de estos pacientes, particularmente si es a largo plazo, deberá tenerse en mente el riesgo potencial de consecuencias serias.
También y debido a que la eliminación del medicamento puede estar reducida en pacientes de avanzada edad, por la consecuente fragilidad de equilibrio de su fuerza vital relacionada con ésta, y el riesgo de reacciones adversas sobre el metabolismo óseo y de los carbohidratos, puede ser necesaria una reducción en la dosis.
Al bloquear los mecanismos de irritabilidad propios de la fuerza vital para controlar las agresiones microbianas, los

corticoesteroides pueden enmascarar los signos de alguna infección pero también, durante su uso pueden aparecer otras infecciones y aun superinfecciones.
Por la inhibición de la irritabilidad natural tan necesaria con que se manifiestan los mecanismos de defensa, también puede haber disminución de la resistencia orgánica e incapacidad clínica para localizar una infección.
El intrincado funcionamiento de la fuerza vital se ve con un celo incuestionable en el control tan delicado de los mensajes hormonales y el uso de corticoesteroides que puede producir, por su alteración al balance de las diferentes hormonas que manejan esta parte del delicado equilibrio funcional corporal, mental, espiritual con el desbalance que produce la terapia adrenocortical, y como prueba de las interfunciones e interacciones que ocurren a los diferentes niveles del ser humano y no solamente físicos, como ocurre con las concepciones de los alópatas de análisis sin llegar a la síntesis.
Cuando se alcanzan niveles espirituales en la alteración medicamentosa, se están alterando los basamentos más profundos y la terapia a base de corticoesteroides alcanza a desequilibrar estos delicados niveles por lo cual puede aparecer alteración psíquica.
Estos pueden ir desde la euforia, insomnio, cambios de estado de ánimo, cambios de la personalidad y depresión severa así como también llegar hasta las francas manifestaciones psicóticas.
Este importante paquete de fármacos tanto del grupo mineralocorticoide como del grupo glucocorticoide son prueba real de la pobreza terapéutica así como del venenoso arsenal con que cuenta la alopatía y que seguirá desarrollando hasta que el

empantanamiento los declare como una alterativa más nociva que curativa, de continuar por el sendero equivocado que practican los laboratorios, desarrollando los peligros a que nos están acercando a la extinción de la especie humana, a cambio de alivios más que verdaderas curaciones; y claro está un ofensivo cúmulo de intereses económicos como los que se pueden derivar de estos mecanismos de poder.
En el capítulo anterior tocamos el tema sobre el voraz trato que da la industria de la farmacia a los pueblos que manejados por gobiernos poco interesados en defender la base social que los ha puesto como servidores públicos.
Tocamos como un ejemplo el que después de cinco años de haberse prohibido el uso de la Talidomida en los países de responsabilidad más consciente sobre sus respectivos pueblos, aun en estos países alejados de un gobierno responsable se continuaba comercializando este veneno.
En México se continúa vendiendo aún sin ningún control de protección al pueblo la metampirona después de setenta y nueve años de haberse restringido el uso de este peligroso veneno por sus efectos mórbido-mortales, tanto en los Estados Unidos como en otros países de paralela conciencia de responsabilidad sobre sus pueblos.
La misma dolorosa historia ocurre en la comercialización de antimicrobianos, corticoesteroides, analgésicos, antigripales y las más disímiles drogas en nuestro país donde parece ser que la industria farmacéutica ha desarrollado con sus inmorales prácticas, todo hacia una colonización farmacéutica despiadada, y sin otro norte que el lucro más voraz, contra la salud de nuestro pueblo con sus chapuceras terapias.

Lo peor de toda esta situación es que no hay una reglamentación legal o no se le da el cumplimiento estricto, lesionando con esto a toda la población que en algún momento requiere de medicamentos con un margen de seguridad adecuado y/o bajo la supervisión adecuada de los facultativos.

FIN

Bibliografía

(Hofmann. K. Chemistry and function of polypeptide hormones. A. Rev. Biochem., 1962, 31, 213-246.).

(Long, C. N. H.; Katzin, B.; and Fry, E. G. Adremal cortex and carbohydrate metabolism. Endocrinology, 1940, 26, 309-344.).

(Loeb, R. F. Effecto of sodium chloride in the treatment of a patient with Addison's disease. Proc. Soc. exp. Biol. Med., 1933, 30, 808-812.9)

(Loeb, R. F.; Atechey, D. W.; and Leland, J. Electrolyte balance studies in adrenalectomized dogs with particular reference to the excretion of sidium. J. exp. Med., 1933, 57, 775-792.).

(Barger. A. C.; Berlin, R. D.; and Tulenko, J. F. Infusion of aldosterone, 9-alfa-fluorhidrocortisone and antidiuretic hormone into the renal artery of normal and adrelanectomized, unanesthetizad dogs: effecto on electrolyte and water excretion. Endocrinology, 1958, 62, 804-815.).

(Tobian. L. Interrelationship of electrolytes, juxtaglomerular cells and hypertension. Physiol. Rev, 1960, 40, 280-312.).

(Grieco, M. H., and Cushman, P., Jr. Adrenal glucocorticoids after twenty years. A review of their clinically relevant cosequences. J. chron. Dis., 1970, 22, 637-711.)

(Weisman, G., and Thomas, L. The effect of corticosteroids upon connective tissue and lysosomes. Redent Prog. Horm. Res., 1964, 20, 215-245.)

(Hynes, R. C.; Jr. Hormonal Drugs. Clin, Pharmac. Ther., 1974, 16, 945-953.).

(Thompson, E. B., and Lippman, M. E. Mechanism of action of glucocorticoids. Metabolism, 1974, 23, 159-202.)

(Gray. J. G.; Pratt. W. B.; and Aronow, L. Effect of glucocorticoids on hexose uptake by mouse fibroblasts in vitro. Biochemistry. N. Y. 10, 277-284.)

(Stevenson, R. D. Hydrocortisone and the migration of human leukocytes: an indirect effect mediated by mononuclear cells. Clin esp. Immun., 1973. 14. 417-426.)

(Dougherty, T. F., and White, A. Influence of hormones on lymphoid tissue estructure and function: role of pituitary adrenotrophic hormone in regulation of lymphocytes and other cellular elements of the blood. Endocrinology, 1944, 35, 1-14.)

(Pratt, W. B., and Arnow, L. The effect of glucocorticoids on protein and nucleic acid synthetis in mouse fibrobasts growning in vitro. J. biol. Chem., 1966, 241, 5244-5250.)

www.ingramcontent.com/pod-product-compliance
Lightning Source LLC
Chambersburg PA
CBHW020852180526
45163CB00007B/2476
* 9 7 8 1 5 4 7 1 5 5 9 1 0 *